Dr. med. Anne Fleck

Ran an das Fett

Dr. med. Anne Fleck

# RAN AN DAS FETT

Heilen mit dem
Gesundmacher Fett

Wunderlich

2. Auflage Februar 2019

Illustrationen Dr. Anne Fleck
Innengestaltung Joachim Düster
Satz Dörlemann Satz, Lemförde
Druck und Bindung CPI books GmbH, Leck, Germany
ISBN 978 3 8052 0041 7

*Für Lorenzo und alle Menschen, die mich die Wahrheit über die Heilkraft des Fettes lehrten. Und für alle anderen, die die Sehnsucht nach Wahrheiten und einem erfüllten, gesunden Leben in sich tragen.*

# Inhalt

# Einführung

Ahnen Sie, was die meisten Menschen daran hindert, in maximaler Gesundheit zu leben? Was wohl? Der fatale Mangel an Fett! Schlicht und einfach: Fett.

FETT! Was ist das für Sie? Vielleicht so à la «Fett beschert ärgerliche Fettflecke». Fett schwimmt als Fettauge auf der Suppe. Fett schwabbelt als «Muffin-Effekt» über dem Hosenbund. Für manchen Kunstliebhaber und Bewunderer des Künstlers Joseph Beuys sind Fettflecke sogar künstlerischer Ausdruck. Fett ist aber eines nicht: ein «Gift», wie es in den letzten Jahrzehnten irrtümlich diffamiert wurde. Fett ist vielmehr ein geheimes Heilmittel de luxe für Ihren Organismus. Fett ist das bisher gut versteckte Kleinod für Ihre Gesundheit.

Für Ihre Gesundheit können Sie vieles tun: sich etwas mehr bewegen, ausreichend schlafen, entspannter mit Problemen umgehen, die Nähe liebenswerter, ehrlicher Menschen suchen, insbesondere aber Ihre Ernährung kritisch hinterfragen und Fett aus der Schmollecke holen. *Was* wir essen, hat eine kolossale Wirkung auf die gesamte Biologie unseres Körpers: Darmflora, Immunsystem, Hormonkreislauf, Stoffwechsel – alle diese Teile eines hochfiligranen Puzzles, unseres Körpers, reagieren auf unsere Nahrung. Was wir essen, landet in unseren Zellen, den kleinsten Einheiten des Körpers. Sie können Ihre Zellen im Zeitlupentempo zugrunde richten oder mit cleverer, fettreicher Ernährung hegen und pflegen.

Ein kurzes Gedankenspiel: Stellen Sie sich Ihren Körper als großes Ganzes vor: eine vortrefflich formierte Einheit aus Millionen von Zellen. Und jede Zelle als Minieinheit Ihres Körpers braucht Fett als lebensnotwendigen Baustein für Zellmembran und Zellbestandteile, genauso wie Sie und ein duftendes Basilikumpflänzchen in der Küche oder das Eichhörnchen im Wald die Luft zum Atmen brauchen. Jede quietschlebendige Zelle Ihres Körpers lechzt laut nach Fett. Aber leider bleibt dieser verzweifelte Ruf von den meisten ungehört. Wenn Sie die Zelle systematisch «fetten», stoßen Sie die Tür zur ganzheitlichen Heilung auf. Je mehr gesunde Zellen, umso gesünder der ganze Organismus.

Wir alle haben die Chance, unseren Körper zu renovieren – mit der Heilkraft guten Fettes. Sie zweifeln? Sind Sie sich nicht mehr wert als Ihr Auto? Mit Staunen erlebe ich, wie, ohne mit der Wimper zu zucken, in die heißgeliebte Karre «Nur-das-beste»-Motoröl geschüttet wird, ein Euro mehr oder weniger spielt keine Rolle. Jede Fahrradkette, jede Motorsäge braucht das richtige Fett, um zu funktionieren. Aber geht es um den eigenen Motor, den Körper, wird man nicht selten nachlässig, fahrlässig und lebt vor sich hin – ohne die erforderliche Sorgfalt. Nicht wenige schwören auf geschmacklich fade, fettarme Produkte oder beträufeln ihre Zellen sorglos mit minderwertigen Killerfetten. Kein Wunder, wenn irgendwann der Motor stottert, der Körper von einer «Fehlzündung» zur nächsten zittert. Kein Wunder, wenn ein Infekt den nächsten ablöst, chronische, ängstigende Krankheitsmonster lauern oder das Oberstübchen – Konzentration, Gedächtnis und gute Laune – nicht mehr so ganz rundlaufen wie früher. Die fettarme Ernährung bewirkt eine Meuterei auf Ihrer gesundheitlichen Kommandobrücke. Egal welche Schlagzeilen Ihnen um die Augen flattern, egal wie oft Ihnen «Fettarm ist gesund!» eingetrichtert wurde, die moderne Wissenschaft belegt: Fett ist nicht das Übel, sondern die Rettung. Und Millionen Menschen könnten von der Heilkraft des Fettes profitieren, wenn sie es nur wüssten …

Auf die *Qualität* des Fettes kommt es an und auf den Rest der «Lebensmittel», die Tag für Tag in Ihrem Magen anlanden. Denn klug gewähltes, gutes Fett hat als perfekter Brennstoff die einzigartige Gabe, die Zellen zu regenerieren und so den gesamten Organismus zu heilen. Fett bietet Ihnen die Chance, Ihre Gesundheit machtvoll zu beeinflussen, mehr als Sie es sich vorstellen können. Fett macht nicht nur schlank und schlau, glücklich und sexy, sondern schützt nachweislich vor Herzinfarkt, Schlaganfall, Diabetes mellitus, Demenz und Krebs. Nicht nur das. **Fett kann nicht nur Krankheiten vorbeugen und sie lindern, sondern heilen! Deshalb ist es elementares Modul meiner Heilmethode.**

Wenn Sie dieses Buch gelesen haben, wird es Sie hoffentlich in den Fingern kribbeln, die spaßbefreite Fettaugen-Zählerei hinter sich zu lassen. Denn dieses Buch ist nicht nur eine Liebeserklärung an das Fett. Ran-an-das-Fett gibt Ihnen auch eine bewährte Anleitung, wie Sie Ihre Gesundheit Schritt für Schritt aufmöbeln. Ohne Gesundheit ist alles nichts! Aber, Hand aufs Herz: Die meisten von uns gehen ziemlich leichtsinnig mit ihrer Gesundheit um. Bis man erst mal auf die Nase gefallen ist und sich fiese Krankheiten ins Leben eingeschummelt haben, fühlt man sich meist unverwundbar und macht gedankenlos weiter wie immer. Alles beginnt mit unserem Denken und den Dingen, die wir als «Wahrheit» bewerten. Irren ist menschlich. Und Leben ist lebensgefährlich. Gewiss. Das Fehlen von Fett ist jedoch besonders gefährlich. Aber wie kam es zu dieser fatalen Fehleinschätzung?

Gesundes Fett fehlt nicht zufällig in unserem Leben und auf Ihrem Teller! Jahrzehntelang haben «Experten», auch durch Ernährungsleitlinien, den sympathischen Nährstoff dämonisiert. Die jahrelange Gehirnwäsche, die Mär vom «bösen Fett» trägt seit Jahren riesige Früchte, auch tödliche. Naiv trotten Millionen von Menschen seit Jahrzehnten bizarren, verirrten Empfehlungen, fettarm zu essen, hinterher. Mit katastrophalen Folgen für die Gesundheit und Kostenexplosionen im «Gesundheitssystem». Mit dem Wegstreichen von gesunden Fetten vom Speiseplan und dem kolossalen Vormarsch von raffinierten Kohlenhydraten und Zucker in unsere Nahrung wurden die Menschen weltweit immer dicker und kränker. Leitlinien hinken oft dem Stand der Forschung hinterher – dabei sind Fette inzwischen längst rehabilitiert. So ändern sich auch Empfehlungen in der täglichen Beratungspraxis für die breite Masse der Bevölkerung nur schwerfällig.

Es hatten wohl diejenigen mehr gesundheitliches Glück, die sich am wenigsten um fettarme Produkte scherten und sich nicht an sklavische Ratschläge hielten. Denn das Verteufeln von Fett beruht nur auf einer vagen Hypothese eines einzigen Forschers – und die ist auf wissenschaftlich feinem Sand gebaut. Auch davon erzählt Ihnen Ran-an-das-Fett. Es ist lange her, als ich auf das Geheimnis des Heilens durch Fett gestoßen bin. Es war in meinen ersten Jahren im Medizinstudium in Leipzig, nach der Wende, als mich das Faszinosum Fett packte. Doch wenn Sie jetzt denken, dass ich in den Vorlesungen etwas über Vorsorgemedizin, Ernährungswissenschaft oder Heilen mit Fett erfahren durfte, weit gefehlt. Leider! Im Studium habe ich de facto nichts zum Thema Ernährungs- oder Präventivmedizin gehört. Das Medizinstudium orientierte sich wie unser «Gesundheitssystem» leider vornehmlich an Krankheiten. «Krankheitssystem» scheint mir da fast der treffendere Ausdruck für unser Gesundheitswesen. Im Studium büffelt man Anatomie, Biochemie, Physiologie und die Naturwissenschaften, anschließend die Krankheiten des Menschen, ihre Leitsymptome und wie man die Diagnose und die klassische Therapie aus Medikation und operativen Heilverfahren einläutet. Was ganzheitliche Gesundheit bedeutet – konkret: Wie man einen Menschen von klein auf gesund erhält –, davon hörte ich leider nichts in den vielen Vorlesungen.

In dieser Zeit posaunte der Mainstream fleißig den Segen der fettarmen, kohlenhydratreichen Ernährung. Und auch ich ernährte mich damals anders als heute, nämlich deutlich «fettärmer» und in vermeintlich gesunder Kohlenhydratmast. Anders auch, als ich es aus meiner Kindheit gewohnt war. Damals war Fett niemals verpönt. Nicht weniger hatten mich meine langen Aufenthalte in Frankreich als Jugendliche und während des Studiums Fett eher als Freund und nicht als Feind kennenlernen lassen. Aber langsam wurden unmerklich Müsli, Cornflakes, Cerealien, Brot mit Belag und Schokolade zunehmend meine täglichen favorisierten Klassiker. Gutes Fett? Fehlanzeige. Diese fettarm-zuckerreiche Ernährung war das komplette Gegenteil dessen, was die moderne Ernährungswissenschaft heute für die Vorsorge und Therapie von Krebs und chronischen Krankheiten empfiehlt. Auch ich war arglos auf dem fettarmen, unüberlegten Trampelpfad des Mainstreams gelandet. Allerdings hatte ich bereits eine leise Ahnung, dass dieser Pfad nicht wirklich zielführend ist.

Irgendwann an einem irre kalten Novemberabend mäanderte ich nach einem langen Universitätstag durch die Innenstadt von Leipzig. Ein feiner Nieselregen bohrte sich durch meinen viel zu dünnen Mantel. Es war mehr als ungemütlich, und meine Füße froren langsam zu Eisklumpen. Da meine kleine Studentenbude leider nicht besonders winterfest und nur mit einem unzuverlässigen Kohleofen ausgestattet war, besuchte ich an solch eiskalten Abenden manchmal als heimliches «Hobby» zum Aufwärmen noch öffentliche, gut beheizte Orte. An diesem Abend schlüpfte ich spontan in ein kleines, uraltes Kino um die Ecke. Auf dem Programm stand irgendein Hollywoodfilm. Dieser Abend sollte mein Denken über Gesundheit und Fett radikal verändern. *Lorenzos Öl* hieß der besagte Film, mit Susan Sarandon und Nick Nolte in den Hauptrollen. Er handelte von einer wahren Geschichte und einer bis heute nicht populären und unterschätzten Thematik: Heilen mit Fett. Es ist die Geschichte des kleinen Lorenzo, der an einer seltenen, unheilbaren Krankheit litt und mit der tödlichen Prognose vor Augen sein Lebensende erwartete. Die Medizin hatte den Jungen aufgegeben. Aber dessen ausweglose Krankheit konnte dank des couragierten Kampfes seiner Eltern und visionärer Wissenschaftler erfolgreich gelindert werden – allein durch die bis dato utopische Therapie mit einer speziellen Ölmischung. Lorenzos Blatt wendete sich. Vom komaähnlichen Dahinsiechen zu einer faszinierenden Linderung der Symptome; er lebte sogar viele Jahre weiter, allen Statistiken zum Trotz!

Dieser Kinoabend im November war mein erster, aber wichtigster Anstoß, über den Einsatz von Fett als Heilmittel nachzudenken. Und nach und nach fing die Idee des «Heilen mit Fett» in mir Feuer. Mir dämmerte, dass man Fett zu Unrecht zum Sündenbock abgestempelt hatte. Auch kam ein erster Verdacht auf, dass es für die ruinierte Volksgesundheit andere Schuldige gab – wie raffinierte Kohlenhydrate. Aber ich hatte keinen echten Schimmer, keine wissenschaftlichen Belege, wie entscheidend die Bedeutung von Fett für unser aller Gesundheit ist. Nach diesem ersten, heftigen «Rums» wollte ich verstehen, *wie* es dazu kommen konnte, dass man das Fett derart verunglimpfte. Und es wurde mein Antrieb, offen und ohne Vorurteile, Fett zu analysieren und differenziert durchzudeklinieren. Motivation braucht immer ein echtes Motiv. Und dieses Motiv war für mich ein sehr starkes: die Wahrheit über Fette und ihre Heilkraft herauszufiltern. Und die Ergebnisse meiner jahrelangen Recherche haben meine Vermutung von damals bestätigt. Fett kann heilen!

Dieses Buch bietet Ihnen den neuesten Stand der Forschung. Sie lernen, was «gutes Fett» und was «schlechtes Fett» ist, denn nur gutes Fett heilt – schlechtes Fett killt. Sie tauchen in das verwirrende Thema Cholesterin und die weitverbreitete Cholesterinlüge ein, die uns seit Jahrzehnten auf Trab hält. Sie werden zum Guru in Sachen Pflanzenöl, ein schmierig-schwieriges Thema. Wichtig, denn nicht selten verführt Sie der Heiligenschein von harmlos oder gesund scheinenden Pflanzenölen zu ungesunden Entscheidungen. Dass Fette lebensverändernd wirken und Krankheiten von A bis Z bekämpfen können, vom profan wirkenden Aknepickel bis zur Zahnfleischentzündung, von Herzinfarkt über Diabetes und Demenz zum Krebs, darüber erzählt dieses Buch. Ran-an-das-Fett wird nicht nur Ihre Einstellung gegenüber Fett revolutionieren, sondern Sie dann an die Hand nehmen, damit

Ihnen der Ölwechsel im Alltag leichtfällt. Denn erst dann werden Sie am eigenen Körper erleben, dass Fett um vieles gesünder ist, als Sie bisher dachten. Deswegen bin ich absolut überzeugt, dass jeder Mensch, der sich ein Leben in Gesundheit wünscht, dieses Buch lesen und damit arbeiten sollte! Die Aussichten sind spannend und ermutigend.

Seit über zwanzig Jahren behandele ich Tausende Patienten nach meiner Heilmethode. Dabei steht die ganzheitliche, individuelle Betrachtung des einzelnen Menschen im Vordergrund und im speziellen Fokus auch die fettbetonte, antientzündliche und darmgesunde Ernährung. In meiner Sprechstunde, in meinen Beratungen, Seminaren und Vorträgen habe ich mit diesem Ansatz bereits unzähligen Menschen helfen können. Die vielen dankbaren Menschen, denen ich so selbst bei schwersten chronischen Krankheiten helfen konnte, werde ich nie vergessen. Sie sind es, die mich ermutigten, auch dieses mir so wichtige Buch zu schreiben, das viele Jahre in mir gereift ist. Der unumstößliche Fakt, wie Fett die Gesundheit der mir anvertrauten Menschen verändert hat, ist für mich eine immense Motivation und hinterlässt das Gefühl einer tiefen Befriedigung. Die meisten Menschen machen die höchst erstaunliche «fette» Erfahrung: Entfaltet gesundes Fett im Körper seine erste Wirkung, fragt man sich, warum man so lange Zeit seines Lebens auf diesen exzellenten Sprit verzichtet hat. «Ich bin auf Öl!» – diesen Satz schenkte mir ein schwer kranker Rheuma-Patient, der vor Morgensteifigkeit und Gelenkschmerzen kaum mehr die Treppe herunterkam und bereits wenige Wochen später Stufen herunterstolzierte, wie man es vorher kaum für möglich gehalten hätte. Dies ist nur eines von zahllosen, bewegenden Beispielen.

Die sensationellen Erfolge, die ich erreichen konnte, seitdem ich konsequent auf die Heilkraft des Fettes setze, haben in mir den tiefen Wunsch wachsen lassen, dieses Wissen zu sammeln, zu verdichten und an Sie weiterzugeben. Wenn Sie die Tipps aus diesem Buch beherzt umsetzen, werden Sie sich, je nachdem wo Sie gerade gesundheitlich stehen, in kurzer Zeit wesentlich gesünder fühlen als heute. Wenn Sie die praxisbewährten Tipps aus Ran-an-das-Fett anwenden, wird Ihr Ziel – eine nachhaltige Gesundheit für Sie und Ihre Lieben – in greifbare Nähe rücken.

Ich hoffe sehr, dass Ran-an-das-Fett für Sie und Menschen, die Ihnen am Herzen liegen, zu einer ungeahnten Dimension Ihres Verständnisses von moderner Ernährung und Gesundheit führt. Und noch etwas. Lieber Leser, liebe Leserin, ich wünsche mir von ganzem Herzen, dass dieses Buch ein machtvoller Schlüssel für Ihre gesundheitliche Zukunft wird. Sie ahnen jetzt hoffentlich, dass dies durchaus im Bereich des Möglichen ist.

Ihre
Dr. Anne Fleck

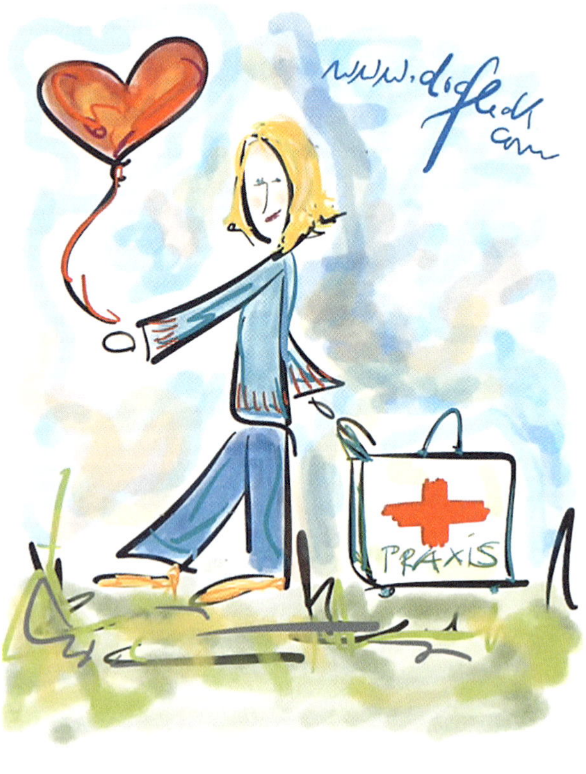

TEIL I

# NEUE FETTE WAHRHEITEN

ÜBER DEN ZU UNRECHT UNGELIEBTEN NÄHRSTOFF

## Biographie eines fetten Irrtums, der uns krank macht

Über Jahrhunderte hielt sich die Überzeugung, die Sonne drehe sich um die Erde – Sie wissen schon, bis Galileo Galilei das Gegenteil bewies und es ihm dennoch nicht gelang, die Machthaber von dieser Tatsache zu überzeugen. Ein bisschen geht es mir so, wenn ich an die Rolle von Fett auf unserem Speiseplan denke: Über Jahrzehnte hielt sich die Fettarm-Doktrin hartnäckig, dabei war das Gegenteil eigentlich längst bewiesen. Fett macht NICHT fett – und Fett ist NICHT ungesund, im Gegenteil. Aber das Dämonisieren von Fett hat sich als «Wahrheit» in unseren Gehirnzellen breitgemacht. Zu oft, zu lange, zu überzeugend und zu enthusiastisch wurden uns die unzähligen und fetten Märchen über das Fett eingeflüstert. Seitdem spukt das Fettarm-Dogma nicht nur in unseren hirngewaschenen Gedanken, sondern – leider noch immer – auch in den medizinischen Leitlinien, mit fatalen Folgen für Gesundheit und Gesundheitssysteme. Ideen und Thesen gibt es viele. Überzeugungen gibt es viele. Aber jede falsche Überzeugung ist gefährlich. Das lehrt uns die Geschichte. Doch wie ist es dazu gekommen, dass das Fett seit Jahrzehnten verteufelt wird?

## Wie falsche Hypothesen und Dogmen der Gesundheit schaden und wie wir in das falsche Dogma geschlittert sind

Die unrühmliche Geschichte des Fettarm-Dogmas nimmt ihren zarten Anfang in einer schlichten Hypothese, dass Fett krank und dick macht – genauso wie eine große Lawine, die mit einer winzigen Spur im Schnee anfängt. In der Schule haben wir gelernt, dass eine Hypothese etwas ist, was noch nicht bewiesen ist, dass es gilt, sie zu beweisen. Oder zumindest sollte man das Ziel haben, sie zu beweisen. Umso bitterer war für mich die Einsicht, dass sich das Fettarm-Dogma allein auf wackelige Hypothesen stützt. Thesen, die *nie* korrekt bewiesen wurden. Das ist, zugegeben, starker Tobak.

Die Geschichte dieses «fetten» Irrtums liest sich wie ein Krimi, so unglaublich und erschütternd sind die Fakten, die ans Licht kommen. Sie begann mit zwei laut in die Welt hinausposaunten und vehement verteidigten Thesen: dass Fett fett und insbesondere das gesättigte Fett herzkrank mache (die feinen Details und verirrten Thesen werden Sie bald kennenlernen!). Für viele gelten diese beiden Thesen leider auch heute noch als Naturgesetz der Ernährungsmedizin. Dabei sind sie längst widerlegt! Aber es ist schwierig und langwierig, diese etablierten, verinnerlichten, scheinbar wahren «Naturgesetze» umzustoßen. Dazu muss man verstehen, wie es überhaupt dazu kommen konnte, dass unbewiesene Hypothesen von Wissenschaftlern akzeptiert und verteidigt wurden. Wie konnte die Wissenschaftsgemeinde in diesen Fettnapf treten? Eine längere Geschichte – dazu muss ich weit ausholen.

Zunächst einige grundsätzliche Überlegungen zum Wesen von wissenschaftlicher Arbeit – und der Ernährungswissenschaft im Besonderen. Wissenschaftliche Arbeit begründet sich immer auf Ideen, Hypothesen und Vorstellungen. Diese gilt es zu beweisen oder zu widerlegen. Ein Wissenschaftler sollte es als seine grundsätzliche Pflicht sehen, seine eigenen Ideen stets kritisch zu hinterfragen und den Gegenbeweis zuzulassen. Die Geschichte des Fettarm-Dogmas lehrt uns, dass in diesem Fall diese so einfache wie wichtige wissenschaftliche Regel mit Füßen getreten wurde. Wie kann das sein? Das Problem der Ernährungswissenschaft liegt darin, dass die Biologie und Ernährungsphysiologie des Menschen hochkomplex sind und Nahrung mehr als nur die Summe aller Nährstoffe und ein paar Kalorien. Jede Wissenschaft ist fehlbar. Nicht jede Studie, die sich wohlklingend «Studie» nennt, ist von sauber ausgefeilter Methodik, von glasklarer Analyse und von validem Studienaufbau. Über viele Jahre musste ich lernen und ernüchtert akzeptieren, dass es in der Ernährungswissenschaft extrem schwierig ist, unabhängige und objektive Forschungen zu finden. Mein Eindruck ist, dass Studien oft «ergebnisorientiert» aufgebaut sind, das heißt, sie dienen dem Ziel, ein gewünschtes Ergebnis zu bestätigen. Es ist belegt, dass die Finanzierung von Studien ihre Ergebnisse beeinflussen kann.[1] Ein weiteres Problem der Ernährungswissenschaft sind die sogenannten Beobachtungsstudien einer Bevölkerungsgruppe. Das Beobachten von Populationen ist grundsätzlich methodologisch zu schwach, um daraus allgemeingültige Konsequenzen zu ziehen. Populationsstudien zeigen nur eine *Korrelation*, also einen Zusammenhang auf, unterscheiden aber nicht zwischen Ursache und Wirkung. Trotzdem ist es oft so, dass man – häufig in Ermangelung soliderer Daten – diese Ergebnisse dankbar aufgreift. Sie werden dann nicht selten überinterpretiert, von den Medien in leuchtenden Schlagzeilen präsentiert und vom Verbraucher als Wahrheit geschluckt.

## Fette Überraschung? – Das «fette» Paradoxon

Nun hat es parallel zur Entwicklung des Fettarm-Dogmas, zu dessen Historie ich gleich komme, durchaus Publikationen gegeben, in denen dem Fett ein positiver Effekt auf unsere Gesundheit zugesprochen wurde – sie wurden nur irgendwie nicht ernst genommen. Stöbert man in historischen und anthropologischen Quellen, so stößt man zum Beispiel auf beachtliche Berichte über die Ernährungsweise von Naturvölkern. Dabei kommt zutage: Je höher der Fettanteil der Ernährung, desto besser scheint es um die Gesundheit bestellt.

Bereits Anfang des 20. Jahrhunderts machte Vilhjalmur Stefansson, ein Anthropologe der Harvard-Universität, ein bemerkenswertes Experiment, indem er mehrere Monate bei Eskimos in der kanadischen Arktis verbrachte. Für diese Menschen war er der erste weiße Mann, der ihnen über den Weg lief. Er lernte von ihnen Fischen und Jagen und erforschte ihre Lebens- und Essgewohnheiten. Die Eskimos verzehrten fast ausschließlich Robben- und Lachsfleisch, hier und da ein paar Eier im Frühling. Grünzeug aus Gemüse, beschrieb Stefansson später, war eher in Zeiten der «Hungersnot» auf dem Teller. Und obwohl diese Menschen über Monate fast in kompletter Dunkelheit des Winters lebten, nennt der Forscher diese Menschen die gesündesten, mit denen er je zusammengelebt habe.[2] Der Forscher beobachtete, dass die Eskimos fetten Fisch und fettes Fleisch hüteten wie einen Schatz. Mageres Fleisch wurde eher an die Hunde verfüttert. Heutzutage picken wir uns auf der Speisekarte das fettarme Putenbrüstchen mit Salat heraus – umso erstaunlicher und exotischer ist diese Anekdote.

Eine ähnliche Erkenntnis gewann George Mann, Professor für Biochemie und Ernährungswissenschaft von der Harvard-Universität, in den sechziger Jahren, als er und sein Team das Volk der Massai studierten. George Mann war neugierig, er hatte gehört, dass Massai sich fast ausschließlich von Blut, Milch und Fleisch ernährten, also von Fetten tierischer Quelle. In seinen Arbeiten beschreibt der Wissenschaftler, dass die Massai Gemüse und Obst eher als Futter für Kühe betrachten, nicht als Ernährung für Menschen. Und obwohl sich die Massai sehr monoton und extrem fettreich ernährten, fand das Forscherteam bei den untersuchten Probanden hervorragende Werte für Blutdruck und Gewicht, sie waren frei von metabolischen Krankheiten. Wäre die These vom schlechten Fett absolut zutreffend, hätte das Volk der Massai nicht unter einer Epidemie von Herzkrankheiten leiden müssen? Die Forschergruppe um George Mann bewies genau das Gegenteil. Und noch mehr: Keiner der untersuchten Massai litt unter chronischen Erkrankungen wie Diabetes mellitus oder Krebs.

Gute Wissenschaft braucht immer kritische Fragezeichen und den Diskurs, wie gute Politik. Auch wenn Beobachtungsstudien wie diese frühen Arbeiten von Stefansson und Mann, beide zu ihrer Zeit anerkannte Wissenschaftler, gewisse Schwächen aufweisen, kann man diese eindrucksvollen Berichte nicht einfach unter den Teppich kehren. Leider ist genau das passiert – ebenso wie mit anderen wissenschaftlichen Arbeiten respektabler Köpfe, auf teilweise unrühmliche Art. Dabei hätte die Frage, wie Menschen, die vermeintlich ungesund fettreich essen, so gesund sein können, die Wissenschaft aufrütteln müssen! Kann es also tatsächlich sein, dass Ernährungsexperten etwas übersehen haben? Kann es wirklich sein, dass über Jahrzehnte ignoriert wurde, dass Fett doch nicht schädlich ist? Ist so etwas überhaupt möglich?

## Die Milchmädchenrechnung oder das kleinkarierte Korsett der Kalorienzählerei

Offenbar wurde einiges «falsch gesehen». Deshalb müssen wir an dieser Stelle auf die sklavische Zählerei von Kalorien näher eingehen.

«Alle Kalorien sind gleich!» Dieser weltweit verbreitete Trugschluss fußt auf den Prinzipien der einfachen Physik. Jedem Nahrungsmittel wird ein Brennwert zugesprochen, der eine bestimmte Menge an Energie freisetzt. Heißt anders ausgedrückt: Bei der Verbrennung von hundert Kalorien aus einem Cola-Getränk oder aus Nüssen und Mandeln wird exakt die gleiche Menge an Energie im Körper frei. Was dabei völlig außer Acht gelassen wird, sind die sonstigen Eigenschaften der Nahrungsmittel – dabei ist es nun überhaupt nicht egal, ob wir unsere Energie aus einem Brokkoli oder einer Zuckerschnecke ziehen. Aber es hat lange gedauert, bis wir das verstanden haben.

Die Anfänge der Kalorienzählerei fielen in die erste Hälfte des 20. Jahrhunderts, als man in den USA gegen einen plötzlichen Tsunami von Herz-Kreislauf-Krankheiten kämpfte. Die erschütternd große Anzahl von Herztoten hielt Medien, Bevölkerung, Wissenschaft und Politik in Atem. Doch weshalb der plötzliche Anstieg? Auf der Suche nach passenden Antworten findet man ein interessantes Detail: Die Essgewohnheiten hatten sich Ende des 19. Jahrhunderts für die meisten Amerikaner stark geändert. Früher landeten nur unverarbeitete regionale und saisonale Nahrungsmittel, frei von gehärteten oder verarbeiteten Fetten, auf den Tellern. Seit Anfang des 20. Jahrhunderts verirrten sich erstmals raffiniertes Pflanzenöl und gehärtetes Öl in Form von Margarinen und eine neue Vielfalt von verpackten und vorgefertigten Nahrungsmitteln auf den Esstisch. Dieser Fakt hat eine nicht zu unterschätzende Wirkung auf die Gesundheit. Denn bei aller Sympathie für Fett, hier muss man klar differenzieren: Es gibt gesunde Fette, die schützen und heilen, und schlechte Fette, die «killen». Diese «neuen Öle» und Fertigprodukte waren damals Teil einer jungen Lebensmittelbranche, die sich gerade etablierte. Es waren die Zeiten, in denen man beispielsweise erstmals aus dem in Massen anfallenden Abfallprodukt der Baumwollsamenindustrie ein für den Menschen verzehrbares Öl fabrizierte: Baumwollsamenöl, das vor der Verarbeitung für den Menschen ungenießbar war. Interessant ist aber, dass in dieser Periode der panischen «Herz-Angst» niemand aus Forschung und Wissenschaft daran dachte, die Rolle von raffinierten und teilgehärteten pflanzlichen Ölen bei der Epidemie der Herz-Kreislauf-Krankheiten kritisch zu beäugen. Stattdessen hielt die Idee der Kalorienzählerei Einzug in den Alltag. Und sie konnte sich gut im Sattel halten, gab es doch ein paar eifrige und exponierte Verfechter wie beispielsweise Dr. Frederick Stare, Leiter des Instituts für Ernährung an der Harvard Medical

School. Auch für ihn, einen Wissenschaftler mit reichlich Einfluss, gab es keine fettmachenden oder schlankmachenden Lebensmittel, sondern einfach nur ein Zuviel an Nahrung. Für ihn galt die Regel: «Kalorien sind alle gleich, egal aus welcher Quelle.»

Auch hierzulande ließen sich viele Wissenschaftler und Vorstände von leitlinienprägenden Institutionen von der Idee der Kalorienbilanz anstecken. So hielt sie Einzug in Hörsäle, Leitlinien und Empfehlungen der gesundheitspolitischen Institutionen. Die Kalorienzählerei wurde zu einer angesehenen Theorie, wie man sein Gewicht im Zaum halten konnte, Ärzte empfahlen ihren Patienten das stumpfe Kalorienzählen. Fett mit seiner hohen Kalorienzahl (Energiedichte) wurde verteufelt. Es galt nun, Fett um jeden Preis zu vermeiden. Und mit der Präzision eines Handchirurgen wird seitdem fleißig der Fettrand von zum Beispiel Fisch oder Fleisch mit dem Messer abgetrennt. Im Supermarkt springen uns entsprechende Etiketten in leuchtenden Farben ins Auge: «Fettarm. Kalorienarm».

Jahrzehntelang war die Kalorienbilanz quasi Naturgesetz und simple «Wahrheit». Eine Wahrheit, an der kaum jemand zweifelte. Eine Wahrheit mit einem riesigen Haken: Sie ist wissenschaftlich nicht mehr haltbar. Denn inzwischen ist längst belegt, dass wir die Hauptnährstoffe Fett, Eiweiß und Kohlenhydrate im Körper unterschiedlich verarbeiten und Fett nicht zwingend *fett* macht, obwohl es mehr Kalorien hat. Fettkalorien werden im Körper anders verstoffwechselt als Zuckerkalorien: Fette stimulieren den Stoffwechsel, lassen den Blutzucker in Ruhe und provozieren keine nachteiligen Insulinreaktionen. Fette sind wunderbare Geschmacksträger, sie verlangsamen die Magen-Darm-Passage des Nahrungsbreis, machen uns herrlich satt und lassen uns deshalb im Tagesverlauf insgesamt weniger essen. Im Gegensatz dazu pushen zuckerreiche und kohlenhydratdichte Lebensmittel die Insulinantwort und treiben dadurch die Fettzellen an, immer mehr Fett zu bunkern.[3] Es ist also das Zuviel an Zucker, das dick macht – und eben nicht so egal, was wir essen …

Aber Stimmen, die inmitten der Kalorienzählzeit darauf aufmerksam machten, konnten sich leider nicht durchsetzen. Der angesehene Wissenschaftler Dr. Alfred Pennington argumentierte bereits 1953 im renommierten *New England Journal of Medicine*, dass Übergewicht durch die hormonellen Effekte von Kohlenhydraten verursacht wird und daher durch Reduktion von Kohlenhydraten behandelt werden könne, ohne dass man sich dabei um die Zufuhr von Fett Sorgen machen müsste. Diese bahnbrechende Erkenntnis stand schon damals im Gegensatz zur Theorie der Kalorienbilanz, aber sie verhallte ohne Konsequenzen.

Die Idee der Kalorienbilanz zwingt noch heute Menschen zum «Ich muss Kalorien zählen»-Denken. Als ich vor einigen Jahren mein erstes (Koch-)Buch veröffentlichte, wollte ich sehr modern sein und verzichtete auf die Kalorienangaben bei den Rezepten. Mir war zu diesem Zeitpunkt noch nicht bewusst, wie extrem gedrillt Menschen auf diese Kalorienzahlen sind. Seien Sie ehrlich zu sich und fragen Sie sich: Wonach schielen Sie als Erstes bei einem Produkt oder Rezept? Oder zumindest als Zweites? Genau – auf die bescheuerten Kalorien. Die Reaktionen vieler Leser, die sehnsüchtig die Kalorienzahlen vermissten, machten mir klar: Es ist noch viel zu früh für den Verzicht auf diese Angabe. In nachfolgenden Kochbüchern habe ich Kalorienzahlen wieder brav gelistet, um meine Leser nicht zu irritieren. Es wird noch dauern, bis es einen breiten Konsens für eine differenziertere Betrachtung gibt und auch der Mainstream verbreiten wird, dass es in erster Linie darauf ankommt, sich auf einfache, unverarbeitete Lebensmittel zu konzentrieren. Denn *was* wir essen – eine clevere Nahrungsmittelauswahl, die das Fett nicht verdammt –, macht Kalorienzählen weitgehend überflüssig. Schon jetzt freue ich mich auf den Tag, an dem dies eintreten wird. Beruhigend zu sehen, dass das Kalorienzähl-Dogma zumindest jetzt für viele bereits sichtbar wackelt und mittlerweile lautstark von Wissenschaftlern kritisiert wird.

Untrennbar verwoben mit der Kalorienzählerei ist die Entstehung des Fettarm-Dogmas. Die Geschichte dieses «fetten» Irrtums ist die Geschichte von brillierenden, ehrgeizigen Persönlichkeiten, von enthusiastischen Wissenschaftlern, die sich unbedacht auf kurzsichtige Daten und kurzfristige Schlussfolgerungen stürzten. Und es ist die Geschichte von in Panik geratenen politischen Institutionen, die etwas gegen die bedrohliche Zunahme von Herz-Kreislauf-Krankheit und Übergewicht tun wollten. Es ist die Geschichte von schlecht beratenen Politikern, die sich auf falsche Leitlinien stützten, und die einer Lebensmittelindustrie, die begeistert auf den fehlgeleiteten Zug aufsprang. Denn mit Ängsten, wie etwa der Angst vor zu viel Kalorien und vor dem Fett, ließ sich und lässt sich noch immer viel Geld verdienen. Aber wie kam es zu einer so krassen wissenschaftlichen Fehleinschätzung?

## Highway to Hell – Von ehrgeiziger Dogmatik, verführerischen Thesen und Schmalspurwissenschaft

Das Fettarm-Dogma haben wir in erster Linie einem einzigen ehrgeizigen Forscher zu verdanken. Geistiger Vater der «Fettarm ist gesund»- und «Böses Fett geht aufs Herz»-Hypothese *(Diet-Heart-Hypothesis)* war Ancel Benjamin Keys, ein Biologe und Physiologe der Universität von Minnesota, der mit zielstrebiger Forschung, eminenter Überzeugungskraft und maximaler Entschiedenheit aufzutrumpfen wusste. Er galt als unverbesserlicher, zäher Querkopf. Seinen extremen Ehrgeiz und beharrlichen Charakter klopfte er in die beiden bereits genannten unwiderstehlichen Thesen: Fett macht fett, und Fett macht herzkrank. Nina Teichholz beschreibt in ihrem Buch «The Big Fat Surprise» ausführlich die Persönlichkeit und den wissenschaftlichen Fauxpas des Ancel Keys.[4] Als Persönlichkeit war Ancel Keys unbeirrbar und charismatisch. Es verwundert daher im biographischen Rückblick nicht, dass er das Feld der Wissenschaft revolutionierte und Medien, Politiker, Wissenschaftler und zuletzt auch die Entscheider der Lebensmittelindustrie von seiner Hypothese überzeugen konnte. Von einer Hypothese, die nie bewiesen war und die heute widerlegt ist. Obwohl Kritiker Ancel Keys lebenslang vorwarfen, dass er kein waschechter «Ernährungswissenschaftler» war, gelang es ihm in schwindelerregendem Tempo, sich an die Spitze der Ernährungsforschung zu setzen. Leider, denn bereits seine ersten Arbeiten sind ein Zeichen wissenschaftlicher Schmalspurarbeit. Seine These, dass (gesättigte) Fette Herzerkrankungen auslösen sollen, leitete er beispielsweise aus den Daten einer Mini-Studie ab. Es kommt noch schlimmer: Keys untersuchte dabei Ernährungsprotokolle eines einzigen Tages. Das ist brutal! Das muss man sich genauer anschauen.

Keys war ein Mensch, der sich besonders für das Reisen begeisterte. Gemeinsam mit seiner Frau Margaret, einer Medizintechnikerin, bereiste er in den frühen Fünfzigern Südeuropa. Keys faszinierte, dass es im mediterranen Raum deutlich weniger Herzinfarkte gab. Dazu muss man wissen: Europa war nach dem Zweiten Weltkrieg in einem katastrophalen Zustand. Die Infrastruktur war zerstört, und noch viele Jahre nach Kriegsende herrschten Nahrungsknappheit und Hungersnot. In Italien und Griechenland, in Ländern, die Keys mit seiner Frau Margaret in der Nachkriegszeit bereiste, mangelte es an Nahrung. Keys schlussfolgerte, dass die Nahrungsknappheit an teuren Fleischprodukten und Eiern, also der Mangel an gesättigtem Fett und Cholesterin, der Hauptgrund für geringe Herzinfarktraten war. Keys und seine Frau Margaret bestimmten dazu bei einer kleinen Untersuchungsgruppe von 30 Männern die Serum-Cholesterin-Werte und führten ein Elektrokardiogramm (EKG) durch. Außerdem warfen sie einen flüchtigen Blick auf die Ernährungsgewohnheiten: Es gab etwas Getreide, in Olivenöl eingelegtes Gemüse, fermentierte Milchprodukte aus Käse oder Obst. Fleisch wurde nur von extrem wenigen verzehrt, «bis auf eine kleine Schicht sehr reicher Leute …»[5], schrieb er. Diese winzige Studie strotzt vor Mängeln: die geringe Probandengröße, das Fehlen von validierten Methoden, um die

Ernährung wirklich zu messen, und die Tatsache, dass ein unauffälliges EKG das Fehlen einer Herzerkrankung niemals beweist. Trotzdem schrieb Keys aus vollster Überzeugung: Fett ist die Ursache für Herzkrankheit. Er schlussfolgerte: Der Verzicht auf gesättigtes Fett, zum Beispiel aus Fleisch, schützt vor Herzinfarkt. Dabei übersah Keys einen einflussreichen Fakt: Im und nach dem Zweiten Weltkrieg gab es insgesamt auch nur wenig zuckerreiche und kohlenhydratdichte Nahrungsmittel. Außerdem arbeiteten die Menschen damals körperlich hart und waren bewegungsaktiv. Diese wichtigen Umstände bleiben in Keys' Analysen komplett unberücksichtigt. Mit einem Augenzwinkern muss ich anmerken, dass Ancel Keys die Freude der untersuchten Bewohner, am Käse zu knabbern, entgangen sein muss. Käse ist ebenfalls eine nicht unbeachtliche Quelle von (gesättigtem) Fett. Doch Ancel Keys bewies, wie geschickt er darin war, alle Ergebnisse zu ignorieren, die ihn nicht bestätigten.[6] Aus solchen dürftigen Daten schloss Keys das erste fettarme Resümee. Es sollte nicht der einzige Fauxpas des Wissenschaftlers bleiben. Und dennoch gelang es ihm, die Aufmerksamkeit der damaligen Forscherwelt und Medien auf sich zu ziehen.

Ancel Keys war derjenige, der in den fünfziger Jahren das Fett auf die Anklagebank zerrte und schuldig sprach. Bereits bekannte Fakten zum Essverhalten der Eskimos oder fast zeitgleiche Forschungen zum Essverhalten der Massai wurden nicht gehört. Einzig das Kalorienzählen hatte schon begonnen, die Wissenschaftler und Ärzteschaft zu begeistern. Ancel Keys kam also mit seiner These gerade zum rechten Zeitpunkt. Seinen Eigensinn steckte er in weitere Studien. Seine damals mit großem Pathos vorgetragene Idee der sogenannten «Diet-Fat-Hypothesis» begründete er auf Daten der sogenannten Sechs-Länder-Studie, die zugegeben mehr als die magere Zahl von 30 Probanden untersuchte, aber dennoch einige verstörende Details preisgibt: Er beobachtete in dieser Studie das Auftreten von Herz-Kreislauf-Krankheiten, die Sterblichkeit und die Nahrungsaufnahme aus Fett. Interessanterweise standen Keys für diese «Sechs-Länder-Studie» umfassende Daten von der Ernährungs- und Landwirtschaftsorganisation der Vereinten Nationen und der Weltgesundheitsorganisation WHO aus insgesamt 22 Ländern zur Verfügung. Mmmh. Wie kann es sein, dass aus einem Datenfundus aus 22 Ländern dann eine «Sechs-Länder-Studie» gebastelt wird? Das ist in der Tat ein verdächtiges Fragment. Leider entspricht es den Tatsachen: Keys wählte exakt jene sechs Länder aus, bei denen er davon ausgehen konnte, dass sie seine «fettarme Idee» am besten stützten. Er wählte präzise ausschließlich Länder, die eine hohe Herzinfarktrate und eine Ernährung mit viel Fett aufwiesen.[7] Mit diesem wahrheitsverzerrenden Datenmix war es dann keine fette Überraschung mehr, dass Keys einen «direkten Zusammenhang» zwischen Nahrungsfett und Herzerkrankung aufzuspüren schien. Ancel Keys hat die seiner These widersprechenden Daten aus den anderen 16 Länder einfach weggelassen. Simpel unterschlagen. Nur so ergab sich aus seiner Sicht die logische Konsequenz: Fett macht krank – und vor allem das gesättigte Fett aus der Nahrung verursacht Herzinfarkte. Ein Irrtum!

## Wie die Herzattacke eines US-amerikanischen Präsidenten die Welt verändert

Der 23. September 1955 war für Ancel Keys' Idee ein bedeutendes Datum: An diesem Tag explodierte sie förmlich. Denn an jenem Septembertag erlitt der US-amerikanische Präsident Eisenhower die erste von mehreren schweren Herzattacken. Betreut wurde der Präsident von seinem persönlichen Leibarzt, dem Kardiologen Dr. Paul Dudley White. Keys – der es vorzüglich verstand, einflussreiche Verbindungen aufzubauen – hatte sich seit Jahren mit diesem Dr. White persönlich angefreundet. Es gibt Berichte von gemeinsamen Reisen des Arztes mit Keys und dessen Frau Margaret. Sicherlich gelang es Keys, den Arzt des Präsidenten dabei mit seiner Fettarm-Hypothese zu becircen.[8] Dass dem so ist, beweist eine bemerkenswerte Pressekonferenz, die Dr. White bereits einen Tag nach dem Herzanfall des Präsidenten gab. Mit bedeutender Autorität in der Stimme empfahl der Arzt des Präsidenten der amerikanischen Bevölkerung eine herzgesunde Lebensweise: Es gelte nicht nur Stress zu reduzieren und Zigaretten zu meiden, auf einmal tauchten neu das gesättigte Fett und Cholesterin als Übeltäter für Herzkrankheiten auf. Das Fettarm-Dogma hatte gezündet, sogar beim Leibarzt des Präsidenten. Und Präsident Eisenhower mutierte in den nachfolgenden Jahren zu einem verbissenen Fettgegner und Ernährungsfanatiker der Luxusklasse. Mit fast religiösem Eifer mied er streng Nahrungsmittel mit gesättigtem Fett und stürzte sich stattdessen auf mehrfach ungesättigte Fette und Margarine, die in dieser Zeit den Markt eroberten. Diesem streng fettarmen Regime blieb er treu, bis er 1969 an einer Herzattacke verstarb.[9]

Die erste Herzattacke des Präsidenten Eisenhower und die Wertschätzung der Fettarm-These durch dessen Leibarzt wurde das medienwirksame Stützrädchen für Ancel Keys' Thesen. Keys nutzte sein Netzwerk sowie seinen immer größer werdenden Einfluss und steuerte die Mitgliedschaft in der American Heart Association (AHA) an. Die AHA, ein vormals unscheinbarer Verband, hat sich im 20. Jahrhundert zu einer einflussreichen Organisation entwickelt. Die von ihr herausgegebenen Richtlinien wurden teilweise maßgeblich von Geldgebern beeinflusst. Bedrückender Fakt: Der rasante Aufstieg der AHA zu einem machtvollen Instrument begann im Jahr 1948, in dem Jahr, als Procter&Gamble 1,7 Mio. Dollar an den kleinen Verband spendete. Auch heute erhält die AHA mehrere Millionen US-Dollar jährlich; diese drückt verarbeiteten Lebensmitteln eine Art Prüfsiegel auf. Und das, obwohl sich darunter nicht selten verschiedene Zuckerarten finden.[10]

Das einflussreiche TIME Magazine präsentierte auf der Titelseite ein Foto von Ancel Keys im strahlend weißen Laborkittel. Er wurde gefeiert als einer der «einflussreichsten Ernährungsexperten des 20. Jahrhunderts» – «Mr. Cholesterin!» eroberte die Medien. Obwohl er kein «echter» Ernährungswissenschaftler war und vor allem *nie* einen kausalen Zusammenhang, sondern nur eine Verbindung zwischen gesättigten Fettsäuren und Herzinfarkten nachweisen konnte, ging Ancel Keys als Sieger vom Feld. Die Öffentlichkeit stand geschlossen hinter ihm, und viele Wissenschaftler schlossen sich an. Man glaubte seiner Idee, anstatt sie zu hinterfragen. Den Preis dafür zahlen wir noch heute. Irren ist menschlich. An unzähligen Punkten irrt jeder von uns im Leben. Das Problem sind jedoch *Gegenstand und Qualität des Irrtums* von Ancel Keys und seine immense Bedeutung für die Gesundheit der Bevölkerung in jenen modernen Industrienationen, die auf das Dämonisieren von Fett hereingefallen sind. Daher ist es enorm wichtig, diesen Irrtum aufzuarbeiten. Die Sonne dreht sich ja schließlich auch nicht um die Erde, wissen wir dank Galileo Galilei.

Aber, wo waren sie denn, die modernen Galileis, die tapferen Verteidiger der soliden Wissenschaft und des Fetts?

## Von wackeren Visionären und scharfen Ellbogen

Bereits in den frühen fünfziger Jahren gab es durchaus Wissenschaftler, die Keys' nassforsches Auftreten misstrauten und Kritik übten. Beispielsweise waren die Studien der Keys-Kritiker Dr. Jacob Yerushalmy, Professor für Statistik an der University of California in Berkeley, und Dr. Herman Hilleboe, damals Ernährungsbeauftragter des Staates New York, radikale Opposition gegen die Fettarm-These. Die beiden angesehenen Wissenschaftler hatten sich 1957 die Mühe gemacht, die gesamten Daten der 22 Länder, die von Keys auf sechs Länder abgeschmolzen worden waren, in eine unabhängige Analyse zu packen. Das brüskierende Ergebnis: Es fand sich *keine einzige* Korrelation zwischen Fett in der Ernährung und Herz-Kreislauf-Krankheiten.[11] Rums! Keys beobachtete solche Arbeiten anderer Forscher, die Aufmerksamkeit auf sich zogen, abschätzig. Es war die Zeit der kräftigen Ellbogen, in der er und seine Anhänger opponierende Arbeiten als «nicht ausreichend wissenschaftlich begründet» niedermachten. Es fanden sich immer einleuchtende Gründe, um solche Gegenthesen als unglaubwürdig zu diffamieren.[12] Und so wurden die Ergebnisse alternativer Studien verworfen, missinterpretiert oder missverstanden.

Eingangs hatte ich erwähnt, dass es in der Ernährungswissenschaft aufgrund der Komplexität schwierig ist, zu eindeutigen Ergebnissen zu gelangen. Damit eine Ernährungsstudie wirklich vernünftig aufgestellt ist, braucht man *kontrollierte* Experimente. Die Probanden werden mit spezifischer Nahrung über einen bestimmten Zeitraum ernährt und über ihre sonstigen Essgewohnheiten befragt. In den bestangelegten Studien wird den Probanden das Essen sogar extra zubereitet, damit sich niemand zu Hause anstelle des vorgeschriebenen Essens eine Fertigpizza in den Ofen schiebt. In weniger gut kontrollierten Studien wird den Probanden lediglich geraten, was sie essen sollen, oder ihnen wird ein Ernährungstagebuch in die Hand gedrückt. Idealerweise werden Menschen mit einer Kontrollgruppe verglichen, die ihre Ernährung überhaupt nicht ändert. Auf diese Weise kann man den Effekt und die Wirkung der Ernährungsintervention isoliert darstellen und diskutieren. Im optimalen Fall ist eine Studie darüber hinaus «randomisiert», das heißt, per Zufallsprinzip werden diese zwei Gruppen zusammengewürfelt. Dabei sollten die untersuchten Gruppen jedoch ähnlich sein, zum Beispiel dieselbe Altersgruppe oder denselben Lebensstil haben, sodass der einzige Unterschied zwischen den beiden untersuchten Gruppen die Ernährung ist.

Ende der fünfziger Jahre starteten einige große Ernährungsstudien, die explizit entworfen wurden, um das Fettarm-Dogma zu stützen: Jeder, der sich mit dem Thema Ernährungswissenschaft ernsthaft oder beruflich beschäftigt, kennt diese Studien bereits, denn sie wurden in nahezu jeder Publikation über Ernährung und Arteriosklerose über Jahrzehnte zitiert. Erst in der jüngsten Vergangenheit begann man, die Studienergebnisse kritisch zu analysieren. Die neuen Details, die ans Licht kamen, sind mehr als sensationell. In Wahrheit wies *keine* dieser allseits gepriesenen Studien tatsächlich nach, dass der Verzehr von weniger gesättigten Fetten Herz-Kreislauf-Krankheiten verhindert und das Leben verlängert. Die «Wahrheit» über das «böse» Fett fußte allein auf Sand und bunter Vorstellungskraft. Das Paradoxe daran ist: Diese Studien wurden als Beweisstücke für Ancel Keys' Diet-Heart-Hypothese angeführt – so etwa die *Los Angeles-Veterans-Study* (1969). In dieser Studie wurden Männer aus einem Altersheim untersucht. Bei der einen Hälfte der Untersuchten wurden die gesättigten Fette aus Butter, Milch und Käse durch Pflanzenöl ersetzt, die andere Hälfte verzehrte die reguläre Kost mit gesättigten Fetten und tierischen Nahrungsmitteln. Im Ergebnis zeigte sich für die «Pflanzenöl-Gruppe» ein Absinken der Cholesterinwerte und – noch beeindruckender – der Herzinfarktfälle gegenüber der Vergleichsgruppe. Dies hört sich erst mal sehr positiv an. Gleichzeitig gab es aber ein viel besorgniserregenderes Detail, nämlich dass sich in der «Pflanzenöl-Gruppe» mehr *nicht-kardiale* Todesfälle häuften, wie unter anderem durch Krebs.[13] Mehr Todesfälle durch Krebs – auch ein nicht gerade harmloser Fakt, oder? Leider war man zu dieser Zeit nur auf den Einfluss des gesättigten Fetts auf die Herzgesundheit fokussiert. Und so wurde diese Studie beklatscht und im Ergebnis simplifiziert: Eine Reduktion von gesättigtem Fett minimiert das Herzrisiko. Das klang doch viel besser und passte zum aktuellen Mainstream.

Auch die *Finnish-Mental-Hospital-Study* (1968) wurde immer wieder hochgekocht, um gesättigtes Fett in Misskredit zu bringen. Auch dort verglich man zwei Gruppen mit unterschiedlichem Ernährungsverhalten. Was verschwiegen wurde: Die Unterschiede zwischen beiden Gruppen waren statistisch *nicht* signifikant, und die untersuchte Gruppe war gar nicht stabil.[14] Das hinterlässt einen faden Beigeschmack. Genauso wackelig präsentierte sich die vielzitierte *Oslo-Studie* von 1968. Hier wurden 412 mittelalte

Männer mit Zustand nach Herzattacken in zwei Gruppen unterteilt. Es kam bei der einen Gruppe zu einer Reduktion des Cholesterins, aber es zeigte sich auch, dass die Ernährung mit wenig gesättigtem Fett keinen Einfluss auf die Zahl der plötzlichen Todesfälle hat.[15] Und noch eine Studie ist erwähnenswert: Der *U.S. Multiple Risk Factor Intervention Trial* aus dem Jahr 1982 untersuchte das Essverhalten und die Sterberaten von mehr als 12000 Männern. Das Ergebnis der Studie wurde vielfach veröffentlicht: In der Gruppe von Menschen, die wenig gesättigte Fettsäuren und Cholesterin verzehrten, gab es einen marginalen Rückgang an Herzkrankheiten. Wichtig ist jedoch: Die Rate des Sterbens an anderen Krankheiten lag vielfach höher als bei Herzinfarkt. Doch darüber wurde kaum berichtet.[16] Zum Schluss stand als Schlagzeile nur noch in Großbuchstaben: «Weniger Herzattacken!»

## Der Kaiser ist nackt – oder wie berechtigte Kritik langsam verstummt

Das fette Drama nahm seinen Lauf. Sein Urheber Ancel Keys war leider kein Freund der ehrlichen Selbstkritik. Seiner Meinung nach musste jeder, der sich seiner These in den Weg stellte, den sicheren Gegenbeweis antreten, den er, Keys, den anderen Wissenschaftlern leider schuldig blieb. Dabei gab es sogar anfangs großen Tadel, wie beispielsweise von Dr. Pete Ahrens, einem der Väter der modernen Fett-Forschung. Ahrens bezog bereits 1957 eine klare Position zur Fettarm-Hysterie: Wenn unbewiesene Hypothesen enthusiastisch als Wahrheit proklamiert würden, solle man immer hinterfragen, ob es eine andere Erklärung für das beobachtete Phänomen gebe, forderte Ahrens. Er war einer der wenigen Forscher, die Kohlenhydrate aus Getreide, Cerealien, Brot, Nudeln und Zucker im Verdacht hatten, Übergewicht und chronisch degenerativen Krankheiten zu verursachen. Wie recht er hatte. Pete Ahrens sagte korrekt voraus, dass eine fettarme Ernährung ein unreflektiertes Hineinstopfen von Zucker und Kohlenhydraten zur Folge haben würde.[17]

Und es gab noch weitere Kritiker der Fettarm-Hypothese, die nicht nur an ihr zweifelten, sondern an den Betonköpfen der Befürworter allmählich *ver*zweifelten. Einer war der Arzt und Visionär Dr. John Yudkin aus London. Yudkins wissenschaftliche Arbeit bezweifelte, dass Nahrungsfett die Arterien verstopft, und machte vielmehr den Zucker für Herz-Kreislauf-Krankheiten und chronische Leiden verantwortlich. In seinem 1972 veröffentlichten Bestseller «Pur, weiß, tödlich» plädierte er beherzt für eine zucker- und kohlenhydratarme Ernährungsweise. Doch John Yudkins wissenschaftliche Arbeiten passten genauso wenig wie die Thesen von Pete Ahrens in die Ernährungsideologie der damaligen Zeit. Die beiden Kassandras der Wissenschaft mussten dafür sogar Einschränkungen ihrer beruflichen Karriere hinnehmen.

Der Widerspruch von Kritikern: Es hat ihn gegeben, aber er versickerte langsam im Mainstream einer hysterischen Betrachtung der Ernährung und verschwand schließlich. Trauriges Spiel!

## Ernährungspyramiden – Grabstätten der Gesundheit
## Wie Ernährungsleid(t)linien der öffentlichen Gesundheit geschadet haben

Man kann jetzt hysterisch und mit erhobenem Zeigefinger allein Keys die Schuld geben für den ungerechten Kreuzzug gegen das Fett und seine katastrophalen Folgen: die größte Übergewichtsepidemie aller Zeiten und die Explosion chronisch degenerativer Krankheiten. Aber die irrende und irreführende Hypothese des Ancel Keys und seiner Gefolgschaft ist nur ein Part eines Trios – aus Wissenschaft, Politik und Industrie –, das uns in eine fette Sackgasse geführt hat. Als Politiker auf den Fettarm-Zug aufsprangen, schrieb die Tragödie ihr nächstes düsteres Kapitel. Indem sich die Fettarm-These ideologisch in die Köpfe schlecht beratener Politiker einpflanzte, wurde das Drama quasi institutionalisiert. Es ist ein politisches Skandalon, wenn man nicht bewiesene Hypothesen als «Wahrheit» übernimmt.

Und auch hier lehrt uns der Blick in die Geschichte: Seit den fünfziger Jahren überschlug sich bekanntlich die Zahl von Herz-Kreislauf-Erkrankungen und Übergewicht. Herzinfarkt als Killer Nr. 1 – diese Schlagzeile beherrschte die Medien, und Politiker witterten das Problem und versuchten Lösungen zu finden. Auf der Wartebank zu verharren, bis wirklich valide Resultate vorliegen würden, das fiel damals weder der breiten Öffentlichkeit noch den Politikern ein. *Welch verhängnisvoller Fehler!* 1976 beispielsweise überließ es der zuständige Ausschuss in den Vereinigten Staaten einem einzigen Menschen, Nick Mottern, die ersten nationalen und gemeingültigen Ernährungsrichtlinien für die gesamte US-amerikanische Bevölkerung auszuarbeiten. Das Dramatische: Mottern hatte keinen fachlichen Hintergrund in puncto Medizin und Ernährung, er war Journalist. So konnte er die feingliedrigen epidemiologischen Hinter- und Abgründe nicht perfekt durchschauen. Es fehlte ihm einfach die Erfahrung im Lesen von Studien, um deren Schwächen aufzudecken. Das ist selbst für Ärzte zuweilen eine harte Nuss. Jetzt kommt aber ein qualitativ folgenschwerer Fehler: Anstatt viele verschiedene Experten mit unterschiedlichen Standpunkten zum Thema Ernährung und Gesundheit anzuhören, bezog sich Nick Mottern in seinen Empfehlungen nur auf den Rat *eines* einzigen. Mark Hettstedt, Professor für Ernährung aus Harvard, war ausnahmslos die geistige Stütze. Und er war getreuer Anhänger des Fettarm-Dogmas. Rums! Unter diesem Einfluss schrieb Mottern unbeirrbar jene Richtlinien zusammen, die das Fettarm-Dogma als offizielle Ernährungsempfehlung für die Bürger der USA in Stein meißelte. Man empfahl eine Reduktion des Fettes von 40 auf 30 % der Gesamtkalorien und für gesättigtes Fett eine Verknappung auf maximal 10 % der Kalorien. Der Kohlenhydratanteil wurde dagegen auf stattliche 55 bis 60 % der Kalorien angehoben.[18]

Es ist kaum zu glauben, dass das Fett auf eine solche Weise

politisch zum Schafott getragen wurde. Der heilige Kreuzzug gegen Fett war jetzt auf den höchsten politischen Ebenen ausgerufen, und die Messer, um die Butter vom Brot zu kratzen, wurden gewetzt. Man kommt aus dem Staunen kaum noch heraus: Aus schmalster Datenbasis wurden Ernährungsempfehlungen für Hunderte Millionen von Menschen abgeleitet. Und das Schlimmste ist: Der Heilige Krieg gegen das Fett, er wird an verschiedenen Orten bis heute geführt.

Es ist sehr traurig festzustellen, dass genau dieses Fettarm-Dogma, mit dem man eigentlich die Probleme Herzinfarkt, Schlaganfall und Übergewicht eindämmen wollte, ebendiese Probleme verschärft hat. Kein Wissenschaftler kann mit Gewissheit sagen, wie viele Menschen die fettarme Ernährung auf dem Gewissen hat.

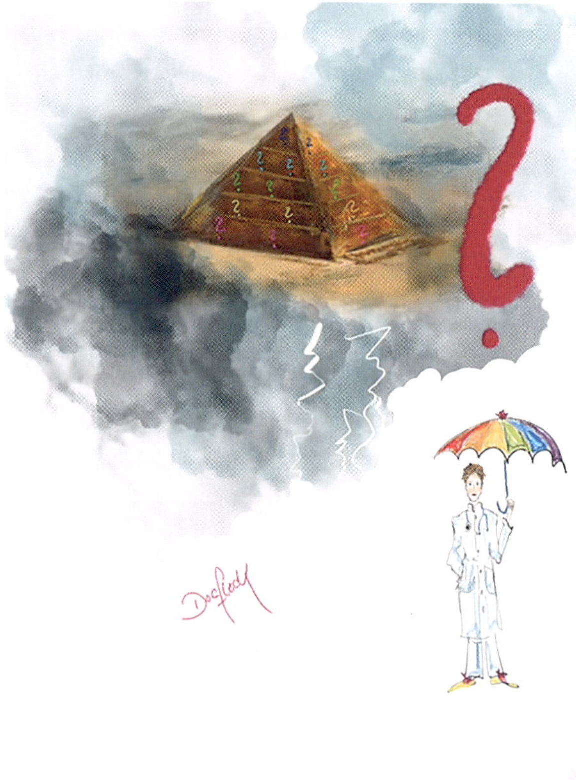

Nicht nur ich vermute, dass die Zahl im hundertfachen Millionenbereich liegt. So wurde aus einer offiziellen Ernährungsleitlinie ein Friedhof, ein Massengrab. Denn die Empfehlungen, die ein einzelner engagierter Journalist hochmotiviert zusammenschrieb, wurden Vorbild der Leitlinien in vielen anderen westlichen Industrienationen, auch in Deutschland, Österreich und der Schweiz. Es galt die muntere Devise: Jeder kann sich durch fettarme Ernährung selbst vor Herzinfarkt und bestimmten chronischen Krankheiten schützen. Mit viel Getreide als Müsli oder Cerealien, Obst und Gemüse. Die berühmt-berüchtigten Ernährungspyramiden, deren breite Basis die Kohlenhydrate bildeten, befanden sich auf dem Siegeszug. Ernährungspyramiden, die alle im Regen stehen lassen. Und das Fett? Man trieb es im wahrsten Sinne des Wortes auf die Spitze. Die Fette sind bis heute die winzige Spitze nicht weniger Ernährungspyramiden. Fett ist der Dämon, Kohlenhydrate sind die «gesunde» Basis. Alle fingen an, fettarm zu l(i)eben – mit dramatischen Konsequenzen für die Gesundheit.

## Das Scheitern des weltweiten Fettarm-Experiments

Das fettarme Experiment war ein jämmerlicher Fehlschlag für die gesamte öffentliche Gesundheit. Brav waren wir und gehorchten. Brav reduzierten wir das Fett, brav kratzten wir die Butter vom Brot – und nach einer Portion Sahne nagte das schlechte Gewissen. Die große Mode «fettarm» schnappte nahezu jeden, oft in rasantem Tempo.

Butter und Eier wurden aus dem Kühlschrank verbannt, stattdessen eroberten Cerealien, Brot, Nudeln, fettarme Milchprodukte, Pflanzenöl und Margarine Küche und Supermarktregale. So komplettierte sich das «Trio infernale» aus Forschung, Politik und Wirtschaft. Die Lebensmittelindustrie sprang mit Begeisterung auf den rasenden Zug auf. Die Fettarm-Welle verursachte eine riesige Umrüstung der Nahrungsmittelbranche. Wenn der köstliche Geschmack von Butter in Nahrungsmitteln fehlt und gesättigtes Fett verdammt wird, dann braucht man irgendeine Substanz, die Geschmack gibt. Die Lösung: Gesättigte Fette wie Butter und Schmalz wurden als Geschmacksträger gestrichen und durch stark verarbeitete Pflanzenöle und Zucker oder Zuckeraustauschstoffe ersetzt. Die neuen Produkte eroberten den Markt, brav den neuen «gesundheitsförderlichen Leitlinien» folgend. Doch überraschenderweise ging es mit der Gesundheit der Menschen nicht bergauf, sondern rasant bergab. Nicht verwunderlich, denn kohlenhydratdichte, stark zuckerhaltige Nahrungsmittel lassen uns beim wiederholten Verzehr immer häufiger danach greifen, der Insulinwert rast in die Höhe, Fett wird gespeichert, der Heißhunger angekurbelt, der Stoffwechsel verlangsamt und niedriggradige Entzündungen, die als die heimlichen Treiber von Herz-Kreislauf-Erkrankungen gelten, werden befeuert. Die Folgen sind Übergewicht, Diabetes 2, Herz-Kreislauf-Erkrankungen – und Krebs.

Kaum hatte also das Fett die Bühne der Lebensmittelindustrie verlassen, stieg der Anteil des Zuckers in Nahrungsmitteln enorm in die Höhe. Auch hierzulande: In Deutschland lag der Verbrauch von Zucker im Jahr 2014/2015 bei durchschnittlich rund 33,6 kg pro Kopf.[19] Man vermutet, dass Menschen in westlichen Industrienationen im Schnitt den Gegenwert von 30 Würfelzuckern pro Tag verzehren.[20] Schon der fettarme Fruchtjoghurt, den nicht wenige sich zum Frühstück genüsslich einverleiben, enthält nicht selten mehr Zucker als eine Dose Limonade. Das besondere Problem ist, dass bestimmte Zuckerarten – insbesondere Fruktose, etwa aus Glukose-Fruktose-Sirup – extrem schnell ins Blut gehen und dadurch Übergewicht, Insulinresistenz, Diabetes, Fettleber, Herz-Kreislauf-Krankheiten und Krebs befeuern. Davon zu unterscheiden ist die Fructose aus einem ehrlichen Stück Obst, die von Ballast- und Faserstoffen ummantelt ist und daher langsam in den Blutkreislauf übertritt.

Jüngste Zahlen und Trends belegen: Die Gesundheit leidet – das Fettarm-Experiment ist auf ganzer Linie gescheitert.

## Die Ehrenrettung des Fetts – Blick in die Zukunft

Die noch immer weitgehend gültigen Empfehlungen, die in offiziellen Leitlinien und in Medien verbreitet werden, wurden seit Ancel Keys' Hypothesen kläglich weiterentwickelt.

1999 veröffentlichte Alessandro Menotti eine bahnbrechende Studie, die alle Daten aus der Sechs-Länder-Studie von Ancel Keys erneut einer kritischen Analyse unterzog. Er sah sich dabei akribisch *alle* Daten und Kategorien von Lebensmitteln an und konzentrierte sich nicht nur auf die Fette. Und schwupps: Alessandro Menotti machte eine mehr als bemerkenswerte Entdeckung.[21] Im Ergebnis zeigte sich, dass Zucker eine deutlich höhere Korrelation mit Herzerkrankungen hatte als Fett. Als ein guter Spürhund – er erinnert darin an Dr. Pete Ahrens und Dr. John Yudkin – hatte dieser italienischer Forscher die Fährte von Zucker und Kohlenhydraten als Antriebsfaktor für Herz-Kreislauf-Krankheiten und für chronische Erkrankungen aufgenommen. Das ist auch wieder Jahrzehnte her – und trotzdem dauert es, bis Ernährungsempfehlungen den neuesten Stand spiegeln werden.

Denn eines muss uns klar sein: Auch die Lebensmittelindustrie beeinflusst Empfehlungen und Leitlinien erheblich. 2014 bewies die Publikation einer investigativen Arbeit im renommierten *British Medical Journal*, dass Experten der öffentlichen Gesundheit von der Zuckerindustrie und damit verbundenen Unternehmen Forschungsbeihilfen, Beratungshonorare und andere Formen der Finanzierung erhalten hatten.[22] Das erklärt vermutlich manche zögerliche Tendenz. Es herrscht ein massiver Interessenkonflikt. Um Interessenkonflikte zu minimieren, würde ich mir noch etwas wünschen: dass die Ernährung immer im Verantwortungsbereich von Gesundheitsministern liegt, d. h. hierzulande vom Landwirtschaftsministerium abgekoppelt wird. Natürlich ohne dass der Steuerzahler eine enorme Kostenlast durch die Umstrukturierung abtragen muss. Das behutsame Entflechten und Auseinanderdröseln von Interessen wäre aus meiner Sicht ein politisch wichtiger Schritt im Sinne der Gesundheit der Menschen und Gesundheitsökonomie. Gruß an alle Entscheider in der Politik.

Inzwischen gibt es auch etwas Grund für zarten Optimismus. Seit Ende 2015 wurde das stumpfsinnige, rigide Fettaugenzählen in USA und Kanada aus offiziellen Richtlinien verbannt.[23] Und auch kanadische Ernährungsempfehlungen der Gesellschaft *Heart and Stroke* von 2017 sprechen das Fett endlich frei. Gratulation! Endlich. Nach fast sieben Jahrzehnten sind die Panik vor Fett und der Kreuzzug vorbei – zumindest in den Köpfen der Wissenschaftler.

## Die Cholesterinlüge

Auch das Cholesterin ist böse! Oder nicht? Schauen wir erst mal, was es mit Cholesterin überhaupt auf sich hat. Das Cholesterin, auch Cholesterol genannt, ist eine fettartige Bausubstanz – ein Grundbaustein *aller* Zellmembranen. Als unverzichtbarer Bestandteil einer schützenden Ritterrüstung hält es die Zelle fest im Griff. In seiner Funktion als Wächter der Zellmembran stützt und festigt Cholesterin die Zellmembran und regelt ihre Permeabilität, die Durchlässigkeit. Es sorgt dafür, dass sich keine unerwünschten, miesepetrigen Gäste in der Zelle breitmachen und dass auch unsere Haut wie ein Regenmantel wasserdicht ist. Darüber hinaus ist Cholesterin die Ausgangsbasis für wichtige Stoffe, eine heißbegehrte Bastelsubstanz, aus der unser Körper in seiner von Mutter Natur geplanten Genialität einiges zusammenbaut: Gallensäuren für die Fettverdauung, weibliche und männliche Sexualhormone Östrogen und Testosteron, aber auch die Hormone der Nebenniere, sogenannte Steroidhormone unter anderem für die Stressregulation. Und nicht nur das: Wir brauchen Cholesterin auch, um körpereigenes Vitamin D zu produzieren. Scheinbar ist Cholesterin, ähnlich wie Fett, nicht ganz so bitterböse wie sein Ruf. Aber es blieb dennoch nicht von Hysterie und einer perfiden Treibjagd verschont.

## Hysterische Hetzjagd auf das Cholesterin

Fast parallel zum Kreuzzug gegen das Fett fand auch eine Hetzjagd auf das Cholesterin statt. Nahezu jeder war besessen davon, die Cholesterinwerte im Blut zu messen und sie fast hysterisch zu bewerten. An dieser Stelle erspare ich Ihnen Details, wie es zu dieser Cholesterin-Hysterie gekommen ist – wichtig ist hier nur die Erkenntnis, dass sie sich bis heute auswirkt, leider. Und wichtig ist auch zu wissen, dass es schon vor mehreren Jahrzehnten visionäre Forscher gab, die nicht bereit waren, sich in die Cholesterinfrage engstirnig zu verbeißen.

Zum Beispiel Dr. Pete Ahrens, Sie erinnern sich vielleicht, einer der damals bedeutendsten Fettforscher. Anders als das Gros der Wissenschaftler konzentrierte er sich nicht auf Cholesterin, sondern auf vielversprechendere Fettwerte, die Triglyceride. Seine Studien waren bemerkenswert: Ahrens konnte belegen, dass sich Herzrisiken deutlich besser durch Triglyceride vorhersagen lassen als durch Cholesterinwerte.[24] Daher forderte er, dass Triglyceride anstelle von Cholesterin als Indikator für Herzkrankheiten berücksichtigt werden sollten. Ahrens' Modell definierte zudem Kohlenhydrate und nicht Fett als Auslöser der Herzerkrankungen.[25]

In Zeiten der Fettarm-Ägide war das natürlich eine wissenschaftliche Position, die niemand attraktiv fand. Trotzdem gab es kluge Köpfe, die diese bedeutsame Erkenntnis wie eine kleine Fackel, deren Licht zum Glück nicht erlosch, in die Forschung der Zukunft weitergetragen haben.

## Studien, die die Welt verändern

Framingham ist eine kleine Stadt nahe Boston in Massachusetts. Sie wurde 1948 das Experimentierfeld einer der größten Bevölkerungsstudien, um Ursachen und Risiken von Herzkrankheiten und Arteriosklerose zu entlarven: Die Studie startete mit rund

5200 Teilnehmern beiderlei Geschlechts zwischen dem 30. und 60. Lebensjahr. 1971 wurden die Kinder der ersten Probanden-Generation miteinbezogen, mittlerweile befindet sich die Studie seit 2016 in der dritten Generation. Die ersten Ergebnisse von 1961 schlugen ein wie der Blitz, und als Konsequenz wurde Gesamtcholesterin als «zuverlässiger» Vorhersage-Marker für Herzkrankheiten gebrandmarkt. Es schien, als hätte man den wahren Schuldigen für die Herzmisere gefunden: Nahrung, die das Gesamtcholesterin nach oben pusht, steigere das Herzrisiko. Endlich hatten die Ärzte «den» Messfaktor gefunden, mit dem sie Risikopatienten aus dem düsteren Tümpel der Unsicherheit fischen konnten. Die Ohnmacht schien besiegt. Aber nur scheinbar: Die Langzeitergebnisse der Studie lieferten nämlich ein verstörendes Bild. Es zeigte sich nach über 30 Jahren, dass die Aussagekraft des Cholesterins in keiner Weise so stark ist, wie die Forscher ursprünglich dachten. Vielmehr hatte sogar die Hälfte der Herzinfarktpatienten einen normalen Cholesterinwert. Damit schien das Cholesterin als zuverlässige Alarmanlage für Herzkrankheiten ausgeschaltet. Sollte man meinen. Aber die Wissenschaftler der *Framingham*-Studie und die Medien hatten sich Jahrzehnte in diese selbstgestrickte, unbeirrbare «Wahrheit» verrannt, in der Cholesterin und Fett die Feinde waren. Inzwischen glaubte jeder Hausarzt, jeder Patient an das «böse Cholesterin» und an das «böse Fett». Deshalb gingen diese Daten in den späten achtziger Jahren bei ihrer Veröffentlichung eher unter. Rums. Die Langzeitanalyse entdeckte aber noch ein bizarres Ergebnis: Je weiter das Cholesterin nach unten gedrückt wurde, umso höher die Herz-Kreislauf-Sterblichkeit und die Gesamtmortalität. Rums!

Diese mehr als bemerkenswerten Fakten wurden damals dramatischerweise kaum wissenschaftlich diskutiert und nicht in aufsehenerregenden Veröffentlichungen publiziert – sie passten offenbar nicht ins «fettarme, cholesterinarme» Konzept. Ein wichtiges Fazit: «Je mehr gesättigtes Fett man isst, umso niedriger ist das Cholesterin», wurde erst 1992 von einem der *Framingham*-

Studien-Direktoren veröffentlicht. Dennoch: Zwar hatte endlich jemand die Wahrheit niedergeschrieben, aber auch diese bedeutsame Erkenntnis ging für viele Ärzte und Wissenschaftler verloren. Denn statt den paukenschlagartigen Paradigmenwechsel in einer breit zugänglichen Publikation in die Welt hinauszutragen, ging der neue Fakt in einem winzigen Editorial unter und blieb damit für die breite Masse der Ärzte im Verborgenen. Rums.

Das Gezerre um die Wahrheit und das vermutlich bewusste Verbergen von Fakten machten aus George Mann, einem der rechtschaffenen Kritiker und Beteiligten an der *Framingham*-Studie, einen verbitterten Menschen. Vor seinem Tod 2012 erzählte er, dass seine kritische Haltung desaströs für seine Karriere gewesen war. Es sei unmöglich gewesen, kritische Daten in renommierten Zeitschriften unterzubringen. Zu dicht und zu schlagkräftig stand die Front der Gegner.[26]

## Reizthema Cholesterin

Ein Opfer der leidigen Diskussion um Cholesterin war das Ei – denn allein ein Hühnerei enthält 220 Milligramm Cholesterin. Das macht nichts, aber jahrzehntelang wurde in offiziellen Empfehlungen gewarnt, dass mehr als 300 mg Cholesterin pro Tag mit einem erhöhten Herzrisiko verbandelt seien. Also waren maximal drei Eier pro Woche erlaubt. Alles andere wurde als riskantes Spiel mit der Gesundheit abgewertet. Dabei sind Eier eigentlich so beliebt, als Spiegelei, Rührei, Frühstücksei, pochiertes Ei … Aber täglich kommen mir seit vielen Jahren Fragen wie «Kann ich täglich Eier essen?» und «Wie viele Eier darf man essen?» zu Ohren.

Eier sind viel mehr als Cholesterin. Eier sind Nährstoffbomben mit höchster Eiweißqualität, enormen Mengen an Mikronährstoffen wie Magnesium, Kalium, Kalzium, Kupfer, Eisen, Mangan, Zink, Jod und Fluor, Cholin, Omega-3-Fett (falls von Freiland-Hühnern) – dazu in geballter Ladung alle B-Vitamine, inklusive Vitamin B12, Vitamin A, E und K und Antioxidantien wie Lutein. All das soll nichts wert sein und sogar schädlich? Und ein Blick in die Tierwelt zeigt doch auch: Ein Ei ist in der Lage, ein «Küken» als komplettes Lebewesen hervorzubringen, was doch wohl deutlich macht: Das Ei ist mehr wert und sollte von der Anklagebank gezerrt werden. Wir kommen gleich noch mal zum armen Ei zurück, denn die Forschung hat zum Glück Erstaunliches zur Rehabilitation seines Rufes geleistet.

## Cholesterin – Schluss mit Eier-Verbot und Laborkosmetik

Seit Jahrzehnten wird auch Cholesterin mit negativen Schlagzeilen verfolgt. Damit muss Schluss sein, denn der Mythos vom Cholesterin als ernährungsmedizinischer Bombe ist längst entschärft. Als ein wesentlicher Baustein der Zellmembran ist Cholesterin eine Substanz, die dringend gebraucht wird. Eben weil das Cholesterin so unverzichtbar für die Gesundheit des Menschen ist, hat die Natur uns Menschen unabhängig von einer Cholesterinzufuhr über die Nahrung gemacht. Beim Menschen wird Cholesterin nur zu einem kleinen Teil mit der Nahrung (fettes Fleisch von Innereien, Leberwurst, Eidotter oder Butter) aufgenommen. Zum Großteil (90 %) wird es in der Leber eigenständig synthetisiert. Selbst mit rein pflanzlicher, cholesterinfreier Ernährung produziert der menschliche Körper die benötigten Cholesterinmengen. Bei den meisten Menschen funktioniert die natürliche Cholesterinregulation perfekt.[27, 28, 29] Das Nahrungscholesterin hat keinen bedeutenden Zusammenhang mit dem Cholesterin im Blut.[30] Die meisten von uns können, Eier oder andere cholesterinhaltige Nahrungsmittel ohne Bedenken genießen.[31]

Aber hier kommt die grundsätzliche Frage: Muss denn ein erhöhter Cholesterinwert im Blut um jeden Preis gedrosselt werden? Man unterscheidet seit Jahrzehnten grob vereinfacht «schlechtes»

Cholesterin, LDL-Cholesterin, und «gutes» Cholesterin, HDL-Cholesterin. Diese simple Klassifizierung ist überholt. Denn inzwischen gilt es, das früher als «schlecht» bezeichnete LDL-C und auch das «gute» HDL-C differenzierter zu betrachten. Jüngere Studien demonstrieren, dass etwa hohe HDL-C-Werte nicht per se mit einem niedrigen Risiko für Herz-Kreislauf-Krankheiten einhergehen und nicht so entscheidend für das Arterioskleroserisiko sind, wie man lange Jahre dachte. Und auch das «böse» Cholesterin hat zwei Seiten der Medaille.

Die angestrebten «Normwerte», denen noch immer nachgeeifert wird, liegen hierzulande bei einem Gesamtcholesterinwert von 200 mg/dl, das LDL-Cholesterin sollte kleiner als 160 mg/dl und das HDL-Cholesterin größer als 40 mg/dl sein. Die innovative Präventivmedizin nimmt Abstand davon, sich allein auf die Laborkosmetik der Cholesterinwerte zu verlassen. Denn längst ist klar: Den Cholesterinwert um jeden Preis zu knüppeln, ergibt keinen Sinn, es muss ein ganzheitlicher Blick auf das Risikoprofil des Menschen, die Familienanamnese, die Bewegungskultur, das innere Stresslevel und die Ernährung geworfen werden. Ein hoher wert allein ist kein Killer![32, 33]

Und da sind wir wieder beim Ei. Auch die Wissenschaft der Harvard-Universität klopfte 1999 mit beeindruckenden Daten an. Die Forscher entdeckten, dass die Höhe des Eierkonsums das Risiko für Herz-Kreislauf-Krankheiten nicht im Geringsten wachkitzelte. Egal ob man Eier mied oder hemmungslos Sunny-Side-Up genoss. Und bei Frauen fand sich ein besonders kurioser Trend: Umso mehr Eier verdrückt wurden, umso geringer das Risiko für Herz-Kreislauf-Krankheiten.[34] Ei. Ei. Ei.

TIPP: Überschüssiges Cholesterin kann man relativ einfach über den Darm «loswerden». Dazu empfehlen sich lösliche Ballaststoffe wie Pektin aus Äpfeln oder täglich 1–2 Esslöffel Haferkleie. Die Ballaststoffe wirken wie Staubsauger für überflüssige Cholesterinpartikel, zudem wird die Darmpassage beschleunigt und die Rückresorption von Cholesterin gehemmt. Wer reichlich ballaststoffreiche Salate, grünes Blattgemüse und Haferkleie konsumiert, der wird selbst bei cholesterinreicher Kost unkritische Cholesterinspiegel erwarten können.[35] Auch Phytosterine (oder -sterole), das pflanzliche Pendant zum Cholesterin in tierischen Lebensmitteln und natürlicher Bestandteil von Pflanzenölen, haben natürliche, cholesterinsenkende Wirkungen, die auf der strukturellen Ähnlichkeit dieser Stoffe beruht. Reich an Phytosterinen sind aus Keimen gewonnene Öle wie Weizenkeimöl. (Deshalb werden Phytosterine auch speziellen Diätmargarinen zur Cholesterinsenkung beigemischt. Die tägliche Dosis von Phytosterinen kann man zum Beispiel durch einen Teelöffel unraffiniertes (!) Weizenkeimöl einnehmen.)

## Die Mär vom nur bösen LDL-Cholesterin

Die Geschichte vom Cholesterin ist noch nicht zu Ende – sie wird noch spannender.

Ein Großteil der in Ihrem Blut zirkulierenden Menge an Cholesterin wird in der Leber produziert. Die Leber versorgt den Körper mit Energie in Form von Glukose und mit anderen «Bausubstanzen» und Fettsäuren, die er braucht. Im Prozess der sogenannten Lipogenese wird die Leber dazu angestachelt, aus Zucker und Kohlenhydraten in der Nahrung Fett und Cholesterin herzustellen. Und das Cholesterin wird dann gemeinsam mit unterschiedlichen Fetten, hauptsächlich Triglyceriden, in den Blutkreislauf transportiert.

Dabei geht die Leber sensibel vor, wie ein akribischer Verpackungskünstler: Sie wickelt die Fette in dafür eigens produzierte Transportboote. Das sind kugelförmige, eiweißhaltige Molekülboote, die Lipoproteine. Die Leber strengt sich wahnsinnig an, diese ausgeklügelten Transportboote zu bauen, denn als freie Fettmoleküle würde das wasserscheue Fett sonst in unserem Blutkreislauf verklumpen. Schließlich werden die Transportboote in der Blutbahn zu Wasser gelassen. So treten sie ihre lange Reise in die Körperperipherie an, wo sie auf viele Körperzellen treffen, die auf neues, wichtiges Baumaterial aus Cholesterin und Fett warten. Die mitunter extrem beladenen Transportschiffe geben auf ihrer Segelreise durch den Körper peu à peu ihre cholesterinreiche Fettladung ab. Dabei werden sie immer kleiner – sie schrumpfen zu **LDL** *(low density lipoprotein)* zusammen. Die Leber, als eine Art fürsorgliche Reederei, baut auch Transportschiffe, die den Transport von überflüssigem Cholesterin von den Körperzellen zurück zur Leber regeln. Dieses beliebte Transferboot der Cholesterinflotte ist das **HDL** *(high-density lipoprotein).*

Und hier kommt unser Essen ins Spiel: Zuckerreiche Nahrung erhöht die Fraktion der LDL-Partikel. Dabei wird die Leber besonders überfordert, wenn wir sie in kurzer Abfolge mit schnell verdaulichen Kohlenhydraten, vor allem Zucker in Form von Fruktose, baden. Eine der gefürchtetsten Zuckerarten ist Glukose-Fruktose-Sirup, der sich in Fruchtsäften, Eiweißriegeln, Süßigkeiten, Fruchtjoghurts und Fertigprodukten tummelt. Die Fruktose aus industriellen Produkten ist deswegen problematisch, da sie nicht durch Faserstoffe und Ballaststoffe wie in einem Stück Obst ummantelt ist und so bei hoher Zufuhr die Leber zur überproportionalen Cholesterinproduktion (Lipogenese) anstachelt. Um mit der Masse von Kohlenhydraten und Zucker fertigzuwerden, wird die Leber also gezwungen, in Akkordarbeit extrem viele Triglyceride zu bilden. Deshalb ist ein erhöhter Triglyceridwert im Blut auch ein exzellenter Marker, der einen übertriebenen Kohlenhydrat- oder auch Alkoholkonsum anzeigt und inzwischen als eigenständiger Risikomarker für Herz-Kreislauf-Krankheiten gilt. Wie es Dr. Ahrens vor Jahrzehnten einmal forderte …

Wenn wir zu viel Kohlenhydrate und Zucker verzehren, entsteht Methylglyoxal, eine toxische Substanz, die das HDL-Cholesterin instabil macht. Die HDL-Partikel zerbröseln und können ihre Arbeit nicht mehr erfüllen. Ein Fiasko, denn ihr Job ist es, ein Übermaß an Fetten und LDL-Cholesterin wieder zurück zur Leber zu rudern, wo diese abgebaut und entsorgt werden können. Indem der HDL-Spiegel auf diese Weise sinkt, steigt der LDL-Spiegel an. Per se kennt der Körper die Gefahr, die von Methylglyoxal ausgeht. Üblicherweise wehrt er diese Substanz mit einem Boxhandschuh von Enzymen (Glyoxalase 1) ab, diese bauen den toxischen Unsympath ab. Die Aktivität des Enzyms nimmt aber mit dem Alter ab, und dieser körpereigene Schutzmechanismus reicht vor allem dann nicht aus, wenn wiederholt zu viel zuckerhaltige Nahrung oder schnell resorbierbare Kohlenhydrate wie etwa raffiniertes Weißmehl, weißer Reis, stärkehaltige Kartoffeln oder Mais anfluten.[36] Studien demonstrieren, warum nicht Ei und Butter, sondern Brot- und Backwaren, Süßigkeiten und Limonaden den Cholesterinspiegel anheben. Auch wird verständlich, dass der Cholesterinspiegel oft nur unmerklich gedrosselt wird, wenn man ausschließlich die angeblich gefährlichen cholesterinreichen Lebensmittel wie Eier verbannt und der Speiseplan stattdessen weiter vor Brot und Kohlenhydrat-Gelagen strotzt.

Die verbreitete Grundregel lautet bekanntlich: Hohe LDL-Werte im Blut sind schlecht (LDL: «Lass-Das-Lieber»), hohe HDL-Werte vorteilhaft (HDL: «Hab-Dich-Lieb»). Ganz so einfach ist es aber nicht – mehr. Denn Erkenntnisse ändern sich. Die Wissenschaft unterscheidet inzwischen sogar das LDL in ein harmloses, großes LDL und ein bösartiges, kleines LDL. Genauer? Stellen Sie sich LDL-Cholesterin wie einen Gangster-Clan vor. In dieser Sippe gibt es, wie in jeder Familie, weiße und schwarze Schafe. Die weißen Schafe der LDL-Familie sind sehr große, leichte, flexible, wasserballartige «fluffige» LDL-Teilchen, die dank ihrer Größe träge im Ohrensessel mümmeln und nicht im Traum auf Ideen kommen, sich mehr zu bewegen, als sie müssten, oder Arterienwände zu attackieren. Und dann gibt es die schwarzen Schafe der LDL-Sippschaft: extrem kleine, sehr dichte, feste, golfballartige Teilchen. Diese superharten Partikel sind die tatsächlich «bösen Cholesterinbiester», die sich wie feiner Klebstoff an die Arterienwände heften. Diese winzigen LDL-Partikel, im Fachjargon **small density LDL oder s-LDL** genannt, sind potenziell geheime Terroristen, die in den Gefäßen Amok laufen und Herz-Kreislauf-Krankheiten auslösen. Nur diese kleinen LDL-«Golfbälle» richten Schaden an. Die s-LDL werden extrem bösartig, wenn sie oxidieren. In dieser Form sind sie die Bösewichte, die sich in Arterienwänden ansammeln und über das Anlocken von Immunzellen eine lokale Entzündung provozieren und Arteriosklerose anzündeln.

Nur diese sind atherogen, das heißt Anstifter der Arteriosklerose, indem sie langsam wie feiner Sand in die Arterienwände einsickern und das Zündkabel für Herzinfarkt und Schlaganfall oder vaskuläre Demenz legen. Dem Gefäßdrama wird so der rote Teppich ausgerollt. Und welches der beiden LDL-Cholesterine sich im Körper tummelt, darüber entscheidet? Das, was wir essen. So schiebt eine kohlenhydrat- und zuckerreiche Ernährungsweise die Produktion von Triglyceriden an, erhöht LDL-C und senkt das HDL-Cholesterin.[37] Zudem beeinflusst die seit Jahren angepriesene fettarme, kohlenhydratreiche Ernährung die Größe der LDL-Partikel. Es entstehen so vermehrt die kleinen, dichten «golfballähnlichen» Teilchen (s-LDL).[38] Rums.

Und hier kommt das Nahrungsfett ins Spiel! Wenn Sie nach gängigen Empfehlungen die Fettzufuhr abwürgen, aus Sorge um ein erhöhtes Cholesterin, besteht das Risiko, dass Sie genau dem falschen Cholesterin eins überbraten, d. h., Sie könnten das «harmlose» LDL-Cholesterin, das weiße Schaf, vertreiben. Optisch auf dem Laborblatt strahlt Ihnen dann ein vielleicht besseres LDL-Cholesterin entgegen, das Sie in Sicherheit wiegt – aber dieser plumpe Laborwert auf dem Papier muss per se nichts Gutes verheißen. Niedriges Cholesterin ist nicht zwingend besseres Cholesterin. Genauso wenig wie hohe Cholesterinwerte nicht zwingend ein Indikator für Krankheiten sind. Erschreckende Daten belegen, dass Menschen, die zwischen 10 und 25 % ihrer Gesamtkalorien in Form von zusätzlich gesüßten Nahrungsmitteln (Fruchtsäfte, Fruchtjoghurts, Süßigkeiten, Cerealien, Desserts und Softdrinks oder Fertiggerichte) zu sich nehmen, mit einem bereits 30 % erhöhten Mortalitätsrisiko von Herz-Kreislauf-Krankheiten rechnen müssen.[39]

Je mehr der schnell verdaulichen, raffinierten Kohlenhydrate Sie konsumieren, umso mehr aggressive, kleine s-LDL züchten Sie sich selbst. Und schlappe 10 % der Gesamtzufuhr an Kalorien hat man schnell zusammen. Der übertriebene und unreflektierte Input von Kohlenhydraten ist der Todesstoß für die gutmütigeren LDL-Partikel, die leichten, großen, «fluffigen». Sie verändern sich zu kleinen, dichten, mordsgefährlichen Teilchen. Kommt dann noch die fatale Fettoxidation durch ein Übermaß an freien Radikalen und falschen Umgang mit Fett in der Küche ins Boot, braut sich der perfekte Sturm zusammen.

Aber was wirkt dem Entstehen dieser «Zombie-s-LDL-Golfbällen» entgegen? Die Veränderung des Lebensstils, die auf gesundes Omega-3-Fett setzt und auch das gesättigte Fett nicht verteufelt, also genau das Fett, das über Jahre quasi als schädlich verschrien war … Die Beweise mehren sich, dass Fett das Cholesterinprofil deutlich verbessert, indem es nur die großen, fluffigen und schützenden LDL-Cholesterin-Partikel fördert.[40] Fangen Sie endlich an, Ihren Körper auf gesund zu programmieren. Fixieren Sie sich daher ab jetzt bitte nicht mehr allein auf das nackte Wörtchen Cholesterin und vor allem nicht mehr auf LDL-Cholesterin.

## Und die Moral von der Geschicht? Hohe Cholesterinwerte sind nicht zwingend ein Risiko

In der «alten Denkweise» schiebt man Altern der «cholesterininduzierten Gefäßverkalkung» in die Schuhe. Diese Interpretation muss neu dekliniert werden. Denn wenn Cholesterin ein lebenswichtiger Bestandteil der Zellmembranen ist, der die Membran abdichtet und wie eine Firewall der Zelle wirkt, dann weist ein Anstieg des Cholesterins auf eine oxidative Belastung, Zellstress hin.

Somit ist es ein Risiko*indikator*, aber kein alleiniger Risikofaktor. Wenn Ihnen Ihr Hausarzt verkündet, Sie haben «zu hohe» Cholesterinwerte, bleiben Sie erst mal entspannt. Es bedeutet in erster Linie, dass der Löwenanteil Ihres Gesamtcholesterins von Ihrem Körper selbst produziert wird. Sie wissen jetzt: Das Nahrungscholesterin ist per se ungefährlich, und nur die klare Differenzierung der LDL-Partikelgröße bringt Ihnen definitive Klarheit. Ein etwas zu hoher Cholesterinwert (zum Beispiel Gesamtcholesterin größer als 200 mg/dl) ist kein Grund zur Panik. Es kommt immer auf den Kontext an, das ganzheitliche Bild Ihrer Gesundheit: Wie sieht es aus mit Stresslevel, Risikofaktoren wie Rauchen, Übergewicht, Bewegungsarmut, Familienanamnese – und hat man das small-LDL (s-LDL) bestimmt? Erhöhtes Gesamtcholesterin kann auch durch ein erhöhtes HDL-Cholesterin bedingt sein. Es kann, aber es muss nicht das Warnsignal sein, das Sie schlecht schlafen lässt.

Ein kurzes Beispiel. Nehmen wir an, Ihr Gesamtcholesterinwert liegt bei 230 mg/dl (230 mg Cholesterin pro Deziliter Blut). Wenn Ihr HDL-C hoch und die Triglyceride niedrig sind, Sie wenig Kohlenhydrate und Zucker verzehren, dürfen Sie davon ausgehen, dass Sie kein signifikant erhöhtes Herzrisiko haben, trotz des grenzwertig hohen Cholesterins. Wird Ihr Gesamtcholesterin jedoch mit einem sehr niedrigen HDL-C und deutlich erhöhten Triglyceriden gemeinsam aufkreuzen, ist Ihr Labor komplett anders zu bewerten. Es könnte sogar zu einer solchen Konstellation kommen, wenn Sie *überhaupt kein* Cholesterin über die Nahrung verzehren, beispielsweise Veganer sind. Mit einer solchen Laborkonstellation sind Sie eher mit einem erhöhten Risiko für Herzinfarkt und Schlaganfall unterwegs. Es kommt immer auf den Kontext an … Gängige Cholesterintests bringen Sie dann nicht weiter. Im Zweifelsfall und bei einer belasteten Familiengeschichte in puncto Herzinfarkt oder plötzlicher Herztod bestehen Sie bitte auf die Bestimmung der Triglyceride, des HDL-Cholesterins und auf eine Differenzierung, bei der das LDL-Cholesterin in Untergruppen und dessen Oxidationsgrad klar definiert wird.

Natürlich sollte man solche kostenintensiven Tests nicht inflationär durchführen – wohl aber nach individuellem Risikoprofil.

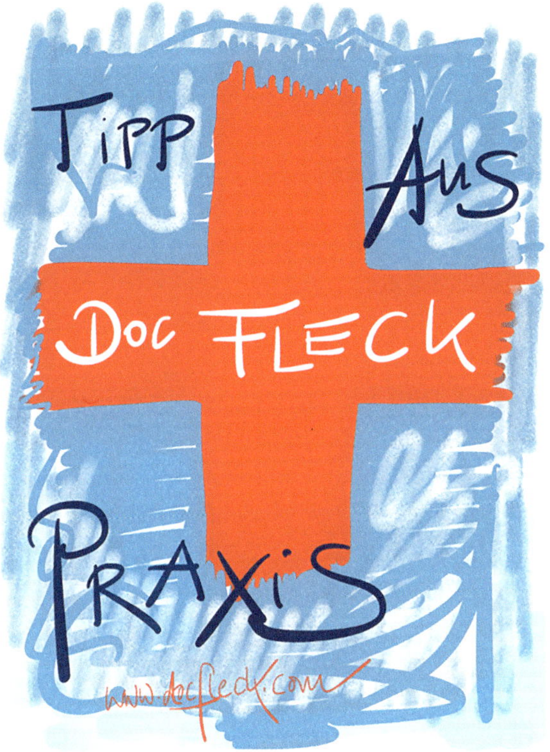


**So schätzen Sie Ihr Herz-Risiko ab – Praxistipp**

Ein erhöhtes Gesamtcholesterin oder LDL-C ist kein Grund zur Panik und schreit nicht zwingend nach einer Statin-Keule. Um Ihr Risiko valide einzuschätzen, gibt es verlässlichere Indikatoren. Diese Blutwerte sollten Sie sich gemeinsam mit Ihrem Hausarzt vorknöpfen!

- Triglyceride: Indikator für erhöhten Kohlenhydrat- und Zuckerverzehr. Hohe Werte sind mit Risiko für Herz-Kreislauf-Krankheiten und nichtalkoholische Fettleber (NAFLD) assoziiert. Laborwert liegt idealerweise unter 100 mg/dl.

- HDL-Cholesterin: Die Höhe ist Risikomarker für die Koronare Herzkrankheit. Ideal höher als 60 mg/dl.
- Verhältnis Triglyceride zu HDL-Cholesterin – ideal: Triglyceride < 2. Dieser Wert gilt inzwischen als hervorragender Prädiktor für Insulinresistenz und Herzrisiko, besser noch als der grobe LDL-HDL-Cholesterin-Quotient, der nicht zwischen der Partikelgröße differenziert.
- Verhältnis Gesamtcholesterin zu HDL-Cholesterin – ideal geringer als 3:1.
- Bestimmung der Partikelgröße des LDL-Cholesterins und der Fettoxidation. Das Auftreten von Oxidationen ist als ungünstig zu bewerten.

Lassen Sie sich von diesem Buch anstecken und gehen die nächsten Schritte in Richtung Gesundheit. Statt uns die Köpfe wegen der Menge an Cholesterin im Blut zu zerbrechen, müssen wir uns in erster Linie mit der *Art* der konsumierten Fette und den *Mengen* an Zucker und Kohlenhydraten kritisch auseinandersetzen. Ich habe unzählige Patienten unter Statineinnahme untersucht und dabei auch die Teilchengröße der LDL-C Partikel geprüft. Dabei fanden sich noch recht viele kleine, dichte s-LDL Teilchen mit oxidativem, atherogenem Potenzial – trotz der Kraft der Statine, das LDL-C zu senken! Es gilt hier nicht, Statine per se anzugreifen oder gar zu verteufeln. Gewiss können Statine dank ihrer guten antientzündlichen Kraft Herzinfarkte abwenden bei Menschen, die bereits einen Herzinfarkt erlitten haben, im Sinne einer wirksamen und empfehlenswerten Sekundärprävention. Für die meisten Menschen jedoch, vor allem für diejenigen, die noch *keinen* Infarkt hatten, sind Statine für die «Primärprävention» nicht von signifikantem Nutzen, sondern bringen eher manche Nebenwirkung und Risiken mit sich.[41]

Durch moderne Ernährung mit gesundem Fett, wie ich sie

in meiner Heilmethode anwende, können Sie erfolgreich die Triglyceride absenken, das HDL-Cholesterin erhöhen und statt der gefährlichen kleinen sLDL-Teilchen die großen, fluffigen LDL-Teilchen steigern. Die kluge Auswahl der Fette verbessert den Cholesterinwert.[42] Nicht das Fett ist der Auslöser für Herzinfarkt, Schlaganfall, Übergewicht, Diabetes Typ 2, Demenz etc. Alle verzweifelten Anstrengungen, das «böse» LDL-Cholesterin durch übersteigerte Statin-Verordnungen und Verbannen des gesättigten Fetts zu senken, haben das Drama nur verschlimmert. Das Fett-arm-Dogma hat uns die Cholesterin-«Lüge» eingebrockt, an die wir seit mehr als einem halben Jahrhundert glauben. Endlich ist der Freispruch für Fett und Cholesterin gefällt.

Und jetzt ist der Zeitpunkt gekommen, an dem Sie den perfekten Gesundmacher Fett genau kennenlernen. Vorhang auf für das Universum der Fette!

## Das Universum der Fette. Oder: Fette Fakten – leicht verdaulich!

FETT! Viel zu lange wurde missachtet, welcher gesundheitlicher Schatz, welches Potenzial der Heilung sich hinter «gesundem Fett» versteckt. Gute Fette, böse Fette? Jahrzehntelang hielten sich hartnäckige, bissige Vorurteile und auch in den Ernährungsrichtlinien schlugen sie sich, wie Sie nun wissen, nieder. Bis heute werden Kohlenhydrate aus Brot, Nudeln, Reis und Kartoffeln als Basis der «gesunden» Ernährung empfohlen. Den Fetten wird noch immer nur ein Platz am Katzentisch zugestanden. Doch sind sie denn wirklich so schlecht wir ihr Ruf? Sind sie nicht vielmehr die Chance für einen neuen revolutionären, medizinischen Ansatz? Die aktuelle Fettforschung entlarvt Mythen und entdeckt Neues.

Lassen Sie sich einmal ein paar Minuten verzaubern, denn wenn Sie sich den Nutzen der Fette für unseren Körper vor Augen halten, dann werden Sie Fett ab heute als eine Liebeserklärung an die Zellen Ihres Körpers verstehen und für sich neu definieren. Bei den Recherchen für dieses Buch konnte ich einige überraschende Fakten sammeln.

### Mythos 1: Fett macht fett.

Ein riesiges Problem schafft die Tatsache, dass wir für zwei komplett verschiedene Begriffe einzig und allein das Wort «FETT» benutzen. Fett als Fett aus der Nahrung und Fett, das den Schwabbeleffekt, die überflüssigen Kilos über dem Hosenbund verantwortet.

Nicht wenige von uns denken deshalb, Fett aus Nüssen, Avocados, Eiern oder Olivenöl landet auf der Hüfte. Ein Mythos, der sich zu lange hält. Denn die mit der Nahrung zugeführten Fette werden nicht etwa direkt an Po und Hüfte gebunkert, sondern bei der Fettverdauung in Mund, Magen und Darm in ihre Bestandteile, vor allem in Fettsäuren aufgespalten. In Darm und Leber entstehen daraus wichtige neue Biomoleküle und Hormone. Inzwischen ist bekannt, dass unser Körper die Makronährstoffe – also Fette, Eiweiße und Kohlenhydrate – unterschiedlich verstoffwechselt und die Kalorienbilanz als Maßstab längst überholt ist.

### Mythos 2: Fett muss weg.

Fett muss nicht weg, sondern es *darf* nicht weg, denn gesundes Fett kann Leben retten! Auch Ihres! FETT ist integraler Baustein *jeder* Zellmembran unseres Körpers. So sind die schützenden Ritterrüstungen der Zelle, die die Gesundheit der kleinsten Einheiten unseres Organismus garantieren, aus Fetten aufgebaut. Die fetthaltigen Zellmembranen umhüllen beispielsweise die feingliedrigen Fortsätze der Nervenzellen und machen eine schnelle Reizweiterleitung erst möglich. Ohne Fett kein schnelles Denken im Oberstübchen.

FETT wärmt, reguliert die Körpertemperatur und schützt unsere inneren Organe bei Unfällen und Stößen.

FETT hilft uns bei der Resorption von lebenswichtigen, fettlöslichen Vitaminen (E, D, K, A) und Mineralien wie Kalzium.

FETT ist elementar für die Produktion von lebenswichtigen Hormonen und Botenstoffen.

FETT ermöglicht unserem Körper, Reserven zu bunkern, aus evolutionärer Sicht extrem sinnvoll für Überleben in Zeiten von

Nahrungsknappheit und Hungersnot. Hierzulande und in anderen Industriestaaten durchleben wir glücklicherweise meist keine Phasen des echten Hungerns. Problematisch wird es, wenn die sympathischen Fettzellen durch kohlenhydratbeladene Ernährung mit Energie überfrachtet werden und Botenstoffe aussenden, die entzündliche Prozesse befeuern und Krankheiten wie Herzinfarkt und Diabetes Typ 2 wahrscheinlicher machen. Auch Übergewicht und Adipositas können die Folge sein.

FETT beschleunigt als Makronährstoff den Stoffwechsel, verringert den Hunger durch das wunderbare Sattwerden.[43]

FETT hilft durch das schnelle Sattsein, die Gesamtkalorienzufuhr zu drosseln.

### Mythos 3: Fett macht krank.

Die Rolle der Fette für die Gesundheit ist seit Jahren Gegenstand intensiver Forschung. Anstatt sich als perversen Krankmacher zu präsentieren, entpuppt sich gesundes Fett als Gesundmacher de luxe:

FETT hemmt gefährliche systemische Entzündungen im Körper, senkt das Thromboserisiko und Herzrisikofaktoren.[44]

FETT verlängert die Magen-Darm-Passage des Nahrungsbreies, erleichtert dem Verdauungstrakt die Arbeit.

FETT macht länger satt und zufrieden, glücklich, sexy, schlank und schlau.[45]

FETT als integraler Bestandteil jeder einzelnen Zelle, der kleinsten Einheit unseres Körpers, vermag auf dieser Mikroebene, den Körper auf gesund zu programmieren. Wer dieses wundersame Geheimnis kennt und nutzt, hat endlich einen mächtigen Schlüssel, seine Gesundheit positiv zu modellieren.

Das ist meine persönliche Liebeserklärung ans Fett. Zum besseren Verständnis, was genau gesundes Fett ist – und was nicht –, zunächst für Sie ein paar grundlegende Erklärungen.

## Kleines Einmaleins der Fette

Ohne allzu weit in die komplizierte Welt der Biochemie abzutauchen, lassen Sie uns das kleine Einmaleins der Fette beschnuppern. Keine Panik! Sie müssen sich das nicht alles merken, dieses Kapitel ist wie ein Hubschrauberflug über die Konstruktion und Funktion der Fettsäuren und hilft Ihnen, das Thema Fett besser zu verstehen.

Fette sind molekular recht einfach gebaut: «wie eine Gabel» oder der Großbuchstabe «E». Dieses sogenannte Triglycerid besteht aus zwei Elementen: einer Gruppe von jeweils drei («tri») Fettsäuren und dem «Rückgrat», dem sogenannten Glyzerin, das die Fettsäuren umschließt und zusammenhält. Alle Fette in unserem Körper sind nach diesem Prinzip aufgebaut, auch die Fette, die wir mit der Nahrung aufnehmen.

Die präzise Struktur der Fettsäuren ist entscheidend für ihre biologische und gesundheitliche Wirkung im Körper und für ihre Haltbarkeit. Eine Fettsäure ist gebaut aus einer Kette von mindestens zwei bis maximal 30 Kohlenstoffatomen (C), an denen sich meistens je zwei Wasserstoffatome (H) festhalten, und aus Sauerstoffatomen (O). Am Ende der Kette stehen eine sogenannte Carboxylgruppe (COOH) und eine Methylgruppe (CH3). Hier ein Beispiel, wie so ein «Fettsäurewurm» aufgebaut ist:

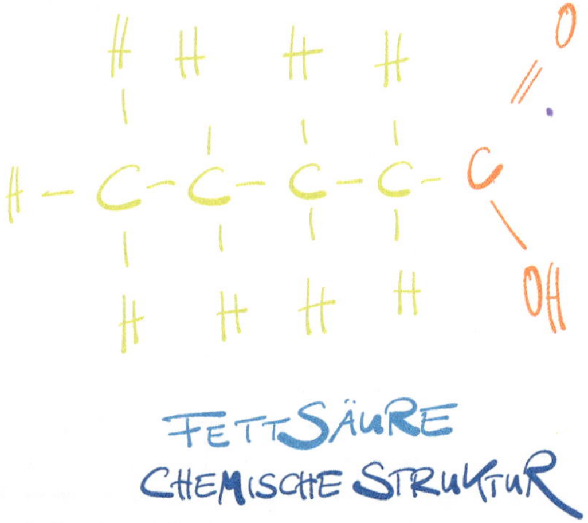


Je nach Anzahl der Kohlenstoffatome (C) können Fettsäuren kurz-, mittel- oder langkettig sein, fast wie wir Menschen von kleiner, großer oder riesiger Statur sein können. Fettsäuren sind von ihrer Grundstruktur entweder *gesättigt* oder *ungesättigt*. Bei den gesättigten Fettsäuren sind alle Kohlenstoffatome innerhalb der Fettsäurekette mit Wasserstoffatomen besetzt, sie können keine neuen Bindungen eingehen. Bei den einfach ungesättigten Fettsäuren (*monounsaturated fatty acids*, auch *MUFA* genannt) besteht an einer Stelle der Kette eine kleine «Lücke»: Es fehlen dort Wasserstoffatome, und die Kohlenstoffatome sortieren sich zu einer Doppelbindung. Die mehrfach ungesättigten Fettsäuren *(polyunsaturated fatty acids, PUFA)* gehen an mindestens zwei Stellen eine neue Bindung ein. Und dann gibt es noch die allseits gefürchteten «Killerfettsäuren», die Transfettsäuren *(transfat acids, TFA)*. Doch dazu später …

## Die gemütlichen, scheuen Kumpels – gesättigte Fettsäuren

Die **gesättigten Fettsäuren** sind die, die Ihnen seit Jahrzehnten als besonders brutale Bösewichte vorgestellt wurden. Biochemisch sind sie eher gemütliche Kumpels, die träge auf dem Sofa liegen und sich durch nichts aus der Ruhe bringen lassen. Sie sind wortkarg, kontaktscheu und gehen keine neuen Bindungen ein, da sie «gesättigt» sind – nicht abenteuerlustig, aber dafür der Fels in der Brandung. Diese behäbigen Kumpels machen ein Fett nicht nur «fest», sondern auch resistenter gegen die natürlichen Feinde jeden Fettes, die Sie nie vergessen sollten: *Licht, Hitze und Sauerstoff.* Gesättigte Fette sind – wie etwa die gute alte Butter, Butterschmalz und Kokosfett – lange haltbar, besser erhitzbar und bei Raumtemperatur fest. Sie dienen zudem als superschnelle Energiequelle. Die feste Fettstruktur wirkt wie Zement und sorgt für stabile Zellmembranen. Stabilität der Zellmembran ist so immens wichtig, dass der Körper sie sogar selbst produzieren kann. Werden extrem viele gesättigte Fette in ungünstiger Nahrungsmittelkonstellation aufgenommen, speichern wir sie als «Depotfett» an neuralgischen Punkten, etwa als ungeliebtes Hüftgold.

Aber auch für die gesättigten Fette gilt: Sie machen nicht zwingend fett! Der unwillkommene Dickmachereffekt, das neuralgische «Es-zwickt-am-Hosenbund-Fett», tritt nur ein, wenn zu viel Fett oder das Fett *in Kombination mit Kohlenhydraten verzehrt* wird. Allein und in gesundem Maß verzehrt, ist (gesättigtes) Fett nicht so übel wie sein Ruf! Viel zu oft wird fälschlicherweise verbreitet, dass gesättigte Fettsäuren aus der Nahrung Herzinfarkte hervorrufen. Stattdessen ist belegt: Gesättigtes Fett aus der Nahrung ist nicht gefährlich für das Herz.[46] Noch mal, weil es so immens bedeutend ist: Es sind hingegen Kohlenhydrate und Zucker (und übertrieben viel Eiweiß), die kritisch zu bewerten sind. Freispruch für das gesättigte Fett aus der Nahrung!

Und nicht nur das, es hat sogar positive Effekte: Für Menschen mit Problemen in der Fettresorption etwa – zum Beispiel bei chronischen Beschwerden der Bauchspeicheldrüsen- und Leberfunktion – sind gesättigte Fettsäuren als Energielieferanten *lebensnotwendig*, denn sie werden ohne komplizierte Aufspaltungsmanöver im Darm direkt resorbiert. Zack, schon ist Energie da. Und weitere gute Nachrichten: Gesättigtes Fett erleichtert die Atmung. Palmitinsäure, eine langkettige gesättigte Fettsäure, stärkt eine oberflächenaktive Substanz («Surfactant»), die die Lungenbläschen auskleidet und offen hält. Ohne Surfactant würde die Lunge kollabieren. Kinder, die ausreichend mit gesättigtem Fett versorgt werden, erkranken deutlich seltener an Asthma bronchiale als Kinder, die fettarme Milchprodukte oder Margarine vorgesetzt bekommen.[47]

Nun, das klingt doch erst mal sympathisch. Was ist aber mit dem Argument, dass gesättigte Fettsäuren angeblich Entzündungen hervorrufen sollen? Entzündungen fördern bekanntlich Übergewicht, Insulinresistenz, Diabetes Typ 2, Demenz, Herz-Kreislauf-Krankheiten und Krebs. Auch hier gibt der scharfe wissenschaftliche Lupenblick eine Entwarnung: Es scheint, als ob gesättigte Fettsäuren *nur* dann entzündlich agieren, wenn sie den perfekten Nährboden für eine Entzündung vorfinden. Und der besteht aus zwei Komponenten: Mangel an Omega-3-Fett und zeitgleich kohlenhydratdichte Ernährung (mehr zum Omega-3-Fett auf den nächsten Seiten).

In der Truppe der gesättigten Fette gibt es sogar ein paar Streber. Als gesund gelten Fette mit mittellanger Kohlenstoffkette (6 bis 10 Kohlenstoffe), die sogenannten MCTs, *medium-chain-triglycerides*. Solche MCTs finden sich in gewissem Maß in Kokosöl, Käse und Joghurt. Hochkonzentriert gibt es sie auch als MCT-Öl, ein therapeutisches «Fertigprodukt» (siehe Teil 3). Diese Streber kurbeln in kleinen Studien die Fettverbrennung an und fördern dadurch das gesunde Idealgewicht. Außerdem erhöhen nach Studien MCTs die Sensitivität der Fettzellen auf Insulin.[48] Man darf solche Forschungsergebnisse jedoch nicht falsch verstehen und denken, allein durch MCT-Öl wird man schlank und knusprig.

Eine jüngere revolutionäre Studienarbeit, die PURE-Study, erschienen 2017 im renommierten Fachjournal *The Lancet*, analysiert die Langzeitdaten von mehr als 135 000 Menschen aus 18 Ländern. Das Ergebnis ist faszinierend: Der Verzehr von gesättigten Fetten mindert das Sterblichkeitsrisiko signifikant, im Vergleich zu Menschen, die weniger Fette und gesättigtes Fett konsumierten. Auf der anderen Seite stieg das Risiko, innerhalb von zehn Jahren zu sterben, bei den Menschen, die mehr als 60 % der Nahrung in Form von Kohlenhydraten konsumierten. Das Credo der Wissenschaftler lautet daher vereinfacht: Wer (gesättigtes) Fett isst, lebt länger.[49] Rums. Das hat die Fachwelt enorm aufgerüttelt, oder zumindest sollte es so sein!

Kurios! Genau das Fett, das man uns jahrelang schlechtgeredet hat, soll das Sterblichkeitsrisiko mindern? Sie haben sich nicht verlesen … Die nächsten Jahre und weitere Publikationen dazu bleiben spannend und werden vermutlich neue wissenschaftliche Erdbeben auslösen. Hoffentlich! Zwar hat auch die *Deutsche Gesellschaft für Ernährung* (DGE) unter dem Druck neuer Daten erfreulicherweise ihre Empfehlungen zum Fettverzehr angepasst und die uncharmante Begrenzung von 60 bis 80 g Fett pro Tag zurückgenommen. Es wird aber stattdessen noch gepredigt, 50 % der Tagesenergie als Kohlenhydrate zu verzehren. Die Hoffnung stirbt zuletzt. Und der Stand der Forschung mahnt: Gesättigtes Fett sollte nicht weiter verteufelt werden![50, 51, 52, 53]

## Die flirtenden Charmeure – die ungesättigten Fettsäuren

Weiter geht unser Hubschrauberflug zu den **ungesättigten Fettsäuren**. Im Vergleich zu den kontaktscheuen gesättigten Fettsäuren sind sie die unersättlichen Charmeure. Wie schnatterhafte Gigolos, die laut an jeder Ecke flirten, schielen sie pausenlos in jede Richtung, um ja keine Chance auf einen vielversprechenden neuen Kontakt zu verpassen, und strecken ihr Hände aus. Dabei sind sie unterschiedlich reaktionsfreudig. Eine besondere «Gigolo»-Gruppe ist die Familie Omega.

Der Name «Omega» ist vom letzten Buchstaben des griechischen Alphabetes abgeleitet. Die Bezeichnung etwa Omega-3 und Omega-6 gibt uns die einfache Information, an welcher *Stelle* die erste Doppelbindung vorliegt, wo also die erste Reaktion, der erste Flirt, der erste freudige biochemische «Händedruck» stattfinden kann. Dabei wird immer vom Ende des Fettmoleküls gerechnet (z.B. Omega-3, -6 oder -9). Bei den berühmten Omega-3-Fettsäuren findet sich die erste Doppelbindung C = C am drittletzten Kohlenstoffatom, wie zum Beispiel so:

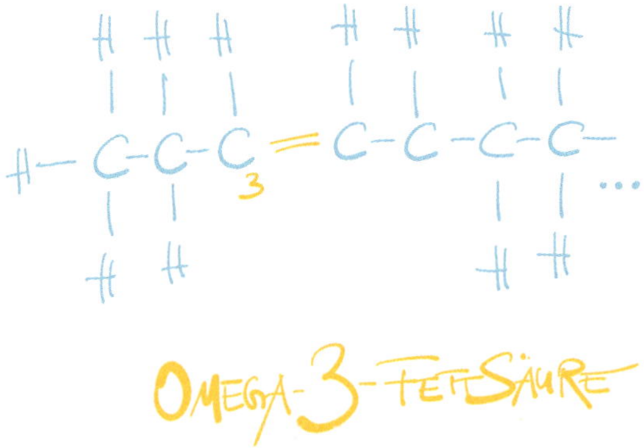

## Fettes Hirn für unser Hirn – einfach ungesättigte Fettsäuren

Die einfach ungesättigten Fettsäuren haben in der Kohlenwasserstoffkette eine reaktive, kontaktfreudige Stelle, an der sie ihre Hände als «Doppelbindung» (C = C) ausstrecken. Die größte Quelle für *einfach* ungesättigte Fettsäuren ist die Omega-9-Fettsäure, die Ölsäure, die mit etwa 75 % reichlich in Olivenöl und mit 60 % in Rapsöl vertreten ist. Ölsäure stellt in den meisten Fetten den Löwenanteil – nicht nur in wohlschmeckendem nativen Olivenöl, sondern auch in Fetten und Ölen von Avocados, Nüssen (darunter Macadamia-, Hasel-, Pekan- und Cashewnüssen sowie Mandeln) –, aber auch im menschlichen Fettgewebe und einigen tierischen Produkten ist sie der fette Hauptdarsteller. An dieser Stelle eine faszinierende kurze Exkursion …

Bei unseren Vorfahren lieferten die einfach ungesättigten Fettsäuren aus Nüssen und Knochenmark von Tieren einen Löwenanteil der Gesamtkalorien. Fliegen wir mal kurz zu noch bestehenden Jäger-und-Sammler-Kulturen und zu unseren Ahnen. Der Genuss von fettreichem Knochenmark aus Tierknochen hat in der Evolution einen riesigen Einfluss: Fossile Funde demonstrieren, dass mit dem erhöhten Fettkonsum auch das Hirn unserer Vorfahren zu wachsen begann und wir uns zum Homo sapiens entwickeln konnten.[54] *Fett fürs Hirn!* Und woher bekommen wir heute gesunde MUFA? Das Fleisch der «Neuzeit» aus getreide- und sojagefütterter, armseliger Massentierhaltung liefert eher wenig sympathische MUFA. Empfehlenswerter sind stattdessen das Fleisch von grasgefütterten Weidetieren und Wild[55] und pflanzliche Öle wie natives Olivenöl und Konsorten aus der Quelle des Vertrauens.

Mehr MUFA zu verzehren, hat enorme Vorteile für die Gesundheit, vor allem für das Herz-Kreislauf-System. Jeder Präventionsmediziner weiß: Der Mensch ist so jung bzw. so alt wie seine Gefäße. Auch geht man davon aus, dass eine gute MUFA-Versorgung das Fettprofil optimiert.[56] Deshalb hat sich die mediterrane

Ernährung, die von Olivenöl tropft und reichlich Gemüse und Fisch auftischt, weltweit als Empfehlung von Herzspezialisten durchgesetzt. Olivenöl punktet dabei nicht allein wegen des Fettes, sondern wegen des hohen Gehalts an Polyphenolen. Das sind sekundäre Pflanzenstoffe, die oxidativen Stress reduzieren und gegen Entzündungen wirken. Weil die MUFA recht stabil sind, eignen sich ölsäurereiche Fette wie Olivenöl auch zum Braten, doch Vorsicht: Jedes Öl kann man durch unbedachtes Erhitzen zu einer todbringenden Fettplörre brutzeln – der kleine Tod steckt in Ihrer Bratpfanne! Die erschreckenden Details dazu finden Sie auf Seite 273.

## Geheime Strippenzieher – mehrfach ungesättigte Fettsäuren

Und dann gibt es noch die *mehrfach* ungesättigten Fettsäuren, die PUFA *(polyunsaturated fatty acids)*. Diese Fettsäuren sind *essenziell*, das bedeutet, sie sind überlebensnotwendig für unseren Körper wie die Luft zum Atmen und das Wasser zum Trinken und werden vom Körper nicht selbst produziert. Ohne PUFA kein gesundes Leben!

Vorhang auf für diese lebensnotwendigen Stoffe, die Omega-3- und -6-Fettsäuren. Ihr *Verhältnis* zueinander ist ein heimlicher Strippenzieher unserer Gesundheit. Sie spielen bei der gesamten Zell-, Immun- und Hormonfunktion eine dominante Rolle und sind damit mächtige Entscheider über Gesundheit und Krankheit. Daumen hoch oder runter. Ohne eine gute Balance der magischen Omegas gerät unsere Gesundheit früher oder später ins Stottern. Genauso wie beim Motor eines Autos, das anstatt mit hochwertigem Motoröl mit einem billigen, minderwertigen Salatöl betankt wird – irgendwann streikt der «Motor»! Fakt.

## Die Magie der Omega-3- und -6-Fettsäuren

Unter den Omega-Fettsäuren gibt es exquisite VIP-Fettsäuren: Das sind aus der Mannschaft der Omega-3-Fettsäuren die pflanzliche **alpha-Linolensäure** (ALA) und die beiden wichtigen, langkettigen **Docosahexaensäure** (DHA) **und Eicosapentaensäure** (EPA). Und die VIP aus Omega-6-Fettsäuren: **Arachidonsäure** (AA) **und Gamma-Linolensäure** (GLA).

Die riesigen Vorteile von Omega-3-Fettsäuren sind breit dokumentiert.[57] Sie regulieren zum Beispiel die Botenstoffe, die zwischen unseren Zellen die Informationsübertragung gewährleisten. Deshalb ist ein solider Omega-3-Spiegel auch entscheidend für die Prävention und Therapie von Krankheiten (mehr dazu in Teil 2 des Buchs). Und dennoch sind sie nicht in unser aller Munde. Über 90 % der Menschen in modernen Industriestaaten dümpeln mit einem Mangel, insbesondere an DHA, vor sich hin.[58] Es ist erschreckend, dass diese «Königin der Omega-3-Fettsäuren» und auch die anderen wichtigen Vertreter der Omega-Fette vielen Menschen kaum bekannt sind. Das muss sich dringend ändern.

Zeit, die getreuen Omega-Fettsäuren genau kennenzulernen und sie nie mehr zu vergessen:

**alpha-Linolensäure (ALA), Omega-3.** Die sympathische Fettsäure ALA findet sich in pflanzlichen Quellen wie Leinöl (fast 60 %) – dem heimischen Omega-3-Spitzenreiter – oder Hanföl (20 %), Rapsöl (9 %) oder in Wal-, Macadamia- und Pekannüssen, in Lein- und Chiasamen oder Eigelb (Bio) sowie in kleinsten Mengen auch in Blattgemüse. Die beiden langkettigen Omega-3-Fettsäuren DHA und EPA können im Körper aus ALA bedingt synthetisiert werden. Es gibt dabei ein riesiges Aber: Oft wird fälschlicherweise von «Experten» behauptet, dass Omega-3 aus pflanzlicher ALA ausreicht, um daraus genügend DHA und EPA zu bilden. Das ist ein dramatischer Irrtum.

**Docosahexaensäure (DHA), Omega-3, die Königin.** Die DHA trägt wie die EPA bei einer adäquaten Aufnahme zur Erhaltung der reibungslosen Funktion des Herz-Kreislauf-Systems bei, sie fördert die Sehkraft und die Hirnfunktion. Die adäquate Zufuhr über die Nahrung ist unabdingbar.

DHA findet sich in fettem Kaltwasserfisch, einschließlich Wildlachs, Hering, Sardelle, Forelle, Makrele und Thunfisch (Vorsicht, Quecksilbergehalt!), zudem in Wild oder in Fleisch von mit Gras gefütterten Rindern. Die einzige pflanzliche und bisher schadstoffarme DHA-Ressource sind *Algen*, meine Favoriten.

**Eicosapentaensäure (EPA), Omega-3.** Ähnlich der DHA stabilisiert sie die Herz-Kreislauf-Funktion, Sehkraft und Hirnfunktion. Sie findet sich ebenfalls in fetten Kaltwasserfischen, in geringen Mengen in Fleisch von Wild und Weidetieren. Wie die DHA kann sie nur in kleinsten Mengen aus der ALA gebastelt werden.

**Linolsäure (LA), Omega-6.** Diese Fettsäure ist reichlich in den im Handel erhältlichen Pflanzenölen und auch in Nüssen und Samen vertreten. Die LA ist zwar lebensnotwendig, sollte *aber* in Maßen konsumiert werden, und wenn, nur aus hochwertigen, unraffinierten Öl-Quellen stammen.

**Gamma-Linolensäure (GLA), Omega-6.** Diese besondere Omega-6-Fettsäure kann aus LA gewonnen werden und findet sich zudem reichlich in Nachtkerzenöl, Borretschsamenöl und Hanföl. GLA beeinflusst den Hormonhaushalt positiv, reduziert Stresshormone, «wenn die Nerven blankliegen», und ist «Spezialistin» bei Hauterkrankungen wie Neurodermitis.

**Arachidonsäure (AA), Omega-6.** Die AA kann aus Linolsäure (LA) produziert werden und ist für Flexibilität und Durchlässigkeit der Zellmembranen wichtig. Sie findet sich in Nahrungsmitteln wie Fisch, Geflügel, Fleisch und Ei. Manchmal hört man, sie sei entzündungsfördernd. Doch: Der Körper selbst produziert nur so viel AA, wie er für eine gute Zellfunktion braucht. Deshalb ist die vom Körper produzierte AA harmlos und «friedfertig», also kein furchterregender Entzündungsmacher. Sogar die Muttermilch ist ein Füllhorn voller AA. Etwas AA braucht auch der gesunde Körper, aber zu viel aus der Nahrung ist schädlich. Es gilt die zeitlose Regel: Auf die Dosis kommt es an![59]

Omega-3-Fettsäuren sind die besten Geheimagenten, die 007 im Dienst der Gesundheit. Der genaue Bedarf an Omega-3 ist bislang nicht eindeutig definiert. Die Zufuhrempfehlungen sollten sich individuell ausrichten nach Ernährungsgewohnheiten, Gesundheitszustand und persönlichem Belastungslevel. Die derzeit groben Empfehlungen liegen bei 200–250 mg pro Tag. Dabei sind dies nur Schätzwerte, die die persönliche Gesundheitssituation nicht adäquat spiegeln können. Im therapeutischen Bereich wird je nach Indikation und vorangehender Omega-3-Versorgung eine deutlich höhere Zufuhr angeraten. Das *Bundesinstitut für Risikobewertung* (BfR) und die *Deutsche Gesellschaft für Ernährung* (DGE) halten eine Aufnahme von insgesamt 3 g DHA und EPA für unbedenklich.[60] Höhere Dosen sollten langfristig vermieden werden, da sich die Blutungsneigung erhöhen kann.

### Die Balance der Omega-Fettsäuren

Omega-3 und Omega-6 wirken gegensätzlich: Wenn der eine Hüh ruft, schreit der andere Hott. Dass beide unterschiedliche Aufgaben haben, ist wichtig für die gesunde Struktur der Körperzellen und Zellmembranen. Beide Omegas sind Ausgangspunkt für Botenstoffe, wie etwa die Prostaglandine. Omega-3 produzieren die «guten» Prostaglandine. Als «gut» werden sie gelobt, weil sie die besten Anti-Entzündungsraketen sind, die der Körper kennt. Dabei boxen Omega-3 sogar auf zwei Wegen Entzündungen nieder: Zum einen bilden sie selbst antientzündliche Prostaglandine, und zum anderen würgen sie die Produktion entzündungsfördernder Botenstoffe ab

Durch diese Entzündungshemmung wirken Omega-3-Fettsäuren schmerzlindernd. Außerdem hemmen sie das Verklumpen von Blutplättchen und so das Schlaganfallrisiko, stärken die Hirnfunktion und wirken gefäßerweiternd, somit blutdrucksenkend. Nicht weniger beeindruckend ist ihr immunmodulatorischer Effekt: Ein schwächelndes Immunsystem wird gepäppelt, während ein hyperaktives Immunsystem (etwa bei Autoimmunkrankheiten wie Rheuma oder Asthma bronchiale) besänftigt und nach «unten» reguliert wird. Besonders spannend: Die Omega-3 zeigen in Studien krebshemmende Effekte.[61] Sie blockieren Signalwege von Darmkrebs[62], Brustkrebs[63] und Prostatakrebs und vermindern eine Insulinresistenz[64].

Im Vergleich dazu provozieren Omega-6 das Gegenteil: Entzündungen werden angeschoben, Blutgefäße stellen sich eng … Doch Vorsicht, keine überhasteten Vorurteile! Omega-6 ist nicht per se «böse», bloß weil es entzündungsfördernd ist. Mutter Natur hat das in ihrer Weisheit absichtlich ausgeheckt: Hier eine gesunde Prise Entzündung, da eine Engstellung der Gefäße, hier etwas Gerinnen des Blutes und da mal eine aggressive Infektabwehr. Das braucht es im Leben. Sonst würden wir verbluten, wenn wir uns beim Gemüseschnippeln in den Finger schneiden, und unsere Wunden würden sich extrem leicht infizieren. In der Steinzeit gab es keine hippen Desinfektionssprays oder bunten Wundpflaster, da gab es nur die körpereigene Abwehr. Nichts ist im Körper ohne Grund angelegt. Nichts.

## Die Balance entscheidet

In dem feinjustierten Gleichgewicht von Omega-6- und Omega-3-Fettsäuren liegt neben der Gesundheit der Darmflora und dem seelischen Ausgleich der wichtigste Schlüssel unserer Gesundheit und ein immenses Heilpotenzial. Vive la harmonie!

Damit die Harmonie der beiden essenziellen magischen Omega-

Fettsäuren stimmt, empfiehlt sich ein Verhältnis von Omega-6 zu Omega-3 von etwa 3:1. Absolute Klarheit über diesen persönlichen Omega-Index verschaffen Labortests, bei denen ein komplettes Fettsäureprofil erstellt wird. Sie können auch mit Hilfe eines Selbstfragebogens (Sie finden ihn im Anhang dieses Buches) herausfinden, wie es um Ihre Omega-Balance steht. Als aussagekräftig gelten nur Messungen in den Erythroyzten, dagegen spiegeln teure Messungen aus dem Blutplasma nur die nette Matjesmahlzeit vom Vorabend wider. Selbsttests mit Blutentnahme aus der Fingerkuppe sind ebenfalls störanfällig und daher in der Aussage nicht solide. Bei einem auffälligen Selbsttest und klinischen Beschwerden kann die Bestimmung des Omega-Index sinnvoll sein. Die meisten von uns sind desaströs schlecht mit Omega-3 versorgt.

Wer angelockt wird von den vielversprechenden Zauberworten «reich an mehrfach ungesättigten Fettsäuren», der sollte wissen: Nicht alle PUFA aus Pflanzenölen tun uns gut. Das Problem der «modernen» Ernährung: Die Omega-6-Zufuhr ist vielfach zu hoch. Wir futtern zu viele von ihnen aus Getreide, Brot und Brötchen oder Omega-6-reichen raffinierten Pflanzenölen wie Maiskeim-, Sonnenblumen-, Soja- und Distelöl und daraus hergestellten Margarinen. Pflanzenöle, die in der Blütezeit des Fettarm-Dogmas und durch das Verteufeln des gesättigten Fettes als «gesunde Alternativen» angepriesen wurden. Wichtig: Sonnenblumenmargarine, die für schädliche Fettsäuren bekannt ist[65], ist gesundheitlich nicht das Gleiche wie das Sonnenblumenöl.

Fett ist ein komplexes Thema, wie alles, was mit Ernährung zusammenhängt. Nimmt man zu viele Omega-6-Fettsäuren auf, können die Omega-3-Fettsäuren ihre Heilkraft nicht komplett entfalten. Die natürlichen Fettquellen aus der Nahrung sind aber immer eine schillernde Mixtur aus verschiedenen Fettsäuren. Das ist ein wichtiges Detail, denn zu oft wird apodiktisch und pauschal behauptet, tierische Fette seien nur reich an gesättigtem Fett. Ernährungswissenschaftlich betrachtet ist das falsch, die berechtigte ethische Debatte um den Fleischverzehr einmal ausgeklammert. Fleisch aus Weidetierhaltung etwa hat sogar nicht wenig Omega-3-Fett. Und gleichzeitig gilt: Pflanzenöle mit reichlich mehrfach ungesättigten Fettsäuren enthalten immer auch gesättigte Fette.

## Die brutalen Killer – Transfettsäuren

Nicht alle Fette verdienen den Stempel «gesund». Es gibt echte Killerfette, um die Sie einen mehr als großen Bogen machen sollten: die *Transfettsäuren (Trans Fat Acids, kurz: TFA)*. Wenn es ein einziges Fett gibt, das der Gesundheit massiv schadet, dann sind es TFA aus industrieller Produktion. Sie sind einfach nur böse und gemein. Interessant: Ameisen ist das wohl bekannt: Gehärtetes Pflanzenfett lassen sie unberührt. Es interessiert sie nicht eine winzige Sekunde. Es ist ihnen egal.

TFA entstehen bei dem industriellen Prozess, Pflanzenöle künstlich zu härten, um am Ende etwa eine streichfeste Margarine zu produzieren. Die ersten TFA erschuf man etwa 1890, sie galten als «billig» und gesünder als Butter. Ein historischer Irrtum. Doch da es Soja und Baumwollsamen im Überfluss gab, teure Butter dagegen – beispielsweise in Kriegszeiten – Mangelware war, löste die Industrie das Überfluss-Mangel-Problem durch die Erfindung der Raffination und Fetthärtung. Bei der Entstehung von TFA wird einem Pflanzenöl im Prozess der «Hydrierung» ein Wasserstoffatom zugefügt, um es fester zu machen.[66] So erschuf man die ersten kostengünstigen lang haltbaren Produkte. Danach begannen die TFA weltweit ihren Vormarsch und ersetzten Butter und Schmalz. Und da sie als «ungesättigte Fette» galten, pushten Verfechter «gesunder» Ernährung den Slogan: Margarine ist gesünder als Butter.

Die TFA sind von ihrer biochemischen Struktur tatsächlich ungesättigte «kontaktfreudige» Fettsäuren, bei denen sich das Wasserstoffatom aber unglücklicherweise an der Doppelbindung auf

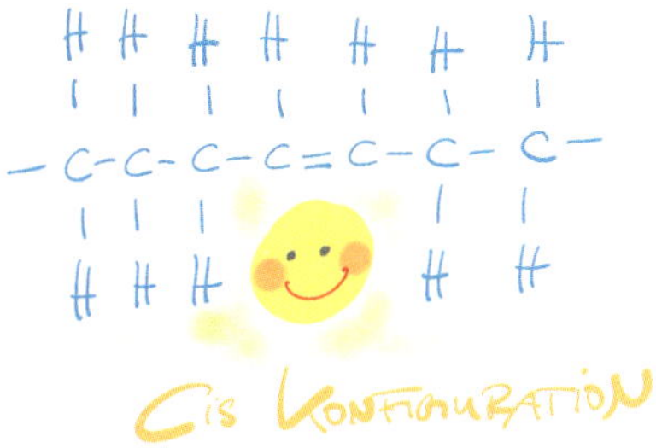


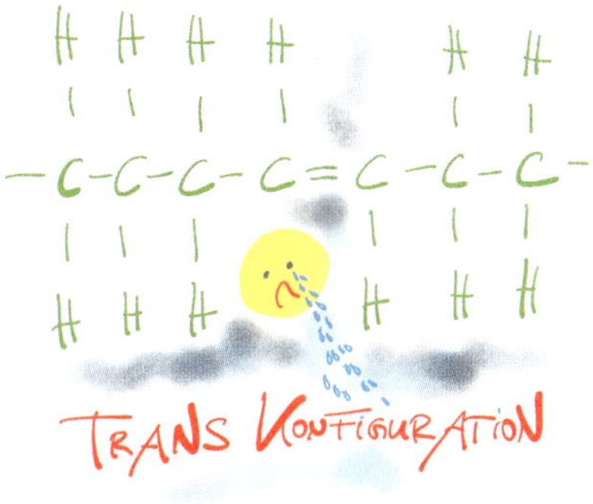


die Gegenseite transferiert hat, dies bezeichnet man als *Trans*-Anordnung der Fettsäuren, die vorher die gesunde chemische Cis-Anordnung hatten.

Diese biochemische Trans-Struktur des Fettes ist toxisch für den Körper. Denn der Körper, der immer gierig nach Nachschub von ungesättigten wichtigen Fetten sucht, vermag dieses Fett nicht als «böse» zu erkennen und kann es nicht aussortieren. Wie ein fieser Trojaner schmuggeln sich die TFA in die Zellmembranen ein. Die zarten Zellhüllen versteifen langsam, und die gesamte Zellfunktion wird gestört. TFA befeuern Entzündungen, verhindern die Nutzung gesunder Omega-3-Fette, fördern die Arterienverkalkung und führen zu Insulinresistenz. Und nicht nur das: Sie haben einen katastrophalen Einfluss auf die Blutfettwerte. Transfettgeschwängerte Mahlzeiten erhöhen die Triglyceride und das LDL-Cholesterin, gleichzeitig wird das herzschützende HDL-Cholesterin gesenkt. Problematisch ist auch der Fakt, dass Transfette in die Muttermilch übergehen. Es liegt auf der Hand, dass diese die Entwicklung von Kindern negativ beeinflussen und Erwachsene und Kinder dazu auch noch mästen.[67] Wie fett Transfette wirklich machen, zeigte eine vergleichende Studie mit Affen. Mit Transfett gefütterte Tiere legten signifikant an Gewicht zu, vor allem wuchs gefährliches Bauchfett, die gefährlichste Entzündungs-«Drüse» des Körpers, die entzündliche Botenstoffe feuert und enormen Schaden anrichtet.[68]

In der Literatur finden sich bereits 1981 erste Hinweise, dass TFA Herz-Kreislauf-Krankheiten auslösen. Und 1993 stellte eine Studie von Harvard-Forschern eindrücklich heraus, dass TFA das Herzinfarktrisiko massiv steigern.[69] Also nicht erst seit gestern warnt die Forschung. Aber ist echte Panik angesagt? Wie groß können wir den Schaden für den Menschen einschätzen? Richtig ist: Die Dosis macht das Gift. Jedoch ist bei TFA die giftige Dosis recht fix erreicht: Eine Studie mit 80000 Krankenschwestern, die zu Beginn der Untersuchung keine Herz-Kreislauf-Krankheit hatten und über 14 Jahren beobachtet wurden, demonstrierte: Wer täglich mehr als 2 % der Nahrungsmittel als Transfett verzehrt, brütet ein signifikantes Herzinfarkt-Risiko aus.[70] Fetter Fakt: 2 %, das sind nur ein paar Krümel, das steckt bereits in zarten 30 Kalorien aus Transfetten! Und das ist leider noch nicht alles: Es gibt eine klare Verbindung von TFA zu Krebs. Ein ernstes Thema. Eine im *American Journal of Epidemiologie* publizierte wegweisende Studie demonstrierte, dass Transfett zu Vorstufen von Darmkrebs führt.[71] Und eine weitere Studie fand heraus, dass sich das Risiko für Brustkrebs einer Frau bei hohen TFA im Blut verdoppelt.[72]

Transfette, die sich im Körper ausbreiten und in die Zellmembranen einlagern, sind wie Giftgas: Man riecht es nicht, aber es kann tödlich enden. Zum Glück sind der menschliche Körper und unsere Zellen, die kleinsten Einheiten in ihm, Regenerationswunder. Meiden Sie TFA konsequent und setzen Sie stattdessen öfter auf hochwertige antientzündliche Omega-3-Fette, so kann sich der Körper mit der Zeit regenerieren, da sich die Zellmembranen immer wieder erneuern.

Während in den USA und vielen anderen Ländern eine strikte Kennzeichnung von TFA vorgeschrieben ist, diskutiert man hierzulande nicht beherzt genug darüber, den Scheusalen offiziell den Krieg zu erklären. Wenigstens muss bis dato auf verpackten Nahrungsmitteln angegeben werden, ob die enthaltenen Fette (teil-) gehärtet wurden. Wer Etiketten zu lesen weiß, ist klar im Vorteil. Augen auf! Lupe raus! Suchen Sie nach den kryptischen Indizien. Nur so können Sie erahnen, ob Sie besser die Finger vom Produkt lassen sollten! Und seien Sie gewappnet: Transfette verstecken sich überall – egal wo man hinsieht. Es ist enorm wichtig, dass Sie die Nahrungsmittel kennen, in denen TFA schlummern: Backwaren, Snacks, Fertiggerichte etc.

Und noch ein wichtiges Detail. Weil man die zu Recht verrufenen TFA langsam verabschiedet, braucht die Industrie ein neues, geschmacksneutrales und kostengünstiges Fett. Sie ist fündig geworden in Palmöl. Das aus der Ölpalme gewonnene Öl steckt in vielen Produkten. Machen Sie sich mal die Mühe und suchen nach palmölfreien Produkten in der Süßwarenabteilung. Dieses Experiment ist nicht besonders witzig, denn der ökologische Fußabdruck dieses Öls ist eine Katastrophe. Die Umwelt wird es Ihnen danken, wenn Sie auf palmölfreie Produkte setzen oder – falls das nicht möglich ist – nur gezielt Waren aus gesichert nachhaltigen Quellen wählen (mehr dazu in Teil 3).

Meinen herzlichen Glückwunsch! Sie haben es geschafft. Jetzt sind Sie erfolgreich durch das komplexe Universum der Fette geflogen. Mit diesem Wissen können Sie bereits jetzt gesündere und clevere Entscheidungen für Ihre Gesundheit treffen. In den folgenden Kapiteln können Sie sich auf weitere Details zu Transfettbomben, Pflanzenölen und vor allem auf konkrete Hilfe für den gesunden Alltag freuen.

## Pflanzenöle – mehr Schein als Sein?

Als Alternative zu den gesättigten Fetten wie Butter und Schmalz wurden die mehrfach ungesättigten Fettsäuren (PUFA) jahrzehntelang zu Ikonen der Küche stilisiert. In Leitlinien und Beratungsstellen wurde der «Heilsweg» gepredigt: Wer etwas auf seine Gesundheit hält, sollte unbedingt gesättigtes Fett durch PUFA ersetzen.[73] Wie passend, dass die Nahrungsmittelindustrie sich veränderte und Alternativen bot. In der Zeit nach der Industriellen Revolution wuchs die großindustrielle Ölproduktion heran: Samen, Körner und Bohnen wurden vermehrt zu raffinierten Ölen verarbeitet. Aus manchem «Abfallprodukt» wie Baumwollsamen ließ sich ein neues lukratives Nahrungsmittel erschaffen und die Ausbeute aus Samen deutlich steigern. Die als «gesund» beworbenen Omega-6-Fette stürmten die Regale als hochverarbeitete Pflanzenöle und Margarinen. Es sind unsere alten Bekannten aus den Mühlen der Raffination, mit denen die meisten von uns groß geworden sind: das «gute» Maiskeimöl, Distelöl, Sojaöl, Rapsöl und die klaren, oft durchsichtigen Öle, frei von Geschmack, Nährstoffen und Gesundheit. Pflanzenöle: ein sympathisches Wort, aber ein zweischneidiges Schwert. **Es gibt unter ihnen Öle, die heilen, und Öle, die killen.** Das hängt nicht nur von der Art und Komposition der Fettsäuren ab, genauso entscheidend ist deren Verarbeitung und unser Umgang mit den Ölen im täglichen Alltag (mehr dazu ab Seite 265). Und obwohl längst erwiesen ist, wie schwierig und schmierig das Thema Pflanzenöle ist, wird es leider öffentlich zu wenig und zu milde diskutiert.

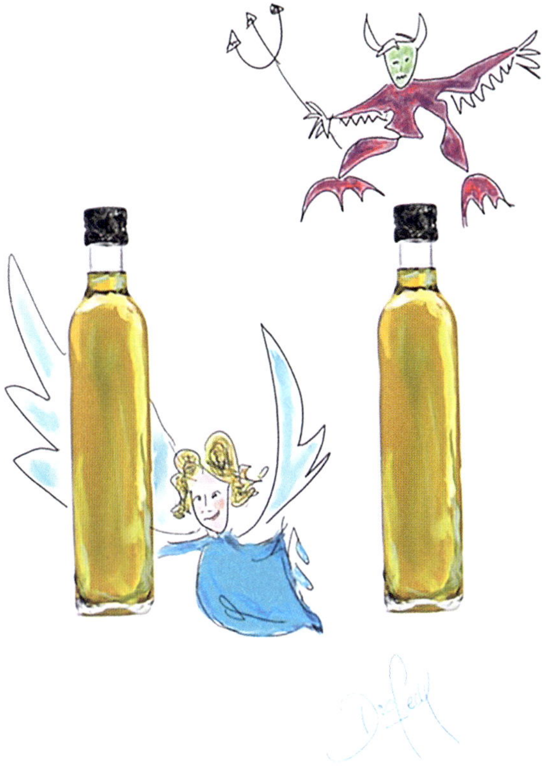

**Lassen Sie uns Revue passieren:** Es war die Angst vor gesättigtem Fett, die die Begeisterung, den lautstarken Applaus und die millionenschweren Werbebudgets für die mehrfach ungesättigten Pflanzenöle (PUFA) entfachte. Leider war der Blick auf die Fakten damals zu undifferenziert. Fettsäuren wurden – und werden noch immer – über einen Kamm geschoren: «Alle gesättigten Fette sind böse, alle Omega-3-Fettsäuren sind gut etc.»

Die Fakten:

- Nur zwei gesättigte Fettsäuren im Blutkreislauf (Palmitin- und Stearinsäure) sind potenziell kritisch und fördern das Herzinfarktrisiko. Aber: Diese gesättigten Fettsäuren entstehen durch den Konsum von Zucker und schnell resorbierbaren Kohlenhydraten, nicht durch den Verzehr von Fett!

- Die gesättigten Fettsäuren aus Milchprodukten und Butter sind sogar mit einem geringeren Herzrisiko verbunden.
- Omega-3-Fettsäuren aus fettem Fisch haben die stärkste gesundheitsschützende Wirkung.
- Omega-6-Fettsäuren aus Geflügel, Eiern und Rindfleisch (als Arachidonsäure) scheinen eine überraschende herzschützende Wirkung zu haben.
- *Aber* die allseits gelobten Omega-6-Fettsäuren *aus Pflanzenölen* haben keine Vorteile und können das Herzinfarktrisiko sogar signifikant anstacheln.

Die Konsequenz: Fett ist per se rehabilitiert. Auf die «Begleitmusik» unserer Nahrung kommt es an, und besonders darauf, wie viele und welche Qualität von Kohlenhydraten verzehrt werden.

### Der sakrosankte Heiligenschein mancher Pflanzenöle

Hören wir das Zauberwort «mehrfach ungesättigte Fettsäuren», klingt das für uns super «gesund». Doch nicht wenige Pflanzenöle sind heuchlerische Wesen und täuschen uns mit glänzendem Heiligenschein. Die Wissenschaft hat zu Recht an diesem Heiligenschein gekratzt und übertriebene Gesundheitshoffnungen verscheucht. Wagt man sich auf das sakrosankte Terrain der früher hochgelobten Omega-6-Pflanzenöle und will mit alten Hüten aufräumen, braucht es Mut, Durchhaltevermögen, Willen zur Veränderung und vor allem eines: finanziell unabhängige Studien ohne Interessenkonflikte der Studienleitung. In beachtenswerten Publikationen trauen sich führende Forscher des unabhängigen *NIH Institut (National Institutes of Health)* auf ein vermintes Gebiet und skizzieren ein Bild der Omega-6-Pflanzenöle, das in diametralem Gegensatz zu unserem bisherigen Fett-Verständnis steht.[74]

Die Arbeit der Forscher des NIH zeigt, dass ein stärkerer Omega-6-Verzehr aus Pflanzenölen das Herzinfarktrisiko klettern lässt, sogar wenn zeitgleich gesättigte Fette oder Transfette reduziert werden. Und sie decken auf, dass offizielle Empfehlungen wichtige Fakten leider unberücksichtigt ließen: Es wurde nicht sauber differenziert, ob Studienteilnehmer *nur* Omega-6- oder Mischungen aus Omega-3- *und* Omega-6-Fettsäuren konsumierten. Es macht immer einen gigantischen Unterschied, wenn eine Prise Omega-3-Fett im Spiel ist. Die übertriebene Zufuhr von Omega-6 aus minderwertigen Pflanzenölen ist besonders kritisch, sie stört den harmonischen Gleichklang der Omega-Bilanz.

In einem wegweisenden Artikel geht Dr. Artemis Simopoulos, einer der weltweit führenden Forscher zu Omega-3-Fett, detailliert auf das kolossale Risiko ein, welches das Ungleichgewicht von Omega-3 und Omega-6 birgt.[75] Verzehren wir zu viel Omega-6, laufen wir Gefahr, mehr gefährliches Cholesterin zu bilden. Die alten Bekannten: kleine, dichte «Golfball»-LDL-Partikel – *die* Transportrakete-de-luxe für Arteriosklerose und ihre Folgekrankheiten wie Herzinfarkt, Schlaganfall und plötzlichen Herztod. Zugleich steigt das Thromboserisiko, das Blut wird dickflüssiger. Und es kommt noch dicker: Die Aufnahme von notwendigen, gesunden Omega-3-Fetten in die Zellmembranen wird durch zu viel Omega-6 blockiert.[76]

Bereits 2010 untersuchten Wissenschaftler die bis dato offiziellen Ernährungsempfehlungen der *American Heart Association* (AHA) in Bezug auf Omega-6-Fett, also Linolsäure (LA). Die Forscher warnten eindrücklich, dass LA zwar das Cholesterin senkt, es aber gleichzeitig enorm anfällig für gefährliche Oxidationen macht. Dadurch kommt nicht nur die missliche Arteriosklerose-Kaskade ins Rollen. Es verdichten sich nämlich wiederholt Hinweise, dass die Fettoxidation Krebs fördert.[77] Rums! Es gibt also mehr als einen Grund, sich mit Pflanzenölen auseinanderzusetzen und in der Küche vorsichtiger mit ihnen zu hantieren. (Wie Ihnen das gelingt? Siehe Teil 3.)

## Die Nahrungskette und die heimlichen Omega-6-Fettbomben

Vielen ist nicht bewusst, dass neben Pflanzenölen Getreide eine riesige Omega-6-Quelle ist. Und daraus ergibt sich ein ernstes Problem: Nicht nur Brot und Getreideprodukte, auch Fleisch oder Geflügel aus Massentierhaltung sind echte Omega-6-Fettbomben. Das liegt daran, dass die meisten dieser armen Viecher statt mit Gras von der Weide mit Getreide, Mais und Soja vollgestopft werden und sich deren pflanzliche Omega-6-Fettsäuren im «tierischen» Fett abbilden. *Denn wir sind immer das, was wir essen.* Oder vielmehr das, was unsere «Nahrung futterte». Daher ist es nicht verwunderlich, dass der Omega-6-Gehalt auch in tierischen Produkten in die Höhe schoss, zeitgleich als günstige, raffinierte Öle den Markt stürmten und der Konsum von Weidetieren und Wild durch Produkte aus Massentierhaltung verdrängt wurde. Deshalb: Wenn Sie Fleisch verzehren wollen, dann entscheiden Sie sich möglichst für Produkte aus nachhaltiger Haltung, nicht nur aus ethischen, sondern auch aus gesundheitlichen Gesichtspunkten.

Zu viel an Schlechtem verdrängt das Gute. So ist es auch bei den Fettsäuren: Omega-6 aus raffinierten Pflanzenölen etwa verringert die Bioverfügbarkeit der Omega-3-Fettsäuren im Körper, da sie miteinander wie in einer Kinovorstellung mit freier Platzwahl um die besten Plätze konkurrieren. Daher fördert eine Omega-6-Dominanz Entzündungen und hemmt die Konversion von pflanzenbasierter Omega-3-Fettsäure (alpha-Linolensäure, ALA) in die aktive Form der langkettigen Omega-3-Fettsäuren, also Docosahexaensäure DHA und Eicosapentaensäure EPA, um stattliche 40 %. Die Umwandlung aus ALA ist in der Regel sehr limitiert. Umso dramatischer wird es, wenn ein Übermaß an Omega-6 diese körpereigene wichtige Konversion abwürgt und zu wenig langkettiges Omega-3 (DHA/EPA) aus Fisch oder Algenöl zugeführt wird. Das verheißt nichts Gutes für Körper und Seele …

## Overkill aus schlechtem Fett – warum Sie mit Krankheit und Tod flirten und sogar zum Mörder werden können

Der vorbildlichen Arbeit von Dr. Joseph Hibbeln für das unabhängige *NIH* ist es zu verdanken, dass ein paar Wahrheiten ans Licht kamen, die Sie unbedingt kennen sollten!

Der Wissenschaftler untersuchte in verschiedenen Ländern den durch den Verzehr von Kohlenhydraten und Getreide bedingten wachsenden Konsum von Omega-6-Linolsäure im Zeitraum von 1960 bis 1999. Was er dabei aufspürte, hat mir die Sprache verschlagen: Je mehr Omega-6-Fett in der Nahrung, umso höher das Aggressions- und Gewaltpotenzial der untersuchten Menschen.[78] Die «ach-so-gesunden(-raffinierten)» Omega-6-reichen Pflanzenöle haben also nicht nur Herzinfarkte, Schlaganfälle mit Halbseitenlähmungen und Krebs zu verschulden oder bringen fette Kilos auf die Hüften – sondern sind mitverantwortlich für ein offenbar stark erhöhtes Aggressionspotenzial für Mord und Totschlag. Unfassbar! Wie kommt so etwas zustande? Der Overkill aus Omega-6-Fett verdrängt die für die seelische Balance wichtigen Omega-3-Fettsäuren und macht aus einem harmlosen, gutmütigen Menschen, einem friedfertigen «Schaf», unter Umständen einen gewaltbereiten Wolf mit Blutrauschphantasien … Wie elementar wichtig Omega-3-Fettsäuren für die innere Stresstoleranz, emotionale Stabilität und Prävention und Linderung von Depressionen sind, lernen Sie an späterer Stelle (siehe Teil 2).

Wenn man den ersten Schrecken überwunden hat, scheint das – vor dem Hintergrund, dass Omega-3, dabei vor allem die DHA, den Hauptbaustein unserer Gehirnmasse darstellt – eine nur logische Konsequenz. Wenn zu viel schlechtes Omega-6 das gute Omega-3 wegschubst, droht Ungemach. Fakt. Wir haben dann unter Umständen sogar ein echt «mörderisches Problem». Da fragt man sich: Was hätten wohl Ernährungsprotokolle von Massenmördern und Verbrechern wie Jack the Ripper, dem brutalen Schachbrettmörder oder einem Kleinstadtganoven offenbart? Themawechsel.

## Qualität statt Quantität – Öle für die Gesundheit oder die Haltbarkeit

Pflanzenöle werden aus Ölsaaten wie Lein-, Hanf-, Sesamsamen, Sonnenblumenkernen, Oliven, Raps oder Nüssen etc. gewonnen. Hochwertige Pflanzenöle gehören zweifelsfrei zu den wertvollsten Geschenken der Natur, aber *nur* dann, wenn sie schonend gewonnen werden, also nicht ihren natürlichen Feinden Licht, Hitze und Sauerstoff begegnen und in reiner, unverfälschter Form verzehrt werden. Deshalb versteht es sich von selbst, dass Sie Qualitätsöle daran erkennen, dass sie nach exakt den Samen und Früchten schmecken, aus denen sie gewonnen sind. «Gute» Öle tragen das charakteristische Aroma ihrer Herkunft in sich. Die Produktionsmethode entscheidet, was aus wertvollen Samen und Ölfrüchten wird und was am Ende übrig bleibt an unverfälschtem Aroma, gesunden Fettsäuren, antioxidativ wirkenden Pflanzenstoffen, Lecithin und Vitaminen. Quo vadis, Ölsaat? Das ist hier die Frage!

Wer behutsam ein qualitativ gutes, *natives*, nicht stark verarbeitetes Pflanzenöl produziert, muss sich als Hersteller mit einer deutlich geringeren Ausbeute begnügen und kann die Ware verständlicherweise nicht billig verschleudern. Die Großölindustrie geht hingegen oft weniger sensibel mit den bewundernswert gesunden Lebensmitteln um. Öle aus dieser Machart werden mehr für Haltbarkeit und Umsatz, weniger für die Gesundheit produziert. Deshalb ist für den Verbraucher enorm wichtig, Hintergrundwissen zu haben und Etiketten lesen zu lernen (dazu gleich mehr). Es gibt da für den einen oder anderen eiskalte Überraschungen. Das heilsame Motto «Ran-an-das-Fett» gilt ausschließlich für gesundes Fett – und die Spreu vom Weizen zu trennen, das ist die Kunst!

Grundsätzlich gibt es diverse Methoden, wie man Pflanzenöle gewinnen kann: die mechanische und die chemische Extraktion. Bei der mechanischen Pressung, die nur eine geringe Ausbeute erzielt, entstehen die qualitativ hochwertigeren *nativen Öle.* Es kommen keinerlei chemische Methoden zur Anwendung, nur einfaches Waschen, Pressen, Zentrifugieren und Filtrieren. Solche Öle aus Pressverfahren unter nachweislich niedrigen Temperaturen, geringem Pressdruck und Vakuumschutz sind optimal. Nur so bleibt das Fett ein gesundheitliches Kleinod. Die natürlichen Fettbegleitstoffe wie Vitamine, Lecithin (ein wichtiger Zellbestandteil), Aromastoffe und andere bioaktive Substanzen bleiben erhalten. Wegen der Gefahr der Oxidation ist besonders bei der Verarbeitung der Omega-3-«Mimosen» wie etwa Leinöl zwingend auf die qualitativ schonendste Verarbeitung und das Etikett zu achten (siehe Teil 3).

Untertrieben gesagt, geht es in der großindustriellen Ölproduktion schonungslos zu. Etwa 80 % der billigen Pflanzenöle bestehen aus vorgewärmter Rohware. Die Ölsaat wird dabei zuerst zertrümmert und bei 120 °C für circa zwei Stunden erhitzt. So werden die Zellwände aufgebrochen, und das Öl kann leichter herausgepresst werden. Die Ölausbeute wächst deutlich. Zahlreiche im Handel befindliche Pflanzenöle (Ausnahme Olivenöl) sind Produkte aus Heißpressung. Nicht nur die mimosenhaften Omega-3-Fettsäuren, sondern auch wertvolle Vitalstoffe wie Lecithin, Vitamine und Pflanzenstoffe sind extrem hitzeempfindlich. Sie nehmen schon bei Temperaturen über 42 °C Schaden. Aber darum wird sich nicht geschert. Ölsaaten werden in gigantische Pressen mit hohem Druck gequetscht. Durch den riesigen Druck kann die Temperatur des Mahlguts auf circa 95 °C ansteigen, in Extremfällen sogar bis 170 °C. Die fatale Folge: Die Omega-3-Mimosen oxidieren weiter, sekundäre Pflanzenstoffe werden komplett zerstört. Außerdem bilden sich unerwünschte freie Fettsäuren und seltsame Geschmackstendenzen, die in späteren Prozessen der Raffination mühsam entfernt werden. Dabei kommen sogar Leichtbenzin und andere Lösungsmittel zum Einsatz. Im Folgenden skizziere ich den chemischen Herstellungsprozess von Pflanzenölen. Da vergeht einem der Appetit.

Die chemische Extraktion ist eine, zugegeben, wirtschaftliche Lösung zur Ölgewinnung. Aus den Pressrückständen wird noch der allerletzte Rest des Öls, bis zu 99 % aus dem Pflanzenmaterial herausgelöst. Dazu werden die Öle mit organischen Lösungsmitteln wie Leichtbenzin oder Hexan (ein Bestandteil des Benzins und beliebte «Schnüffelsubstanz») versetzt, im Fachjargon «extrahiert». Die Lösungsmittel sind leider giftig. Hexan gilt etwa als starkes Nervengift, Benzol als krebserregend. Das so entstandene Öl ist eine übelriechende Mischung, reich an chemisch veränderten und oxidierten Fettmolekülen – eine Mischung, die geschmacklich absolut ungenießbar für den Menschen wäre. Um dieses Öl zu «neutralisieren», wird es in der **Raffination** einer chemischen Reinigung unterzogen. Die unsympathischen Lösungsmittel werden bei 150 °C herausgedampft. Anschließend wird das Rohöl «entschleimt».

Das **Entschleimen** nimmt die Industrie wörtlich. So wird das Öl besser haltbar. Dabei werden durch Phosphorsäure wertvolle Fettbegleit- und Pflanzenstoffe – wie das für uns als Nervennahrung wichtige Lecithin – entfernt. Apropos, das wertvolle, herausgelöste Lecithin wird als «innovativer Zusatz» für andere Produkte weiterverkauft. Da das «entschleimte» Rohöl minderwertige Rohstoffe und gesundheitsschädliche freie Fettsäuren enthält – also chemisch veränderte Fettsäuren, die im Fettmolekül nicht mehr «ordentlich» mit dem Rückgrat Glyzerin verbunden sind –, muss es noch weiter verarbeitet werden: Beim **Entsäuren** wird das entschleimte Öl mit Alkalilaugen wie Natronlauge versetzt. Auf diese Weise werden die freien Fettsäuren chemisch umgewandelt, «verseift». Die entstandene Seife wird dann vom Öl abgetrennt. Nach dem langwierigen Szenario hat das Öl die Raffination immer noch nicht überstanden. Auch wertvolle Farbstoffe wie Beta-Carotin und Chlorophyll oder andere Farbstoffe aus Antioxidantien sind unerwünscht. Sie werden beim **Bleichen** geopfert. So kommt es zum langweilig uniquen Einheits-Look und Geschmack der Öle. Dazu werden bei Temperaturen von circa 110 °C die Farbpigmente mit

Hilfe von Mixturen aus Chemikalien, Kleie, Ätzkalk und Bleicherden entfernt.

Uff. Welch gefährliche und ungemütliche Reise für einen kleinen, gutmütigen Pflanzensamen ... Während dieses gesamten Prozesses ist das Pflanzenöl in Kontakt mit Sauerstoff, dem bekanntlich tödlichen Feind der Ölqualität. Durch Oxidation des Öls ist es ranzig, übelriechend, geschmacklich unattraktiv und der Gesundheit, ich nenne es mal vorsichtig, nicht zuträglich! Und winzige Spuren von Lösungsmitteln, Pestiziden und freien Fettsäuren können sich immer noch in der verarbeiteten Fettplörre tummeln. Rums. Die «Lösung» für dieses Problem ist der letzte, extrem aggressive Verarbeitungsschritt, die **Desodorisation.** Dabei wird das Öl unter hohem Druck im Dampf mehrere Stunden lang hohen Temperaturen von 240 °C bis 280 °C (Hochvakuumdestillation) ausgesetzt. Beim Dämpfen bilden sich teilweise die schädlichen Transfettsäuren mit bekanntlich potenziell desaströsen Folgen für die Gesundheit.

Keine erfreulichen Nachrichten. Und trotzdem sind diese Öle in aller Munde. Denn viele Pflanzenöle auf dem Markt werden genau so gewonnen. Das Ergebnis kennen Sie: geschmacklich neutrale Öle, die wie uniformierte Zinnsoldaten alle von gleichem Aussehen, gleicher Farbe, gleichem Geschmack und gleicher Konsistenz im Regal stehen und leider viele Verbraucher wegen der billigen Preise anlocken. Denn: Trotz des hohen Aufwands sind die chemisch verarbeiteten deutlich preiswerter als mechanisch gepresste Öle. Das liegt daran, dass die Ausbeute der Raffination ungleich höher ist. Raffinierte Öle sind ausgesprochen billig, zudem lange haltbar und hocherhitzbar. All das erklärt ihre Beliebtheit. Stellt man sich die Verarbeitung vor, erkennt man, dass sich die gesunden Fette von ihrer ursprünglich gesundheitlich wertvollen physiologischen Form verabschieden mussten.

Viele Pflanzenöle werden undifferenziert als «gesund» empfohlen. Die *Weston A Price Foundation* schreibt dazu in einem Artikel mit dem kernigen Titel: «The great Con-ola», ein Wortspiel von «con», englisch = Betrug, und Canola für Raps: «... Rapsöl durchläuft wie alle modernen pflanzlichen Öle ätzende Raffinationsprozesse ..., bei denen hohe Temperaturen oder Chemikalien zweifelhafter Sicherheit im Spiel sind. Und da Rapsöl reich an Omega-3-Fettsäuren ist, die leicht ranzig werden und übel riechen, wenn sie Sauerstoff und hohen Temperaturen ausgesetzt sind, muss es zusätzlich desodoriert werden ...»[79] Das hierzulande oft empfohlene Rapsöl, das etwa 9 % Omega-3-Fett liefert (zum Vergleich: Leinöl liefert fast 60 % Omega-3-Fett), sollte allein deshalb schon per se nie erhitzt werden. Ein massiv unterschätztes Problem.

## Augenwischerei bei den «kaltgepressten» Pflanzenölen

Aber jetzt kommt es richtig fett: Nichtsdestotrotz darf sich ein solch heißgepresstes Öl auf dem Etikett als «kaltgepresst» betiteln. Der Begriff «Kaltpressung» ist nicht gesetzlich geschützt und auch kein «Zauberwort» auf dem Etikett, das per se gesund bedeutet. Er bedeutet lediglich, dass die Rohware *vor* der Pressung nicht erhitzt wurde. Beim Pressen selbst können jedoch unter Druck extrem hohe Temperaturen entstehen. Ein Dilemma, das untergeht und für Verbraucher selten durchschaubar ist. Solange also «von außen» keine weitere Hitze zugeführt wird, ist diese unglaublich kaltschnäuzige Augenwischerei zulässig. Der getäuschte Verbraucher kauft in bester Absicht ein «gesundes, kaltgepresstes Öl» und wiegt sich in Sicherheit. Im Grunde ist das ein Betrug am Verbraucher, der absolut dringend korrigiert werden müsste. Gruß an den Verbraucherschutz!

Auch der sympathisch-verlockende Begriff «erste Pressung» ist nicht weniger irreführend, denn daraus lässt sich nur ableiten, dass die Rohware mechanisch gepresst wird. Das Schlagwort «erste Pressung» lässt den Verbraucher darüber im Unklaren, ob und wie stark das Öl *vor* dem Pressen erhitzt oder ob es anschließend sogar raffiniert wurde, um die Ausbeute zu steigern. Die Begriffe «kaltgepresste Öle» oder «erste Pressung», die sich auf vielen Etiketten tummeln, stiften also eher Verwirrung und verleiten zu Fehleinkäufen.

Es gibt eine Ausnahme! Für *Olivenöl* gibt es nach dem Olivenölskandal 1988 eine eigene gesetzliche EU-Richtlinie, die Produktionsverfahren und Bezeichnungen exakt regelt, um den Verbraucher zu schützen. Im Gegensatz zu anderen Pflanzenölen besagt die Bezeichnung «kaltgepresstes» Olivenöl, dass es mechanisch in der Tat bei maximal 27 °C gepresst wurde, damit ist natives Olivenöl extra das einzig naturbelassene, unraffinierte Öl auf dem Massenmarkt. Leider hat auch Olivenöl trotz dieser Qualitätsvorschriften auf dem Etikett einige Haken und Ösen. Manche «nativ extra» Etiketten halten nicht das, was sie versprechen. Wie Sie sich im Dschungel des Alltags bei der Jagd auf ein gesundes Öl, nicht nur Olivenöl, zurechtfinden, dazu gibt es konkrete Hilfe im Kapitel Ölwechsel!

Fazit: Der unkritische Konsum von Omega-6-Fett aus minderwertigen Pflanzenölen und Billig-Margarinen der letzten Jahre war wie das Fettarm-Dogma ein riesiges, unkontrolliertes und unglückliches Experiment. Zu wenig gutes und zu viel falsches Fett hat Krankheiten, Depression und Aggression als gesellschaftliche Probleme gezüchtet. Mit dem neuen Wissen, dass die meisten Krankheiten der modernen Zivilisation mit einer fehlerhaften Zusammensetzung oder schlechten Qualität der Nahrung und/oder zu wenig gesundem Fett zusammenhängen, sollte dringlich die Wende eingeläutet werden. Daher empfehle ich Ihnen schon hier als wichtigen Ran-an-das-Fett-Grundsatz: Verwenden Sie möglichst wenig raffinierte Pflanzenöle. Setzen Sie auf native, unverarbeitete Öle aus behutsamer Produktion! Es ist höchste Zeit für einen Paradigmenwechsel in den Empfehlungen und in der Küche! Nur so lässt sich die gesamte Heilkraft des Fettes ideal ausschöpfen. Und Sie haben es sich verdient, diese effektiv zu nutzen.

## FETT – Delikatesse für gesunde Zellen. Gesunde Zelle = gesunder Körper

Wir Menschen sind hochkomplexe «Vielzeller», aus unzählig vielen Einzelzellen zusammengebastelte Wesen. Betrachten wir einmal den Organismus aus der Perspektive einer einzelnen Zelle heraus: Ein Erwachsener besteht aus circa $10^{14}$, 100 Billionen, 100 000 000 000 000 Zellen. Reiht man diese durchschnittlich etwa 1/40 Millimeter großen Zellen aneinander, so wäre diese «Zellkette» Millionen Kilometer lang, man könnte sie unzählige Male um den Äquator wickeln. Die einzelne Zelle ist zwar mikroskopisch winzig, doch in spezialisierten Zellgemeinschaften, in der jede Zelle genau weiß, was sie zu tun hat, wachsen sie von Winzlingen zu Organismen mit riesigen Formen an, egal ob Kind, Erwachsener, Ameise, Spitzmaus, Giraffe mit bis zu sechs Metern Höhe oder Schnurwurm Lineus longissimus mit bis zu 55 Metern Länge.

Warum in diesem Buch ein Ausflug zur Zelle? Wenn wir den Körper in seiner Gesamtheit gesundheitlich peppen oder heilen wollen, ist die Gesundheit der Zelle der perfekte Angriffspunkt. Wenn wir den Mikrokosmos der Einzelzelle stärken, stärken wir den gesamten Organismus. Und das Rezept, um die Einzelzelle zu heilen, liegt in der Kraft von Fett. Das gesundheitliche Schicksal der Zelle und damit unseres Körpers ist untrennbar verwoben mit Fett aus unserer Nahrung. Fett und Zelle, Zelle und Fett. Dieses geheimnisvolle Duo bestimmt über unsere Gesundheit.

Das lehrt uns die Natur: Bereits für Miniatur-Lebewesen, die nur aus einer Zelle bestehen, gilt es, zwei notwendige, prinzipiell gegensätzliche Forderungen zu erfüllen: Einerseits muss sich der putzige Einzeller gegen das Chaos der Umgebung abschotten, andererseits muss er offener sein, da er auf den Austausch von Sauerstoff, Nahrungs-, Abfallstoffen und Informationen angewiesen ist.[80] Nach außen schützt sich die Zelle durch eine Art Burgmauer: die **Zellmembran**. Sie ist das Bollwerk der Zellburg, die ab und zu freundlich die «Brücke über den Burggraben» schlägt und Nährstoffe und Sauerstoff in das Zellinnere lässt. So wird das Überleben der Zelle gesichert. Analysen von solchen winzigen Einzellern offenbaren Spannendes: Dachte man früher, der Zellkern, der genetische Pool der Zelle sei das Gehirn, der intellektuelle Anker der Zelle, zeigt sich, dass Zellen sogar ohne Zellkern erst einmal weiterleben können. Eine Zelle ohne Kern (Nukleus) ist also absolut nicht «hirntot». Sie kann sich nur nicht mehr teilen. Das ist faszinierend.

Wo sitzt denn dann das «Gehirn», die Intelligenz einer Zelle? Kurioserweise in der «fettdurchtränkten» Zellmembran. Sie rüstet nicht nur den wackeren Schutzwall der Zelle, sondern macht die Zelle auch intelligent und schlau wie ein Fuchs. Zu Recht hat sich diese fette Hülle das Prädikat «magisch» verdient.

## Die magische Zellmembran

Zart, dünn, farblos und unscheinbar. Das wundersame Geheimnis der Zellmembran wurde spät gelüftet – dank Erfindung des Elektronenmikroskops in den fünfziger Jahren: Bei einer unfassbaren Stärke von nur einem siebenmillionstel Millimeter wurde diese blasse, fette Geheimgröße erst sichtbar. Dabei präsentiert sich die Zellmembran nicht als langweiliges «Cellophanbeutelchen», das die Zelle begrenzt, sondern als Chef und Kopf der Zelle. Wenn Sie verstehen, wie die Zellmembran gebaut ist, werden Sie Fett nie mehr missen wollen! Denn Zellmembranen bestehen aus *Fetten (Lipiden)*, genauer aus einer Lipiddoppelschicht. Diese enthält zwei unterschiedliche Fettanteile, die Phospholipide und Cholesterin.

Die Phospholipide der Zellmembran sind etwas verhaltensgestört. Sie sind deshalb etwas «gaga», weil sie Gegensätze in sich vereinen: Sie haben sowohl hydrophile als auch hydrophobe Elemente.

Die Phosholipide sind dabei geformt wie etwa eine Kastanie mit zwei Zahnstocher-Beinchen. Der «Kastanien-Kopf» aus Phosphat hat zwischen seinen Atomen eine polare Spannung (hydrophil). Die beiden Zahnstocher-Beinchen aus den Fettsäuren sind unpolar (hydrophob). Sie bilden einen festen Schutzwall und sind eine perfekte elektrische Isolationsschicht. Die Lipiddoppelschicht können Sie sich wie ein zusammengeklapptes, mit Fett bestrichenes Sandwich vorstellen. Die äußeren Sandwichhälften sind hydrophile Anteile, die «Freunde des Wassers». Da sie nicht wasserscheu sind, wenden sie sich der wässrigen Umgebung außerhalb der Zelle zu. Die hydrophoben, wasserscheuen Anteile der Zellmembran sind nach innen einander zugekehrt. In dieses Sandwich zwängen sich Cholesterin und Membranproteine, sie

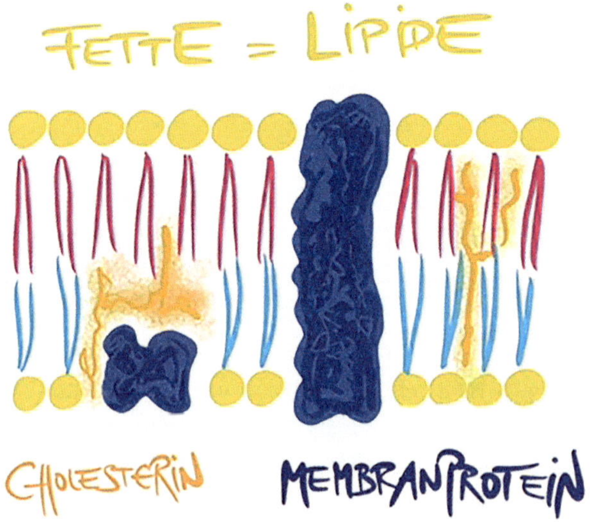

piksen sich wie ein Zahnstocher durch die Lipiddoppelschicht durch. Dabei erfüllt das Cholesterin einen enorm wichtigen Job: Es reduziert die Fließfähigkeit und die Durchlässigkeit der Zellmembran. Cholesterin hält die Zellwand stabil und verhindert, dass unerwünschte Gäste in die Zelle eindringen. Es wirkt zudem wie ein stabiler Einbauschrank, der zwischen den Phosholipidmolekülen etwas Raum und Sinn für Ordnung schafft. Die Zellmembran muss aber gleichzeitig fluffig und geschmeidig genug sein, um sich flexibel bewegen zu können. Auch hier hat Cholesterin einen wichtigen Job zu erfüllen: Es verhindert, dass die Fette der Zellmembran zu starrsinnigen Klumpen verkleben. Es ist daher de facto nicht nur der Fels in der Brandung, sondern wirkt wie eine Art Frostschutzmittel, das garantiert, dass sich die Elemente der Zellmembran auch frei bewegen. Dieses faszinierende Multitasking von Cholesterin in der Zellmembran unterstreicht: Man darf Cholesterin nicht als gefährliches Monster herabwürdigen (falls Sie das Kapitel übersprungen haben, holen Sie es jetzt nach: Die Cholesterinlüge).

Wäre die fetthaltige Zellmembran nur eine starre, unüberwindbare Ritterrüstung, könnte sich die Zelle weder ernähren noch Giftstoffe loswerden noch mit anderen Zellen friedlich schnattern und kommunizieren. Mutter Natur hat sich deshalb geniale Strukturen ausgedacht: die integralen Membranproteine. Diese Eiweiße sind in die Lipidmembran eingelagert und dienen als Transportkanäle und Rezeptoren, die mit der Umgebung in Kontakt stehen. Die Membranproteine reichen oft mehrmals durch das «ganze Sandwich» hindurch. Sie sind quasi Augen, Nase, Ohren, Mund der Zellen, die als Sinnesorgane der Zellen die äußere Umwelt registrieren und das Innere der Zelle sorgsam kontrollieren. Damit die Zelle angemessen auf Sinnesreize reagieren kann, sind einige der Membranproteine absolut hochspezialisierte Artisten. Jeder Körper ist von Natur aus mit einer Zellmembran gerüstet, die vor Cleverness und Gesundheit strotzt. Stress, fettarme Ernährung und Mangelernährung setzen der Gesundheit der Zellmembran zu.

Die magische Membran und ihre Membranproteine sind das entscheidende Fundament des Zellschutzes und der Kommunikation zwischen allen Zellen des Körpers. Daher ist es von entscheidender Bedeutung, diese Hülle der kleinsten Einheit des Körpers zu stärken. Wenn wir diese Bausteine unserer kleinsten Miniatureinheit, der Zelle, stärken, gelingt es, die Gesundheit des Körpers zu revolutionieren. Sie werden staunen, wenn Sie sich ehrlich auf dieses Experiment einlassen!

## Fitness für die Zellmembran

Die Zelle und ihre Membran gilt es zu hegen und zu pflegen. Stellen Sie sich einen kleinen Vogel vor, der aus seinem Nest geplumpst ist, oder ein niedliches Eichhörnchen, das von seiner Mutter aufgegeben wurde. Bei dieser Vorstellung regt sich der Helferinstinkt. Gut so! Aber wenn es um unsere eigene Gesundheit geht, leben wir viel öfter in einem Modus Vivendi der Selbstzerstörung. Gefühlt fallen unsere Zellen täglich aus ihrem geborgenen Nest. Mangelernährung, oxidativer Stress und Umweltgifte: Die Zelle darbt, die Gesundheit schwindet. An Zähneputzen denken wir alle. Aber fast niemand denkt daran, die Zelle, als Grundeinheit des Körpers, zu päppeln. Deshalb: «Ran an das Fett» soll Sie aufwecken!

Der Ölwechsel in der Küche ist nicht nur eine geschmackliche Bereicherung, sondern entscheidend für die Gesundheit der Billionen von Zellen in unserem Körper. Da die Zellwände aus verschiedenen Fetten aufgebaut sind, entscheidet auch hier die richtige Balance der Fettsäuren. Die Bausubstanz für unsere Zellwände und Zellorganellen kommt aus der Ernährung. Könnten wir spontan eine winzige Zelle aus Ihrem großen linken Zeh und deren Zellmembran analysieren, so könnte man exakt nachvollziehen, was Sie so in den letzten vier bis sechs Monaten an gesunden Fetten verzehrt haben. Die Qualität der Fettsäuren entscheidet, wie stabil, fest, transportaktiv, durchlässig, gesund oder im Gegenteil schlapp, verstopft oder stoffwechselrigide Ihre Zellen sind.

Fette sind wichtig, auch gesättigte Fettsäuren in Maßen.[81] Sie verleihen ähnlich wie Cholesterin Festigkeit und Struktur, sie halten den «schwabbeligen» Inhalt der Zellen zusammen, während ungesättigte Fettsäuren, vor allem Omega-3, die Zellwände flüssig und geschmeidig halten. Kritischer Knackpunkt: Verzehren wir viele der sehr flüssigen und instabilen, raffinierten mehrfach ungesättigten Omega-6-Öle (aus Saaten, Getreide, Maiskeim- oder Sojaöl), werden die Zellhüllen schlaff und kraftlos. Die gefährlichsten Fette für unsere Zellwände aber sind industrielle Transfette. Schummeln sie sich in die Zellwand ein, machen sie diese steif und «rostig» durch gefährliche Oxidationen. Die Membran verliert ihre Funktion. Solche «rigiden, gerosteten» Zellen können nicht mehr mit anderen Zellen kommunizieren. Sie werden zu taubstummen, blinden Schwerstbehinderten, die nicht mehr darüber entscheiden können, welche Nährstoffe, Schadstoffe oder Hormone andocken können. So wird Krankheit der Weg geebnet.

Wie die Zellmembran das Einschleusen von Nährstoffen wie Mineralien, Vitaminen und Spurenelementen beeinflusst, zeigt beispielhaft der Transport von Zucker in das Zellinnere. Nehmen wir Zucker oder Kohlenhydrate zu uns, wird Insulin aufgefordert, die Aufnahme von Zucker in die Zellen zu organisieren, um den Blutzuckerspiegel zu senken. Deshalb ist es wichtig, dass die Zellmembran, die «Pforte» zum Zellinneren, das Anklopfen von Insulin laut und deutlich hört. Insulin wird deutlich besser von den Zellwänden wahrgenommen, wenn mehr flüssige, ungesättigte und damit durchlässige Fettsäuren in die Zellhüllen eingebaut sind.[82] Je mehr ungesättigte Fettsäuren die Membran aufweist, umso besser können Zellen ihre Funktionen erfüllen.

Die Gesundheit der kleinsten Einheit des Körpers hängt jedoch nicht nur von ihrer zarten, intelligenten Hülle ab. Ein herausragendes Geheimnis unserer Gesundheit, das zu wenig bekannt ist und zu Unrecht vernachlässigt wird, liegt in den winzigen Kraftwerken der Zellen, den Mitochondrien, die zugeführte Nahrung, Wasser und Luftsauerstoff in brauchbare Lebensenergie umwandeln. Aber sie sind noch viel mehr als das. Diese Energie-Zwerge sind wie die Zellmembran heimliche Entscheider über unsere gesamte gesundheitliche Verfassung.

## Das Geheimnis der mächtigen, winzigen Mitochondrien

Ohne Energie ist kein Leben möglich. Damit wir leben können, sind wir auf Energiezufuhr angewiesen. Die Mitochondrien, hochaktive Energiekraftwerke, sind viel mächtiger, als man denkt. Mitochondrien sind kleine, 2 bis 5 µm lange ovale Teilchen, die zu mehreren Hunderten bis Tausenden in fast jeder Zelle vorkommen. Sie machen sogar etwa 10 % des Körpergewichts aus. Ein Erwachsener besitzt durchschnittlich ca. 10 Millionen Milliarden Mitochondrien in den Zellen.[83] Diese Zahl ist kaum vorstellbar, wenn Sie bedenken, dass über eine Milliarde Mitochondrien auf einen Stecknadelkopf passen würden.

Die Anzahl der Mitochondrien in der Zelle ist umso größer, je stoffwechselaktiver und energiebedürftiger eine Zelle ist. Leber-, Darm-, Gehirn- und Nierenzellen enthalten besonders viele Mitochondrien, die nonstop Energie als Adenosintriphosphat (ATP) unter Verbrauch von Sauerstoff erzeugen. Die gewaltige Mitochondrientruppe ist in jeder Sekunde unseres Lebens bei der Arbeit. Sie liefert nicht nur Energie, sondern sogar neues Baumaterial (zum Beispiel durch Aminosäuren-, Fettsäurensynthese) für die Zelle und regelt die eigene Müllabfuhr, die unbrauchbaren, alten Zellschrott aus Amino- oder Fettsäuren entsorgt. Mitochondrien besitzen zwei Membranen: eine äußere, glatte Membran und eine innere Membran. Beide Membranen bestehen in erster Linie aus mehrfach ungesättigten Fettsäuren (PUFA), die bekanntlich zickig sind und leicht oxidieren.

Damit die wundersamen Mitochondrien optimal ackern kön-

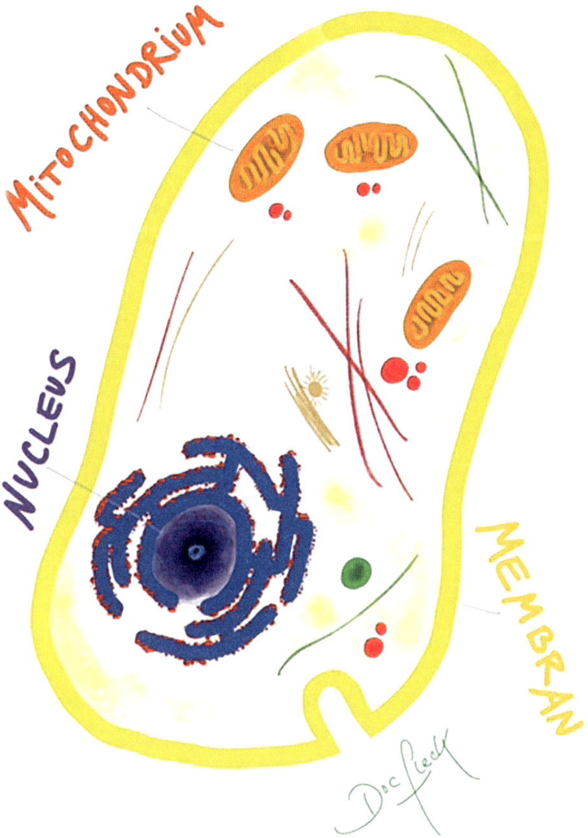


nen und der Körper gesund bleibt, brauchen sie gesundes Fett! Werden sie malträtiert durch Fehlernährung oder oxidativen Zellstress, purzelt die ATP-Bildung massiv nach unten. Passiert das zum Beispiel mit einer agilen Nervenzelle, entwickeln sich fix Symptome wie Konzentrations- und Kognitionseinbußen, Schmerzen, Sensibilitätsstörungen etc. Auch energieverbrauchende Organe wie Herz, Leber und Nieren und hormonbildende Gewebe brauchen viel ATP und werden so potenziell lahmgelegt. Fakt! Die meisten von uns leben gefährlich, ohne es zu wissen. Verliert man intakte Zellkraftwerke, ist das ein Brandbeschleuniger für Krankheit! Die Energie reicht dann gerade noch für das grobe Überleben, das Funktionieren der lebenswichtigen Organe, für Herzschlag, Atmen und Gehirnaktivität. Der Rest des Körpers vegetiert vor sich hin, anstatt in voller Energie zu *leben*. Ärzte lernen solche *mitochondriale Störungen* bisher nur als seltene, erblich bedingte Mitochondriopathien kennen. Es wird angenommen, dass auch im Leben erworbene Störungen der Mitochondrienfunktion der geheime Grund für Krankheiten sind: Übergewicht, Diabetes Typ 2, Koronare Herzerkrankung, Allergien, chronische Entzündungen, Autoimmunkrankheiten, Kopfschmerzen und Migräne, Chronic-Fatigue-Syndrom, Fibromyalgie, Demenz, Depression, Krebsleiden etc.[84]

Diese jüngeren Erkenntnisse sind hochspannend. Lange hielt sich zum Beispiel der Mythos, dass Übergewicht allein durch zu viele Kalorien verursacht wird. Inzwischen ist bekanntlich belegt, dass die *Qualität* der verzehrten Nährstoffe, die Vielfalt der Darmbakterien und das Ausmaß der Bewegung für das Idealgewicht entscheidend sind, und nicht starres Kalorienzählen.[85] Faszinierend ist auch der Ansatz, dass die geheimen Ursachen für Übergewicht auf zellulärer Ebene, in der Gesundheit der Mitochondrien liegen. In Studien an Mäusen führte eine Fehlfunktion der Zellkraftwerke zu Übergewicht, da überschüssige Kalorien nicht vollständig verbrannt, sondern als Fettgewebe gebunkert wurden.[86] Mit zunehmendem Alter werden Mitochondrien von Natur aus inaktiver. Dies könnte neben einem Rückgang der Muskelmasse erklären, warum wir im Alter zunehmen, obwohl wir sogar weniger essen.

## Die Zelle retten – den Körper heilen

Geraten die Zellen und ihre Energiekraftwerke, die Mitochondrien, ins Stottern, versinkt der gesamte Organismus peu à peu in krankmachendem Chaos. Und darin liegt unsere Chance der Heilung! Die Annahme, dass Krankheiten durch Störungen des Zellstoffwechsels entstehen, gibt uns die wunderbare Chance, in schädigende Prozesse wirkungsvoll einzugreifen. Als würden Sie wie eine unsichtbare Hand durch das Schlüsselloch der Zelle greifen und dort liebevoll den Mikrokosmos Zelle pflegen – so wäre es, wenn Ihre tägliche Ernährung eine wäre, die Ihrer Zelle guttut. Wenn Sie die Zellgesundheit durch kluge Auswahl der Nahrungsmittel, insbesondere mit Fett verbessern, stärken und heilen Sie Ihren Körper auf Ebene der kleinsten Einheit. Zack!

Der Einsatz von gesundem Fett ist der entscheidende ernährungsmedizinische Schlüssel, um das Gleichgewicht der Zelle zu balancieren und gefährliche Oxidationen zu minimieren. Daher ist die Auswahl der *Lebensmittel* so entscheidend: Die Ernährung nach Stand der Forschung mit reichlich hochwertigem Fett, moderatem Protein und wenig Kohlenhydraten stabilisiert die Zelle. Sie schützt die Membran und die mitochondriale DNA vor Schäden und ist der perfekte Brennstoff für die Kraftwerke. Verbrennen die Mitochondrien nämlich Fett und ist der Blutzuckerspiegel gleichzeitig niedrig, ist das für die oxidative Stressbelastung der Zelle günstiger, als wenn wir kohlenhydratbetont essen. Fett ist also der bessere Brennstoff, Kohlenhydrat eher der «schmutzigere» …

## Das Geheimnis des braunen Fettes – Mysterium mit ungeahntem Gesundheitspotenzial

Wenn ich Sie gerade zu Fett als Schlüssel zur Gesundheit motiviere, dann gibt es ein besonderes Fett, das nicht vergessen werden sollte: braunes Fett. Damit ist nicht der ungesunde «rostige Aspekt» von bedenklich lange in der Pfanne erhitztem Fett gemeint, sondern eine weit unterschätzte Größe unseres Körperfetts. Viele denken beim Körperfett subito nervös an Hüftgold. Doch Körperfett ist weit mehr als das. Das Fettgewebe des Menschen ist ein prickelnd interessantes Terrain. Der Organismus besitzt zwei unterschiedliche Fettgewebe, die sich in ihrer physiologischen Funktion und rein äußerlich von der Farbe unterscheiden: weißes Fett, das als Fettspeicher allseits bekannt ist – und braunes Fett, die große Unbekannte mit ungeahntem Gesundheitspotenzial.

Das *weiße Fett* kennen wir als «Rettungsring» oder subkutanes Fettgewebe. Es sitzt bequem als weiche Speckrolle an Bauch, Beinen und Po. Weißes Fett speichert überschüssige Energie aus der Nahrung in Form von Triglyceriden (Lipiden). Braucht der Körper wieder einen Energiekick, werden diese gespalten (Lipolyse) und in Energie und die Energiewährung Adenosintriphosphat (ATP) umgewandelt. Außerdem isoliert uns weißes Fett gegen Kälte und dient als «Trennwand» zwischen den Organen (viszerales Fettgewebe), sonst würden diese chaotisch im Körper «durcheinanderfliegen».

## Weißes Fett und braunes Fett – der feine Unterschied

Zellen des Fettgewebes heißen allgemein Adipozyten (lateinisch: *adeps* = Fett, griechisch: *kytos* = Höhle, Zelle). Braune und weiße Adipozyten unterscheiden sich stark in Aufbau und Funktion. Die weißen Fettzellen sind 25 bis 200 µm groß und haben sehr wenige, kleine Mitochondrien. Im weißen Fett campieren außerdem noch reichlich andere Zelltypen wie Immun- oder Bindegewebszellen, die Fibroblasten. Die weißen Adipozyten sind Hochleistungsfabriken und formieren als Gemeinschaft die «größte Drüse» des Körpers. Aus ihnen sprudeln entzündungsfördernde Faktoren wie z.B. Tumor-Nekrose-Faktor alpha (TNF alpha), diese bringen Insulinresistenz und Diabetes Typ 2 ins Rollen. Auch wichtige Hormone schickt das weiße Fett ins Rennen, wie Leptin (griech. leptos = dünn), welches das Hungergefühl unterdrückt und das Gehirn über den Füllungszustand der Fettzellen informiert.

Im Unterschied zum gelblich weißen und schwabbeligen Speckröllchen-Fett ist der zierliche Adipozyt (15 µm bis 60 µm) des braunen Fettes sehr kompakt und «farbenfroh», von braun, leicht pink bis tiefrot. Grund für diesen Farb- und Formunterschied sind viele große Mitochondrien und starke Durchblutung. Im Gegensatz zum weißen Fett ist er eher zurückhaltend mit der Sekretion von Botenstoffen. Er konzentriert sich auf seine Kernkompetenz als «Minikraftwerk», indem er in den Mitochondrien Fett verbrennt, um es als Wärmeenergie zu nutzen. Das Geheimnis dieser Energieproduktion sind hart arbeitende Mitochondrien. Sie powern durch und produzieren durch die Oxidation von Fettzellen Wärme (Thermogenese).

Diese «Heizpilzfunktion» von braunem Fett ist besonders für Säuglinge überlebenswichtig, da sie vom Auskühlen extrem bedroht sind. Die Wärme, die so ein kleiner Mensch über die Thermogenese der braunen Fettzellen erzeugen kann, ist absolut erstaunlich. Macht es anfangs noch bis zu 5% des Körpergewichts aus, geht die Menge an braunem Fett in den ersten Lebensjahren zurück. Je höher das Alter, je höher das Körpergewicht (Body-Mass-Index), desto geringer das braune Fett. Dabei besitzen Frauen mehr aktiveres braunes Fett als Männer. Im Durchschnitt hat ein Erwachsener nur etwa 50 bis 100 g braunes Fett im Körper, vor allem im Brust-, Nackenbereich, entlang der Wirbelsäule, an größeren Blutgefäßen und oberhalb der Schlüsselbeine. Einzelne braune, stoffwechselaktive Fettzellen finden sich auch im weißen Fett und in Muskulatur, vor allem nach starker Kälteexposition.

Erst seit wenigen Jahrzehnten diskutiert man die Rolle des braunen Fetts als mögliche stoffwechselaktive und «Anti-Übergewichts-Zelltruppe» und neuen Ansatz in der Therapie von Diabetes Typ 2, da es den Energieverbrauch des Körpers ohne Muskelaktivität steigert. Die Tatsache, dass braunes Fett im Alter abnimmt und der weiße «Fettspeck» wächst, bestärkt die These, dass die braunen, mitochondrienstarken Adipozyten im Energiehaushalt und Stoffwechsel ein deutliches Wörtchen mitreden und die Gewichtszunahme im Alter durch die Gesundheit der Zelle und Aktivität des Fettgewebes bestimmt wird.[87] Man vermutet, dass braunes Fett noch viel mehr kann, als nur ein paar Kohlen im Stoffwechsel zu verheizen und Wärme zu erzeugen. Spannendes Faszinosum. Die Zukunft wird zeigen, wie weit sich das Potenzial des braunen Fettes im Kampf gegen Krankheiten bewähren wird. Aber die Kraft dieser kleinen, mitochondrienstarken Fettmannschaft sollten wir jetzt bereits nutzen, wenn wir das gesamte Potenzial von Fett gesundheitlich ausschöpfen wollen. Man kann braune Fettzellen trainieren, wie ein Fußballtrainer seine Mannschaft coacht.

Dazu empfiehlt sich ein wiederholter, gezielter Kältereiz. Auch Sebastian Kneipp, Begründer der Kneipp-Medizin, schwor auf die Kraft der Kälte in der durch ihn bekannt gewordenen, bewährten Wassertherapie (Hydrotherapie). Mein Tipp: Beginnen Sie den Tag mit einer lauwarmen, nicht heißen Dusche und kühlen Sie die Wassertemperatur gegen Ende immer weiter ab, bis es möglichst kühl ist. Lassen Sie das kalte Wasser anfangs sanft auf Arme und Beine regnen. Später, wenn Sie sich an den Kältereiz gewöhnt haben, können Sie empfindliche Stellen wie Schultern, Brust, Rücken und Bauch mit kaltem Wasser beleben. Der Reiz der Kälte ist ein direkter Weckruf an die braunen Fettzellen. Diese reagieren und trommeln zur Wärmeproduktion. Was passiert, wenn wir an einem Frühlingstag in einen eiskalten See oder Pool springen? Nach wenigen Momenten im frostig-kühlen Wasser spüren wir die Kälte nicht mehr intensiv. Das liegt an der Kraft der winzigen inneren Heizpilze im braunen Fett: Der Körper reagiert, indem er die Fettverbrennung in den Mitochondrien ankurbelt und statt ATP, Adenosintriphosphat, die klassische «Energiewährung» der Mitochondrien, Wärme generiert. Sie haben so nicht nur die Fettverbrennung auf Hochtouren, sondern den gesamten Organismus auf ein höheres Energielevel gebracht. Zack.

Daher empfehle ich Ihnen, sich gezielt kleinen Kältetrainings zu unterziehen. Überwinden Sie sich. Es ist ein ernstzunehmender Faktor, wenn es um die Verbesserung des gesunden modernen «thermogenen» Lebensstils geht. Thermogener Lebensstil besagt, dass wir Menschen uns auch in puncto Wohlfühltemperatur aus unserer Komfortzone herausbegeben. Es müssen nicht immer kuschelige 25 Grad im Wohnzimmer sein. Ran-an-das-Fett verbessert Ihre Gesundheit nicht nur über Leinöl, Olivenöl und die ein oder andere Nuss, sondern auch über das Thermostat in Ihrem Zuhause und das Experimentieren mit kaltem Wasser beim Duschen.

Im vorherigen Kapitel haben wir die Macht der Mitochondrien kennengelernt. Da das braune Fett einer dichtbesiedelten Mitochondrienkolonie gleicht, ist eine logische Konsequenz: Werden die Kraftwerke geschädigt – etwa durch falsche Ernährung, Medikamente, oxidativen oder Psycho-Stress –, verliert das braune Fett seine wichtigen Hauptakteure der Energie- und Wärmeproduktion. Die Konsequenz kennen nicht wenige. Man reagiert überempfindlich auf Zugluft. Die unsympathischen «Klassiker» nerven: steifer Nacken, Blaseninfektion, Schnupfen und Halsschmerzen. Kennen Sie das? Manchem ist sogar im Sommer der Gebrauch von Wollpullovern, Decken, warmen Socken und Wärmflaschen nicht fremd. Das Gefühl, sich, egal zu welcher Jahreszeit, warm einpacken zu müssen, ist ein untrügliches Zeichen, dass es um die Gesundheit der Mitochondrien in den Adipozyten und um die Menge an braunem Fett nicht besonders gut bestellt ist. Um braunes Fett zu stärken, braucht es aber nicht nur den regelmäßigen Reiz der Kälte, sondern auch Vitamin A und D. In den nördlichen Breiten, in Skandinavien bekommt man mit kühlen Temperaturen und reichlich fettem Fisch als Vitamin-A- und -D-Quelle «frei Haus» den perfekten Stimulus für braunes Fett. Auch Sie sollten das Nahrungsfett nutzen: Indem Sie Ihre Mitochondrien durch eine fettbetonte, zellgesunde Ernährung schützen, bekommen die Mitochondrienmembranen der braunen Fettzellen, die Dirigenten der Wärmeproduktion, «das perfekte Dinner».

Eine Fettsäure besticht in dieser Funktion als Delikatesse für braune Fettzellen besonders: Ölsäure, aus der Gruppe der mehrfach ungesättigten Fettsäuren. Die reichlich in Olivenöl vertretene Ölsäure löst den notwendigen Kurzschluss in den Mitochondrien aus und pikst die stoffwechselaktive Fettverbrennung an. Genau deshalb kann man mit Olivenöl und wenig Kohlenhydraten exzellent an Gewicht verlieren – über das Mysterium des braunen Fetts. Ein ungeahntes Potenzial, auf dessen weitere Beobachtung ich mich jetzt schon freue. Sie sollten diese Chance nicht ungenutzt lassen. Denken Sie etwas beherzt bei der nächsten Dusche an die kleine Mannschaft des braunen Fetts und regeln Sie sanft die Temperatur runter … Zack.

# TEIL II

# HEILKRAFT DER FETTE

## WIE SIE BESCHWERDEN VON A WIE AKNEPICKEL BIS Z WIE ZAHNFLEISCHENTZÜNDUNG EINFACH LOSWERDEN & VORBEUGEN

Wenn wir unsere Aufmerksamkeit und unser aktives Handeln auf die kleinste Einheit des Körpers richten – die Zelle, den kleinen Mikrokosmos in uns –, wird vieles, manchmal das Unwahrscheinliche möglich. Die Heilung unserer Zellen beginnt auf Ebene der Zellmembranen und der Mitochondrien, den Kraftwerken der Zellen, den wundersamen Triebwerken unserer Energie. Wenn Sie den besten Treibstoff für die Zellen und ihre winzigen Energiefabriken tanken, wird sich peu à peu der gesamte Organismus vielleicht erst unmerklich und später deutlich spürbar positiv verwandeln.

Sprinten Sie als mopsfideler Zeitgenosse, der sich schon immer blendender Gesundheit erfreut, mehrmals die Woche um den Block, strotzen vor Energie und Vitalität ohne Ziepen im Rücken, Kopfschmerzen und Verdauungsbeschwerden? Nun, dann werden Sie sich möglicherweise nicht von einer Sekunde auf die nächste wie ausgewechselt fühlen. Am dramatischsten fallen die fruchtbaren ersten Erfolge bei den Menschen auf, die von chronischen Krankheiten, Schmerzen, Müdigkeit, eingeschränkter Belastbarkeit, Übergewicht, Arthrose, Multipler Sklerose, Krebs und einer endlosen Raupe an miesepetrig machenden Symptomen geplagt sind. Ernährungsmedizinisch fassbare, messbare Triumphe – sie sind wahr, sie sind Realität. Endlich ist es an der Zeit, davon zu erzählen! Endlich! Denn dieses Thema brennt mir schon seit vielen Jahren unter den Nägeln. Ran-an-das-Fett! Mit mehr gesundem Fett erscheinen Menschen positiv ausgewechselt.

Faszinierende Patientengeschichten und vielversprechende

Krankheitsverläufe fesselten mich immer stärker: mehr Energie, größere körperliche und seelische Belastbarkeit, weniger Schmerzen, guter Schlaf, erfolgreiche Gewichtsreduktion, neue Lebenslust, Optimismus und gute Laune, Humor und Ausgelassenheit. Mundwinkel-nach-oben statt finstere Depression! Und je mehr sprudelnde Details meiner Patienten mich nicht selten staunend auf dem Bürostuhl zurückließen, umso mehr wollte ich meine Heilmethode mit «mehr Fett» weiterentwickeln und anwenden. Wenn Sie sich jetzt schon überlegen, wie Sie im Alltag «Ran-an-das-Fett» kommen, konkrete Details: Praktische Tipps für den Einstieg gibt es im Teil 4 des Buches. Doch lassen Sie uns erst einmal in die Tiefe tauchen und die Vielfalt der fetten Chancen für Ihre Gesundheit und die Ihrer Lieben entdecken.

Vom unerfreulichen Aknepickel bis zur Zahnfleischentzündung, Fette können lindern und sogar heilen – wenn man sie nur mal machen lässt! Lassen Sie sich von der Heilkraft des Fettes infizieren und uns eine spannende Rundreise, von Kopf bis Fuß, durch den Körper starten.

# Kopf und Nervensystem

## Das Auge – Nicht wenig kann ins Auge gehen

Moderne Einflüsse können unser Augenlicht hinters Licht führen. Unsere Umwelt, die Impulse von Licht und Ernährung betreffen alle Augen: gesunde und kranke – auch Ihre. Deshalb jetzt aufpassen. Augen auf!

### Makuladegeneration (MD)

Die Makuladegeneration ist ein zu Recht gefürchtetes Ungetüm. In Deutschland leiden zwei Millionen Menschen daran, in ganz Europa sind circa 2,5 Millionen betroffen. Es gibt zwei Formen: die «feuchte» MD, die etwa 20 % ausmacht, und die «trockene» MD, die in 80 % der Fälle dominiert. Bei der «feuchten», oft sehr schnell verlaufenden Form wuchern neue Blutgefäße unter die Netzhaut und zerstören ihre gesunde Struktur. Eine klassische Therapie lindert den drohenden Sehverlust. Die «trockene», langsam verlaufende Form ist durch Ablagerungen auf der Netzhaut bedingt, sie gilt bisher als unheilbar.

Dieses grausame Biest von Krankheit dämpft das Augenlicht und kann nicht selten zur Erblindung führen. Das ist allein schon schlimm genug, aber in den letzten Jahren konnte ich sehenden Auges in meiner Sprechstunde Erschreckendes feststellen: Immer mehr Menschen, auch deutlich jüngeren Alters, Menschen, die in der knusprigen mittleren Lebenshälfte stecken, leiden plötzlich unter diesem Krankheitsbild. Wie kommt denn so was urplötzlich? Aus dem Nichts? Vor zwanzig Jahren kam ich mit dieser Diagnose deutlich seltener in Kontakt. Seltsam. Aber es gibt Erkenntnisse, die dieses traurige Phänomen erklären: Der unrühmliche Zuwachs an Netzhautschäden hängt mit unserem «modernen Licht» zusammen. Mit dem sukzessiven Verbot der guten, alten Glühlampen hat die Politik uns Verbraucher dazu aufgescheucht, auf Energiesparbirnen und LED-Licht umzurüsten. Was dabei scheinbar nicht ausreichend oder etwa gar nicht bedacht wurde: Die leider verbannte Glühlampe hatte ein nahezu sonnenidentisches, bravouröses Lichtspektrum. «Moderne» Lichtquellen unterscheiden sich hingegen fundamental vom Naturlicht. Ein Dilemma mit dramatischen, nicht ausreichend gewürdigten Konsequenzen für unserer aller Augengesundheit. LED-Licht ist nicht ohne. Der hohe Anteil an kurzwelligem Blaulicht (460 bis 490 nm Wellenlänge) birgt eine riesige, kaum hörbar leise Gefahr. LED-Blaulicht-Anteil? Nun, der geht im wahrsten Sinne des Wortes direkt ins gesunde Auge. Unser Auge funktioniert wie eine treue Kamera, je mehr Pixel, desto schärfer das Bild. Der gelbe Fleck des Auges, die Makula, bekommt am meisten Licht ab, besonders wenn unsere Pupillen sehr weit geöffnet sind, etwa wenn wir im Dunkeln fernsehen oder die neue Lieblingsserie streamen. Wenn wir auf Computerbildschirm, Fernseher oder Mobiltelefon schauen, fällt unser Blick direkt in das blaue Licht. Im Unterschied zum Licht der alterwürdigen Glühbirne, die vielleicht noch an manch glücklicher Decke hängt, ist das eine vielfach stärkere Blaulicht-Exposition als verkraftbar. Ein augenscheinlich knackiges Problem rast da auf uns zu, zumal die langfristigen Risiken dieser Exposition bisher *nicht* systematisch in Studien untersucht wurden … Führende Makula-Forscher befürchten düstere Zeiten und irreversible Konsequenzen für die Augengesundheit. Was tun?

Langwelliges Nahinfrarotlicht, wie es aus Sonnenlicht, Glühlampe und Halogenlampen abstrahlt, stärkt Widerstandskraft und Selbstheilungskräfte der Sehzellen. Ran-an-das-Licht! Aber da geht noch deutlich mehr! Und zwar mit cleveren Ernährungsstrategien. Bei Makuladegeneration ist das antioxidative Carotinoid Lutein, ein dem Beta-Carotin verwandtes Vitamin, empfehlenswert. Zudem haben sich Antioxidantien, Vitamin C und E, Zink und Selen und das Carotinoid Zeaxanthin sowie hochdosierte Omega-3-Fettsäuren aus fettem Fisch bewährt. In einer Studie mit fast 40 000 älteren Probanden zeigte sich, dass die höchste Zufuhr von Omega-3-Fett das Risiko für AMD um etwa satte 30 % mindern konnte.[88] Und nicht nur das AMD-Risiko lässt sich mit gutem Fett drosseln, bei hochdosierter Gabe von Omega-3-Fett (circa 1–2 g täglich) lässt sich sogar die Sehkraft signifikant verbessern.[89] Das gute Fett sollten Sie also nie aus den Augen verlieren.

## Trockene Augen

Omega-3-Fett in hoher Dosis kann schwere Augenleiden wie die Makuladegeneration also nachweislich lindern. Juchu. Das ist ein Grund zum Jubeln. Aber im Alltag tauchen kleinere Augensymptome auf, die zwar weniger bedrohlich, aber extrem lästig sind.

Das «trockene Auge» beispielsweise ist eine der häufigsten Augenkrankheiten weltweit. Da bleibt kein Auge trocken? Leider doch, sehr viele sogar. Medizinisch spricht man vom «Sicca-Syndrom», von lateinisch «trocken». Symptome des «trockenen Auges» finden sich bei etwa 20 % der Patienten, die einen Augenarzt aufsuchen. Das trockene Auge ist zwar kein Grund zur großen Sorgenfalte, aber es einfach so zu bagatellisieren, wäre dumm. Das trockene Auge als chronisches Leiden braucht beharrliche Fürsorge. Da nicht nur die Menge der Tränenflüssigkeit, sondern auch deren Zusammensetzung verändert ist, braucht es Konsequenz im Handeln. Die Tränenflüssigkeit hat nämlich wichtige Jobs zu erfüllen, nicht nur für die Tränen auf Trauerfeier, Hochzeit oder nach einem gewonnenen Eishockey- oder Fußballspiel. Tränen befeuchten Horn- und Bindehaut, versorgen die Hornhaut mit Sauerstoff, glätten deren Unebenheiten, boxen Bakterien und Viren nieder und schwemmen Fremdkörper aus. Ein gesunder Tränenfluss gerät nie ohne Grund ins Stocken. Auch nach Augen-Operationen (zum Beispiel grauer Star) oder bei systemischen Krankheiten kann der Tränenfilm vermindert sein und das Auge zur kleinen Wüste Gobi mutieren. Denn ein «trockenes Auge» ist leider oft der zwielichtige Kumpel von Erkrankungen wie Diabetes mellitus, entzündlich-rheumatischen Krankheiten (Sjögren-Syndrom, Lupus-erythematodes oder Rheumatoide Arthritis), Hautkrankheiten (zum Beispiel Rosazea), oder es entwickelt sich in den Wechseljahren oder unter Medikation wie der Anti-Baby-Pille, Beruhigungsmitteln, Schlafmitteln.

Und dann gibt es noch einen hitzigen Antreiber: unseren Lebensstil. Nicht wenige von uns sitzen Ewigkeiten am Computer in trockener Umgebungsluft, manchmal noch zwischen Klimaanlagen und Staub. All diese Umweltfaktoren stören die Balance des gesunden Tränenfilms. In den USA spricht man schon vom sogenannten «office-eye-syndrome». Mit einem leichten Fremdkörper- und Trockenheitsgefühl der Augen fängt es an, später rötet sich die Bindehaut, es brennt, es schmerzt, es juckt, und die Augen sind am frühen Morgen wie mit Sekundenkleber zugekleistert. In der Regel bleibt nur die symptomatische Therapie mit Tränenersatzmitteln, «Wundermittel» mit durchschlagendem Erfolg gibt es bisher leider nicht. Moment, aber eins haben Sie doch! Einen unterschätzten Joker – den haben Sie tatsächlich in der eigenen Hand. Mit mehr gesundem Fett in den Mahlzeiten kann man dem Phänomen äußerst wirkungsvoll zuvorkommen. Denn das Risiko für trockene Augen wird durch reichlich Omega-3-Fett signifikant verringert.

Kurz mal Hand aufs Herz und aufs Auge: Wie lange haben Sie heute schon am Bildschirm gearbeitet? Nichts gegen Fleiß, Leistungswillen und motiviertes Arbeiten am Computer. Bravo! Aber wir Bildschirmtäter müssen einfach mehr auf unsere Augengesundheit achten. Und nicht nur wir. Auch für Partner, Ihre Kinder und Enkelkinder, Nichten und Neffen, Freunde und Bekannte schreibe ich dieses Buch, haue in die Tasten, damit dieses bedeutsame Wissen, wie wichtig Fett ist, möglichst viele Menschen erreicht. Aus meiner Erfahrung profitiert jeder durch langfristig mehr gesundes Fett. Und insbesondere beim Sicca-Syndrom. Potenziell macht gutes Fett sogar Augentropfen überflüssig.

## Migräne – das Nervengewitter

Es zieht, es pocht, es sticht. Anfallartig auftretende Kopfschmerzen, oft nur halbseitig – so macht sich die Migräne bemerkbar. Hierzulande wird bei rund 900000 Menschen der schöne Tag durch einen Migräneanfall qualvoll zerstört. Leider wissen nur drei von zehn betroffenen Menschen, dass es sich bei der durchlittenen Qual um «Migräne» handelt. Migräne ist ein bizarres Krankheitsgeschöpf und hinterlässt viel Verzweiflung. Rund 13 % der gesamten Weltbevölkerung leiden an Migräne. Dieser «Krankheits-Frankenstein» tritt bei Frauen etwa dreimal so häufig auf wie bei Männern. Der Erkrankungsgipfel liegt zwischen dem 25. und 45. Lebensjahr, allerdings können auch Kinder erkranken.

Migräne ist eine enorm facettenreiche neurologische Krankheit. Meist begleiten die periodisch wiederkehrenden Kopfschmerzen zusätzlich lästige Symptome wie Übelkeit, Erbrechen, Fieber, Lichtempfindlichkeit (Photophobie), Geruchs- oder Lärm- und Geräuschempfindlichkeit (Phonophobie). Manche Patienten erleben vor dem eigentlichen Migräneanfall eine sogenannte Aura mit sensiblen oder optischen Wahrnehmungsstörungen. Man kann dabei sogar vorübergehend das Sehvermögen verlieren oder durch motorische Defizite der Beweglichkeit auffällig werden. Gar nicht so selten werden solch seltsame Symptome mit einem Schlaganfall verwechselt.

Obwohl die Migräne weltweit als widerlicher Querulant herumpöbelt, ist ihr Geheimnis medizinisch noch nicht entziffert, Ursachen der Erkrankung sind noch nicht exakt geklärt. Wissenschaftler streiten sich über sie und die Frage, ob die Veränderungen an Blutgefäßen oder am Nervensystem die primär auslösende Ursache von Migräne sind. Ebenso wird diskutiert, ob eine von Nerven ausgelöste Entzündung die Blutgefäße schmerzempfindlicher macht. Diese Entzündung kann sich auch ohne äußere Einflüsse durch eine verstärkte Aktivität der Nerven entwickeln, durch die vermehrt Entzündungsbotenstoffe angeflutet werden. Diese Annahme hat in modernen Theorien einen hohen Stellenwert, und dennoch sind viele Fragen offen. Es bleibt spannend.

### Gehirn als Hochspannungstransformator

Die Wissenschaft hat gezeigt, dass es bei Migräne zu einer kurzen Störung des normalen Informationsflusses und zu einer veränderten Reizverarbeitung im Gehirn kommt. Migränebetroffene ticken anders. Ihr Gehirn reagiert extrem sensibel und aktiv auf äußere Reize und bleibt im Vergleich zum Gehirn von Gesunden ununterbrochen in maximaler Alarmbereitschaft. «Ständig unter Spannung und Hochstrom», das ist der Zustand des Gehirns eines Migränepatienten. Auf dieses Gehirn, das wie ein Hochspannungstransformator agiert und «under pressure» ist, strömen täglich die verschiedensten situativen Einflüsse und Reize ein. Es gibt dabei besondere Auslöser, sogenannte «Trigger», wie etwa urplötzliche Veränderungen im normalen Tagesablauf oder des Schlaf-Wach-Rhythmus, Reize wie Stress, Lärm, Wetterwechsel oder bestimmte Nahrungsmittel. Vor allem mahnt man zur Vorsicht vor Konservierungsstoffen (Tartrazin, Benzoesäure), zusatzstoffbeladenen Fertiggerichten, Geschmacksverstärkern und histaminreichen Lebensmitteln wie Erdbeeren, Zitrusfrüchten, Schokolade, Rotwein, Salami und einigen älteren Käsesorten. Auch innere Faktoren können Migräne anfeuern: hormonelle Dysbalancen während der Menstruation, Hunger oder Stoffwechseländerungen unter Medikamenten.

Der Migräneanfall kann Stunden bis Tage anhalten, ein Marathon an Schmerzen und verlorener Lebensqualität. Besonders grausam ist es, wenn die Krankheit zu einer chronischen Migräne ausufert, also eine Attacke nach der anderen sich wie eine Perlenschnur aneinanderreiht. Ein Albtraum. Jede Migräne ist individuell unterschiedlich, jede Erkrankung so einzigartig im Verlauf wie der Mensch selbst. Daher bedarf es immer einer maßgeschneiderten Therapie. Zaubermittelchen, die den strapaziösen Kopfschmerz ad hoc weghexen, gibt es keine. Um lästige Migräne loszuwerden, muss man in die Eigenverantwortung gehen. Und therapeutische Alternativen sind gefragt. Die aktuelle Diagnostik und Therapie beschäftigt sich (leider) noch zu viel mit den Auslösern von Migräne und nicht mit den Ursachen! Der Stoffwechsel der Betroffenen wird (noch) nicht adäquat beachtet. Schade! Was bleibt, ist die Dröhnung mit Schmerzmitteln als erste Hilfe in der Not. Das verkannte Dilemma: Mit dieser Verschreibungspraxis *schädigt* man potenziell sogar die Energieversorgung der Nervenzellen. Denn: Paracetamol etwa löst eine Verarmung des wichtigsten Antioxidans der Zelle, des Glutathions aus, eine Nebenwirkung, die das ursächliche Problem sogar verschlechtert. Denn so wird der stabile Energiehaushalt der Nervenzelle gestört. Wichtig ist das tiefe Verständnis für die Natur des Monsters. Es entsteht durch ein *Energiedefizit im Nervensystem*, und Trigger sind nur die plötzlichen Auslöser, *nicht* die schlummernden Ursachen der Migräne. Rums!

Deshalb ist es aus ernährungsmedizinischer Sicht für den Migränepatienten bedeutend, das Gehirn kontinuierlich mit guter Energie, also dem besten «Sprit» aus Nahrung zu versorgen und zusätzlich penibel auf die Regelmäßigkeit ausgewogener Mahlzeiten zu achten. Der richtige Zeitpunkt des Essens spielt die alles entscheidende Rolle. Deshalb empfehle ich Migränepatienten: Esst extrem regelmäßig. Der Rhythmus der Mahlzeiten muss stabil ticken. Intermittierendes Fasten, also nichts essen über einen längeren Zeitraum von über 14–16 Stunden, ist aus meiner Erfahrung sogar höchst kritisch, da dadurch Migräneattacken angestoßen werden können. Aber auch die Nahrungsmittel als «Sprit» für die Nerven spielen eine Rolle. Zwar wird Migräne nicht als eine Nahrungsmittelallergie angesehen, dennoch ist es ratsam, individuell auf die Verträglichkeit von Nahrungsmitteln und auslösende Trigger zu achten. Das Essen nach modernen Kriterien und mit ausreichender Flüssigkeitsversorgung trägt maßgeblich zur Bändigung des Monsters bei. Und hier betritt endlich unser neuer bester Freund auf dem Teller, das Fett, die Szene.

Studiendaten beweisen die imposante Verbindung zwischen fettreichen und kohlenhydratarmen Mahlzeiten und einem exzellenten Rückgang von Migräne. Eine im renommierten *European Journal of Neurology* publizierte Arbeit untersuchte dazu Probanden mit regelmäßigen Migräneanfällen. Man setzte eine Patientengruppe über einen Monat auf eine fettreiche, ketogene (ca. 80 bis 90 % Fett) Ernährung und nachfolgend über fünf Monate auf eine normale, kalorienreduzierte Kost. Einer Kontrollgruppe wurde eine normale, kalorienreduzierte Diät verordnet. Und das Ergebnis? Nur die fettreich essende Gruppe zeigte einen signifikanten Rückgang der Beschwerden. Nicht nur die Zahl der Migräneattacken insgesamt, auch der Berg an verbrauchten Medikamenten schmolz während des ersten Untersuchungsmonats im Vergleich zu den fettarm ernährten Migränepatienten. Bei dieser Gruppe linderten sich die Symptome innerhalb der vier Wochen nicht wesentlich. Interessanterweise verschlechterten sich die Beschwerden, als die «Fett»-Gruppe nach einem Monat auf die normale, kalorien- und fettarme Ernährung umswitchte, auch wenn sie dabei ein besseres Niveau hielt im Vergleich zur Ausgangssymptomatik. Mehr Fett ist also überzeugend! Oder für welche Gruppe würden Sie sich als Migränepatient entscheiden?

Und für alle Zweifler hier noch die «fette Erklärung», warum Fett bei Migräne funktioniert: Gerade weil Migräne ursächlich mit Entzündung und «Nervengewitter» durch Freisetzung des Neurotransmitters Serotonin zu tun hat, kann Fett, vor allem aus Omega-3, lenkend eingreifen. Auch prospektive placebokontrollierte Doppelblindstudien, die methodologisch das höchste wissenschaftliche Gütesiegel haben, beweisen den Erfolg von Omega-3 bei Migräne. In einer solchen Untersuchung erhielten Migränepatienten entweder Omega-3 oder Placebo – doppelblind heißt: Nicht nur der Patient, sondern auch der Arzt weiß nicht darüber Bescheid, ob der Patient den echten Wirkstoff bekommt oder nicht. Als Erfolg definierten die Forscher dieser Studie eine Reduktion der Attacken um mindestens 80 %. Und das Ergebnis? Ein Drittel der Placebo-Patienten spürte Linderung. Nun, den oft zu Unrecht gescholtenen Placebo-Effekt – «Weil ich an etwas glaube, hilft es mir» – darf man nie unterschätzen. Er hat in der Tat nachweislich heilende Kraft. Dennoch schnitt die Fett-Gruppe doppelt so gut ab. Zwei Drittel der Fälle zeigten die erfolgreiche Symptomlinderung um 80 %. Extrem beeindruckend ist der Fakt, dass die Studie lediglich zwei Monate dauerte und sich allein in diesem winzigen Zeitfenster derart tolle Erfolge feiern ließen. Schön! Migräne kann also durch mehr Fett effektiv verscheucht und sogar verhindert werden.

Mein Rat aus der Praxis: Mit weniger Kohlenhydraten aus Weißmehl und Süßigkeiten, der Gabe von hochwertigem Fett und ausreichend Mikronährstoffen wie Magnesiumcitrat, Vitamin-B-Komplex und Zink als «orthomolekulares Zellfutter» lassen sich in den meisten, sogar hartnäckigen Migränefällen die Beschwerden lindern oder komplett in Luft auflösen. Es macht irren Spaß, einem erleichterten Migräneopfer in die Augen zu schauen. Und noch ein fetter Punkt ist wichtig: Entspannung und Bewegung. Raus an die Luft, ins Licht, in die Sonne, hin zu entspannenden Freizeitaktivitäten wie Radfahren, Schwimmen, Yoga, Qigong et cetera. Ebenso bewährt sind Klassiker wie Progressive Muskelentspannung, Autogenes Training und komplementärmedizinische Ansätze aus Akupunktur und Biofeedback. Wählen Sie, was Ihnen guttut und Spaß bringt. Sie wissen jetzt, Fett ist wie eine heilende und vorbeugende Wundsalbe, der große Regenschirm gegen das «Nervengewitter» Migräne. Legen Sie los! Oder empfehlen Sie es gleich einem der Betroffenen in Ihrem Umfeld.

## Multiple Sklerose

Die Multiple Sklerose (MS) ist eine chronisch entzündliche Krankheit des zentralen Nervensystems. Sie kann in Gehirn, Rückenmark und Sehnerven wüten und ist ein echter Misanthrop. Welt-

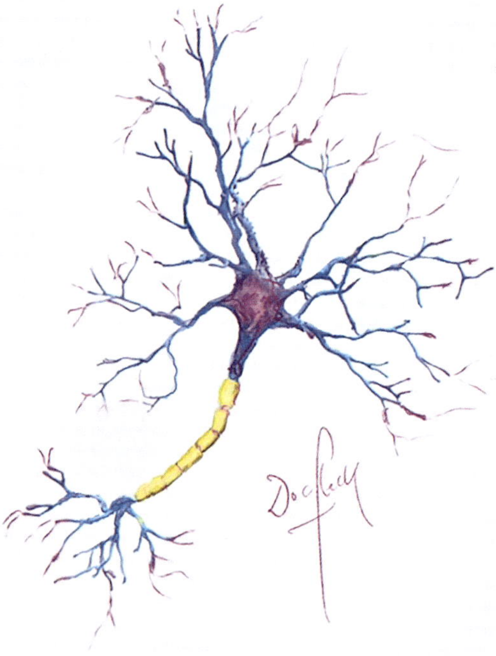

Nervenzelle mit Myelinscheide

weit sind geschätzt circa 2,5 Millionen Menschen erkrankt, davon etwa 200 000 in Deutschland. Typischerweise erkranken jüngere Menschen zwischen 20 und 40 Jahren. Multiple Sklerose kann in akuten Schüben mit Phasen der vorüberregenden Remission, das heißt eines Stillstands der Erkrankung, oder kontinuierlich verlaufen. Rheumatologen sprechen wegen des schubartigen Charakters daher oft vom «Rheumatismus des Gehirns». Man vermutet eine Auto-Immunreaktion als Ursache, bei der das Immunsystem irrtümlich gegen körpereigene Strukturen rebelliert und diese ziemlich erbarmungslos attackiert.

MS ist eine Krankheit mit vielen Gesichtern, da Entzündungen und der Verlust der liebenswerten Schutzanzüge aus fettreichem sogenanntem Myelin die verschiedensten Nervenzellen heimsucht. Deshalb gibt es weder ein klassisches Leitsymptom noch typische Verläufe. Die MS gehört wie die Demenz zu den chronisch neurodegenerativen Krankheiten. Grob gefasst gehören auch die Migräne, das Aufmerksamkeits-Defizit-Syndrom (ADS), auch mit Hyperaktivität (ADHS), Muskelatrophien, Autismus, Asperger-Syndrom und Augenschäden wie die altersbedingte Makuladegeneration in diesen unsympathischen Kreis. Allen Erkrankungen gemeinsam ist der körpereigene Zelltod, die unwiderrufliche Apoptose (altgriechisch apóptosis, von apopíptein, ‹abfallen›) von Neuronen.

Einen Ausweg aus der Krankheit zu finden, ist beschwerlich. Bisher gilt MS als nicht heilbar. Die etablierte, immunsuppressive Therapie zeigt keine bahnbrechenden Erfolge und ist mit Nebenwirkungen behaftet. Zeit, weiter zu grübeln und sich Gedanken zu machen. Der Hinweis, dass geschädigte Zellen eine Rolle spielen und Schädigung der Mitochondrien nachweisbar sind, ist ein moderner Ansatz. MS über das «Kurieren» geschädigter Zellen durch Fett zu lindern, klingt äußerst verheißungsvoll. Dabei ist die wissenschaftliche Arbeit zum Thema fettreiche Ernährung allerdings noch ein kleines Floß auf stürmischer See. Und bis Ergebnisse zu einer ernstzunehmenden Flotte an validen Daten herangewachsen sind, wird es dauern. Aber die ersten Resultate sind vielversprechend und machen Lust auf fette Bomben, die ich auch meinen MS Patienten zum Beispiel als Frühstück verordne (am Ende des Buches finden Sie dazu von mir empfohlene Rituale).

In einer großangelegten Studie mit MS-Patienten wurde der Verzehr von Omega-3-Fett untersucht. Das Ergebnis verwunderte mich überhaupt nicht: Je mehr Omega-3 auf dem Teller landete, umso geringer waren Entzündungsaktivität der MS und Anzahl der Schübe und umso größer die Lebensqualität.[90] Wie wichtig das möglichst schnelle «Ran-an-das-Fett» gerade bei neurologischen Krankheiten ist, beweist das Ergebnis auch einer weiteren Studie. Werden Patienten unmittelbar zum Zeitpunkt der Diagnose im Speedy-Gonzales-Tempo auf Omega-3 gesetzt, zeigen sie in den nächsten zwei Jahren weniger Schübe und weniger Behinderungen im Alltag als die «fettfreie» Probandengruppe.[91]

Also: Ran-an-das-Fett! Aus meiner langjährigen Erfahrung mit autoimmunen und entzündlichen Erkrankungen zeigen sich spektakuläre Resultate. Bei nicht wenigen meiner Patienten ruhen Krankheiten inzwischen komplett. Mit Omega-3, ausgewogener Ernährung und einer orthomolekularen Mikronährstofftherapie aus Vitamin D, Vitamin E, Vitamin-B-Komplex, Magnesium, sehr hochdosiertem Biotin und Selen lässt sich oft die MS kaltstellen. Was mich an dieser Stelle allerdings wirklich maximal zwiebelt: Diese innovativen und nebenwirkungsarmen Therapiestrategien finden bisher in der klassischen Behandlungspraxis kaum Beachtung, keinen Respekt und keine Förderung. Das muss sich ändern! Auch darum dieses Buch.

### AD(H)S – Apocalypse Now! Mein Kind mutiert zum feuerspeienden Drachen

Unkonzentriert und hibbelig rutschen sie auf dem Stuhl hin und her. Von jeder winzigsten Kleinigkeit werden sie abgelenkt. Sie kommen oft zu spät, vergessen Termine, Absprachen und das

Mittagessen. Sie leiden an beratungsresistenter «Aufschieberitis», provozieren mit dem unordentlichsten Zimmer auf dem Planeten Erde, sie verzetteln sich, verpassen Bus und Bahn, wirken unruhig, innerlich getrieben, verprassen das Taschengeld. Sie sind ständig aktiv, trommeln mit den Fingern auf dem Esstisch. Die Füße zappeln nervös. Sie fühlen sich sofort angegriffen, sind emotional aufgewühlt und reagieren über. Und nicht zu vergessen: die gefürchteten Wutausbrüche. Voilà, der perfekte Albtraum AD(H)S.

Man schätzt, dass etwa drei bis sechs von hundert Kindern und Jugendlichen hierzulande an AD(H)S leiden. Das sind weit über eine halbe Million. Jungen sind zwei- bis viermal so häufig betroffen wie Mädchen. Bei bis zu 60 % der kleinen Patienten im Kindes- oder Jugendalter zementieren sich die leidvollen Symptome bis ins Erwachsenenalter. Was ist eigentlich diese Aufmerksamkeitsdefizit(Hyperaktivitäts)störung? Eine banale Modediagnose? Psychische Störung? Krankheit? AD(H)S gilt als die mit Abstand häufigste Verhaltensstörung im Kindes- und Jugendalter. Charakteristisch sind Probleme mit Aufmerksamkeit, Konzentration, Impulsivität und Selbstkontrolle und eine starke körperliche Unruhe, das «hyperkinetische Syndrom» (HKS), oder umgangssprachlich «Zappelphilipp-Syndrom». Angemerkt: ADHS wurde im Jahr 1845 erstmals von dem Frankfurter Facharzt für Psychiatrie und Kinderbuchautor Heinrich Hoffmann (1809–1894) im Buch *Der Struwwelpeter* literarisch dargestellt. Das Werk zählt zu den erfolgreichsten deutschen Kinderbüchern und fesselt mit mehreren wunderbaren Geschichten, in denen Kinder durch unvorsichtiges und hyperaktives Verhalten sogar in Lebensgefahr geraten.

Ist die Geschichte vom Zappelphilipp zwar alt, scheint sie aktueller denn je. Die Diagnose AD(H)S sprießt wie Unkraut aus allen Ecken. Aber längst nicht jedes Kind, das laut und lebhaft ist, Familie, Lehrer und Erzieher unzählige Nervenstränge kostet, leidet an AD(H)S. Die Übergänge von normal zu krankhaft sind sanft fließend, nicht einfach zu fassen. Kritische Stimmen hinterfragen die dramatischen «Krankheitsexplosionen» und Medikamentenverordnungen. 1993 wurden in Deutschland 34 kg Methylphenidat, als Ritalin® rezeptiert, 2013 waren es bereits 1803 kg. Doch Vorsicht. Solche Medikamente sind keine Smarties! Die inflationär verschriebenen Pillen unterliegen dem Betäubungsmittelgesetz (ähnlich wie Morphium), und ihre Langzeitwirkung ist noch weitgehend unerforscht. Mittlerweile geht die Verordnung nach Angaben des *Bundesinstituts für Arzneimittel und Medizinprodukte* (BfArM) für Kinder seit 2015 hierzulande etwas zurück, steigt aber bei Erwachsenen.

Neben der erblichen Disposition gibt es schlummernde Ursachen und Auslöser der Krankheit. Das Zusammenspiel aus neurobiologischen und psychosozialen Faktoren etwa scheint die ideale Zündschnur für AD(H)S. Das genetische Rüstzeug und ein gestörter Zellstoffwechsel führen dazu, dass Signale zwischen den Neuronen nicht korrekt übertragen werden. Der Neurotransmitter Dopamin ist bei AD(H)S-Patienten beispielsweise in geringerer Konzentration im Gehirn vorhanden als bei gesunden Vergleichspersonen. Fehlt dieser Botenstoff im Gehirn, ist der freudige Handschlag zwischen den Nervenzellen, die offene und ungetrübte Kommunikation, das laute Schnattern zwischen den Zellen gestört. Und in der Folge mutieren die Betroffenen spontan zu feuerspeienden kleinen Drachen.

Allgemein wird eine «multimodale» AD(H)S-Therapie empfohlen, also Verhaltenstherapie, Physiotherapie, Bewegung und eventuell zusätzliche Medikation. Mögliche Nebenwirkungen inklusive, wie zum Beispiel Appetitmangel, Kopf- und Bauchschmerzen, Schlafstörungen usw. Das AD(H)S in der notwendigen therapeutischen Konsequenz zu unterschätzen, wäre ein fataler Fehler. Bleibt der kleine Zappelphilipp bis ins Erwachsenenalter ohne angemessene Hilfe, wirkt sich das potenziell desaströs auf das gesamte Privat- und Berufsleben aus: schlechte Schulnoten, abgebrochene Ausbildung, Probleme im ersten Job, kein gutes Selbstwertgefühl, eingeschränkte Belastbarkeit seelisch wie körperlich, Beziehungsdesaster … SOS! Es muss gehandelt werden, so früh und effektiv wie möglich.

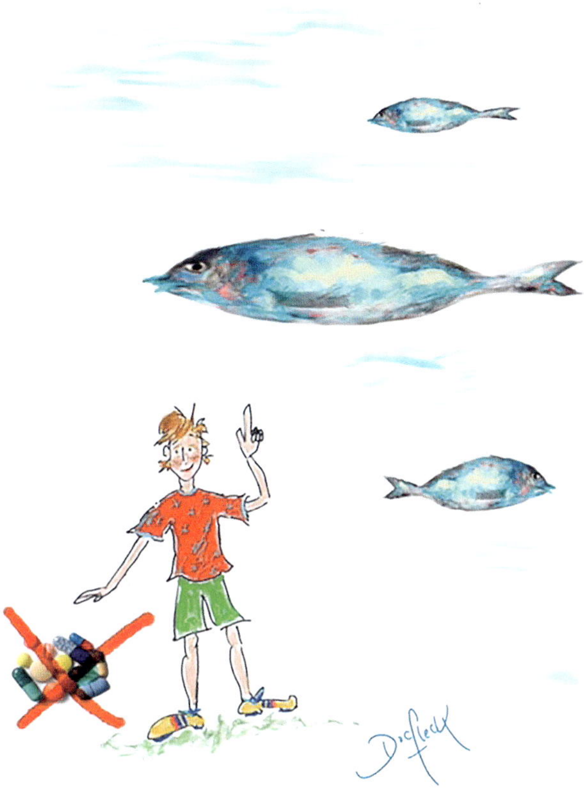

Und AD(H)S kann sogar besser als gedacht ausgebremst werden: nicht nur mit den allseits gepredigten Medikamenten. In meiner Sprechstunde kann ich seit Jahren beobachten, wie sich AD(H)S-Beschwerden unter einer modernen Therapie mit gesundem Fett rigoros bessern. Was ich zunächst für ein paar inspirierende, nette Einzelfälle hielt, präsentiert sich rückwirkend betrachtet als eine stabile Beobachtung. Führt Fett aus der Nahrung zu messbaren positiven Ergebnissen – gänzlich ohne Nebenwirkung? Lange musste ich auf Studien warten, die meine therapeutischen Erfolge durch den Einsatz von Fett bei AD(H)S wissenschaftlich belegten. Voilà: In einer beeindruckenden Studie hieß es für sechs- bis zwölfjährige Kinder mit AD(H)S, die unter Ritalin® und Verhaltenstherapie über sechs Monate keine Besserung des Sozial- und Lernverhaltens zeigten: Ran an das Fett! Eine Hälfte der schwertherapierbaren AD(H)S-Kinder erhielt Omega-3 aus fettem Fisch, die anderen Kinder Placebo. Nach drei Monaten zog man die erste Bilanz. Wirkt mehr Fett bei AD(H)S im Vergleich zu Placebo? Was zeigte sich im Ergebnis? Nun, nichts wirklich Imposantes: Es gab keine bedeutsamen Unterschiede zwischen den «Mehr-Fettlern» und der Placebogruppe. Mmmh. Ist Fett bei AD(H)S etwa doch nicht so heilsam wie vermutet? Mit vorausschauend gutem Plan im klugen Kopf hatten die Forscher das Studiendesign langfristig angelegt und weitere Kontrollen nach sechs Monaten vorgesehen. Und siehe da: Mit Omega-3 lässt sich beim Zappelphilipp-Syndrom das Ruder rumreißen. Mit etwas längerem Geduldsfaden präsentierten sich nach weiteren sechs Monaten imposante Verbesserungen in der «Fettgruppe»: mehr Aufmerksamkeit, weniger Impulsivität und ein stärkerer Kooperationswille mit Eltern und Lehrern. Und noch eindrucksvoller: Die Kinder verbesserten sich maßgeblich in puncto Aggressivität, Ruhelosigkeit und Arbeitsverhalten.[92] Und die Moral von der (Studien-)Geschicht?

AD(H)S braucht nicht allein mehr gesundes Fett aus langkettigen Omega-3-Quellen wie etwa aus Fisch oder Algenöl, man muss dem Fett auch *zeitlich* eine Chance geben und Geduld haben. Ein entspanntes, pflegeleichtes Kind, ein friedlicher, kooperativer Jugendlicher, bessere Schulnoten und gute Laune statt apokalyptisches Chaos beim Familienfest sind eine ernstzunehmende, optimistisch stimmende Alternative. Oder etwa nicht?

## Demenz und kognitive Defizite

«Ich habe mich selbst verloren.» (Auguste Deter, 1902)

Wir fliegen zurück in die Vergangenheit. Es ist der 3. November 1906. Das Auditorium der 37. Versammlung der südwestdeutschen Nervenärzte in Tübingen hört sich einen Vortrag an. Es geht um irgendetwas Seltsames, einen «eigenartigen Erkrankungsprozess der Hirnrinde» einer im Alter von nur 56 Jahren verstorbenen Patientin mit Namen Auguste Deter. «Wie heißen Sie?» – «Auguste.» – «Wie heißt Ihr Mann?» – «Ich glaube Auguste.» So beschreibt der Referent dieses skurrilen Krankheitsfalles, ein gewisser Alois Alzheimer, in seinem Vortrag Auszüge aus seiner Patientenanamnese. Der damals anwesenden ärztlichen Expertise war die historische Dimension dieses Vortrags nicht bewusst. Die immense Bedeutung lässt sich damals nicht im Geringsten erahnen. Wie so vieles im Rückblick der Geschichte. Nach dem letzten Wort von Alois Alzheimer gab es keine weiteren Fragen. Nix. Kurzer Applaus, und dann ging man schnell zum nächsten Thema über. Keine weiteren Fragen, keine Diskussion. Sogar in den Nachrufen nach dem Tode Alzheimers 1915 wird die «sonderbare Krankheit» nicht einmal mit irgendeiner Silbe erwähnt. Erst in den siebziger, achtziger Jahren des vergangenen Jahrhunderts wächst das Interesse der Wissenschaft an der «seltsamen Krankheit». Bizarr, nicht wahr?

Und Anfang des 21. Jahrhunderts an einer Uniklinik in Deutschland? Als junge Assistenzärztin habe ich einmal einer liebenswerten Patientin namens Else zu ihrem 90. Geburtstag einen selbstgepflückten Blumenstrauß auf ihr weißes Bettlaken gelegt. Dieser Moment klebt mir noch so frisch im Gedächtnis, als wäre er gestern geschehen. Else in ihrem lila-bläulichen Nachthemd, das ihre strahlende Augenfarbe spiegelt, freut sich, langsam strömt ein breites Lächeln durch ihr zartes, faltiges Gesicht. Sie starrt auf die Blumen, dann in mein Gesicht. Als ich ihr zum Geburtstag gratuliere, ihre Hand greife, stammelt sie mit leiser Stimme: «Wer hat

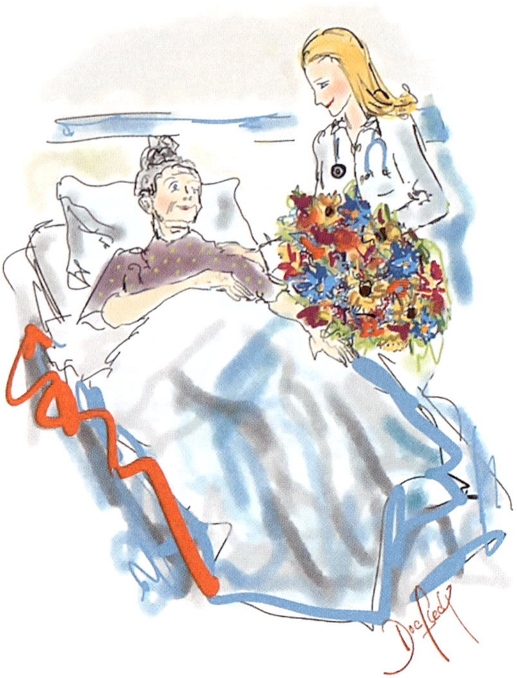

Geburtstag?» Ich antworte: «Sie, Else. Heute werden Sie neunzig Jahre alt.» Einige Momente sagt sie nichts, kaut an ihrer trockenen Unterlippe. Dann: «Wo? Wo bin ich?» – «Else, Sie sind hier im Krankenhaus, heute ist Ihr Geburtstag», erwidere ich. «Else? Wer ist Else?», flüstert sie verwirrt.

Elses stumpfe Reaktion spiegelt die traurige Realität. Else hat ihre Identität verloren. Sie hat komplett vergessen, wer sie ist, wo sie ist. Was mir an einem strahlend sonnigen Frühlingstag damals auf einer Station für Innere Medizin passierte, die entmutigende und verstörende Bekanntschaft mit der Brutalität der Demenz, ist heute ein allgegenwärtiges Szenario. Demenzen sind als folgenschwerste psychische Alterserkrankung[93] eine wachsende soziale und gesellschaftspolitische Herausforderung.[94] Epidemiologische Daten aus Deutschland und weltweit sind beunruhigend. Nimmt man die leichten Anfangsstadien mit ins Boot, zählt man mindestens 1,5 Millionen Demenzkranke hierzulande.[95] Forscher rechnen mit einer Zunahme auf etwa 16 Millionen Fälle in Europa bis zum Jahr 2050.[96] Lässt sich dieser Demenz-Tsunami stoppen? Wenn ja, wie?

Hier jetzt kommt Fett als verkanntes Stoppschild ins Spiel. Schauen wir uns kurz mal die Krankheitsauslöser der Demenz genauer an. Schon lange ist bekannt, dass Demenz etwas mit einem gestörten Kohlenhydratstoffwechsel zu tun hat. Bereits im Jahr 2005 tauchte erstmals «Diabetes Typ 3» als neues Synonym für die Demenz auf. Das war also nicht erst gestern oder vorgestern. Seitdem verdichten sich Forschungsergebnisse, die den Schluss nahelegen: Was wir regelmäßig essen, entscheidet potenziell auch darüber, ob wir dement werden oder nicht. Die Wissenschaft belegt: Die Art unserer «modernen fettarmen», aber kohlenhydratdichten Ernährung ist Hauptstimulus und diskreter Strippenzieher bei der weltweiten Explosion der Demenzkrankheit. «Angefutterte Demenz», das klingt heftig. Doch bevor es leider noch düsterer wird, pardon liebe Leser und Leserinnen, erst einmal ein kurzer Lupenblick auf das «noch» gesunde Gehirn.

Unser bei der Geburt – Gott sei Dank – in der Regel rundum fittes Gehirn ist ein Held an außergewöhnlicher Leistungskraft: Wir können denken, fühlen, erinnern. Wir können komplexe Probleme analysieren und komplizierte Rätsel lösen. Das dichte Netzwerk aus über 100 Milliarden Neuronen macht diese Wunder möglich. Diese heldenhaften Zellen sind über zarte, sensible Kontakte miteinander verbunden, die Synapsen, die ihre Freude an lebendiger Kommunikation ständig auskosten. Immerzu fließen neue Informationen, feine oder grobe Reize über die Synapsen von Nervenzelle zu Nervenzelle. Einer der Zell-Helden flüstert dem anderen neue Geschichten zu. Informationen, die durch Botenstoffe von Neuron zu Neuron transportiert werden und in den verschiedensten Arealen unseres Denkkastens verarbeitet werden,

In dieses friedvolle Disneyland-Idyll aus fleißigen und bestens gelaunten Zellen schleicht sich potenziell die Demenz anfangs unmerklich an. Das passiert oft bereits Jahre vor dem Offenbarungseid und Zutagetreten der Krankheit. Zunächst sind die kleinen Synapsen betroffen. Ist der freie Fluss an den Synapsen lahmgelegt, können die Helden nicht mehr miteinander sprechen. Der lebenswichtige Input wird nicht mehr richtig weitergeleitet, und der Abbau der Nervenzellen ist im Nu losgetreten.

Dieses grausame Trauerspiel fußt auf einem verkannten Problem: die fettarme Ernährung, die uns als «gesund» eingetrichtert wurde. Da ist nix gesund, denn sie feuert den unaufhaltsamen Verlust der Nervenzellen geradezu lautstark an. Wie kann man sich das vorstellen? Der höhere Blutzuckerreiz durch fettarme, kohlenhydratdichte Mahlzeiten küsst starke Signalmoleküle wach, die die Krankheitskaskade ins Rollen bringen. Spezifische Proteine werden zusammengetrommelt, aus denen sich die krankheitstypischen Alzheimer-Phänomene auswachsen: die sogenannten «Beta-Amyloid Plaques» und «Tau-Fibrillen». Diese harten Eiweißklumpen und Faserbündel zermalmen die gesunden Nervenzellen wie ein Mühlstein. Kleiner Ausflug gefällig?

Was passiert? Blutzuckerreize erpressen jedes Mal die arme Bauchspeicheldrüse zur neuen Insulinreaktion. Je öfter und je stärker der Ausstoß, der «Ruf» von Insulin, umso mehr stumpfen die Insulinrezeptoren an den Zelloberflächen ab. Die Zellen sind irgendwann von den lautstarken Insulinrufen nur noch «genervt». Vor allem die Zellen der Leber werden leicht schwerhörig für den Ruf von Insulin und letztlich insulinresistent (interessant hierzu auch das Kapitel Diabetes mellitus). Solche insulinresistenten Leberzellen kommen auf obskure Gedanken und produzieren spezielle Fette, sogenannte Ceramide, deren toxisches Potenzial eine Demenz zusätzlich befeuert. Ceramide passieren nämlich den Burggraben der Blut-Hirn-Schranke und stimulieren die Aktion spezifischer Enzyme. Infolge dieser Enzymaktivitäten lösen die Ceramide im Gehirn Insulinresistenz, oxidativen Stress und

Entzündungen aus. Doch damit nicht genug. Ceramide induzieren die Apoptose, den programmierten Zelltod. Ein desaströses Selbstmordkommando. Der Suizid einzelner Zellen. In diesem Fall sind es unsere wertvollen Helden des Denkens, die Hirnzellen, die langsam absterben.[97] Ein Drama, das vermeidbar wäre durch mehr gutes Fett in der Ernährung und das Einsparen von Kohlenhydraten. Denn gerade Fett streichelt den Blutzuckerspiegel wie eine zarte Samtpfote: Wenn wir Fett essen, wird unser Blutzuckerspiegel nicht nach oben gejagt, die kritische Insulinantwort bleibt aus.

Die wissenschaftliche Evidenz dafür, wie stark unser «täglich Brot» und unsere «täglich Zuckerschnecke» den täglich Tod für Nervenzellen bedeutet, wächst ständig. Wegweisende Beweise dazu lieferten die Forscher der Mayo Clinic in Minnesota bereits 2012. Die vorbildlichen Daten demonstrierten mahnend, dass eine kohlenhydratbetonte Ernährung ein um 89 % erhöhtes Demenzrisiko mit sich zerrt. Probanden, die sich im Vergleich fettreich ernährten, zeigten ein um 44 % vermindertes Demenzrisiko.[98] Eindrucksvoll! Ran-an-das-Fett hat also das erstaunliche Potenzial, Gehirne gesund zu halten. Einfach indem die wichtigen Insulinrezeptoren der Gehirnzellen durch mehr gutes Fett und wenig Kohlenhydrate lebendig und hellhörig für Reize bleiben. Statt zunehmend träge und unbedeutend dahindämmernd, laufen Stoffwechsel und Signalwege zwischen den Neuronen wie geschmiert. Je eher Sie Ihren Körper zum gesunden Fett bringen, umso besser. Die Zellen, insbesondere die Ihres Gehirns, schätzen Fett als besonders «saubere Energiequelle» im Gegensatz zu Glukose.

Im Normalfall erhalten die Zellen, auch die des Gehirns, Energie aus Glukose. Allerdings kann das Gehirn auch Ketone, die Stoffwechselprodukte, die beim Abbau von Fett anfallen, nicht nur als gleichwertige, sondern sogar optimale Brennstoffquelle nutzen. Das ist insofern spannend, weil Demenzen unter anderem dann entstehen, wenn insulinresistente Gehirnzellen nicht mehr mit der Glukose als Energiequelle klarkommen. Ohne Energie kein Leben. Hier besticht Fett als optimaler Energielieferant und

Makronährstoff. Gesundes Fett verringert chronische Entzündungen, lässt den Blutzuckerspiegel unbeeindruckt und senkt so das Risiko für Diabetes mellitus Typ 2 und Typ 3: Demenz. Wenn wir uns allein kurz vorstellen, dass Fett ein elementarer Bestandteil der Hirnsubstanz ist, liegt es auf der Hand, dass Fett der klügste aller Makronährstoffe für ein gesundes, cleveres Gehirn ist.

Wer sich im Alter noch an blitzschnellem Denken erfreuen will, sollte für gesunde Gehirnzellen sorgen und die Balance der Omega-Fette hegen und pflegen. Die bislang empfohlene fettarme, getreidereiche und kohlenhydratdichte Ernährung bedeutet jedoch, dass umso mehr entzündungsfördernde Omega-6-Fette und Transfette auflaufen. Mit schwerwiegenden Nachteilen für die Gesundheit, auch für die des Gehirns. Die meisten von uns sind weit von dem für den Organismus optimalen Omega-6/3-Quotienten von 3:1 entfernt. Für die, die etwa dreimal Omega-3-haltiges Fleisch aus Weidetierhaltung und einmal Fisch mit reichlich langkettigen Omega-3-Fettsäuren pro Woche essen, liegt das Verhältnis Omega-6 zu Omega-3 bei circa 10:1. Viele Menschen stolpern jedoch mit einem kritischen Verhältnis von 15 bis 30:1 und sogar mehr durch den Tag. Sie essen zu wenig Omega-3 und summieren Berge an Omega-6 aus Fertigprodukten oder dem Klassiker, einem Stück Brot mit «gesunder» Sonnenblumenmargarine und einer billigen Wurst aus Massentierhaltung. Wenn man bedenkt, dass für ein gesundes Nervensystem sogar extrem viel Omega-3-Fett relevant ist, um einen chronischen Überhang von Omega-6 auszubalancieren, kann der Mangel an Omega-3 für die gesunde Gehirnsubstanz kritisch werden.

Die Chance liegt im Fett. Omega-3-Fett guter Qualität hält unsere Hirnzellen auf Trab und verringert das Demenzrisiko. Dabei entscheidet die regelmäßige und hochdosierte Zufuhr der maritimen Omega-3 Docosahexaensäure (DHA) über Gesundheit unseres Oberstübchens. Gerade hier hat sie sich den Ruf als Königin der Omega-3-Fettsäuren mehr als verdient. Konkrete Beispiele für Ihren Alltag gebe ich in Teil 4.

Aber auch, wenn sich die Demenz schon einen traurigen Trampelpfad durch die Gehirnzellen gebahnt hat, hilft die konsequente, hochdosierte Gabe von Fett, insbesondere bei leichten Formen der Demenz. Wachwerden ist das Gebot der Stunde! Warten Sie nicht, bis es zu spät ist. Beginnen Sie mit der Prävention von Demenz am besten ab heute, nach Lesen dieses Kapitels, und seien Sie nicht mehr knausrig mit gutem Fett. Nicht nur Omega-3-Fette wie die DHA sind verlässliche Helfer im Kampf gegen Demenz. Im fortgeschrittenen Stadium ist sogar allein mit Omega-3 vermutlich keine bahnbrechende Besserung mehr zu feiern. Aber es gibt andere Fette, die Hoffnung aufblitzen lassen.

Eine Gruppe von Fetten rückt dabei in den Fokus der wissenschaftlichen Neugier: die Gruppe der MCTs, der mittelkettigen Triglyceride. MCTs sind gesättigte Fette, die sich in Kokosfett, Palmöl und in geringeren Mengen auch in Butter finden. Inzwischen finden sich verblüffende Ergebnisse über die praktische Anwendung von MCT bei Demenz. Eine Wissenschaftlerin, die sich intensiv und leidenschaftlich dem Thema Heilkraft durch MCT-Öl widmete, ist die US-amerikanische Ärztin Dr. Mary Newport. Sie wurde durch eine persönliche Tragödie motiviert. Ihr Ehemann Steve erkrankte schwer an Alzheimer-Demenz, und sein Zustand verschlechterte sich trotz gezieltem und zeitgemäßem Einsatz leitliniengerechter Medikation zusehends. Irgendwann waren alle Therapien erschöpft. In ihrer Verzweiflung machte sich Mary Newport auf die Suche. Dabei stieß sie auf einige Beobachtungen, die bis dato kaum das Interesse der Wissenschaft angepikst hatten. In vergleichenden Untersuchungen konnte sie die MCT-Fette identifizieren, die messbar positive Effekte auf die Kognition und das Verhalten von Demenzen haben. Dr. Newports These bestätigt Fette wie MCT als einen alternativen, optimalen Energielieferanten für Gehirnzellen. Newport gab ihrem Mann Steve im Experiment täglich 70 ml reines Kokosöl und dokumentierte unter dieser Therapie rasche und eindrucksvolle Verbesserungen: Steves Konzentration, Gedächtnisleistung und der depressive Gemütszustand blieben nicht nur stabil, was bei Demenz ebenfalls bereits als ein Therapieerfolg zu werten ist, es zeigte sich sogar eine Rückläufigkeit dieser Symptome. Dr. Newport führt diese Erfolge auf ihre, zugegeben, sehr selektive Diät mit reichlich MCT aus Kokosfett zurück. Ein Einzelfall!?

Nicht nur dieser exotische Einzelfall lässt aufhorchen. Es wurden mittlerweile umfassendere Studien zur Wirkung von MCT auf Alzheimer-Demenz durchgeführt. In einer wertvollen Arbeit, einer randomisiert-kontrollierten Doppelblindstudie, die bekanntlich als Goldstandard der Wissenschaft gilt, besserten sich unter MCT-Fett die Gedächtnisleistung und Merkfähigkeit von Alzheimerkranken im Vergleich zur Gabe von Placebo bedeutsam.[99] Wenn Sie Ran-an-das-Fett und meine konkreten Empfehlungen für den Ölwechsel beherzigen, zusätzlich in begrenzten Zeitintervallen essen, also beispielsweise kleine Fastenzeiten einlegen, wie etwa eine lange Essenspause zwischen Abendessen und «Spätstück» von circa 12 Stunden, sehe ich eine realistische Chance, dass die Autophagie der Zellen, die zelleigene Müllabfuhr von zellschädigendem Material, angekurbelt wird. Demenz kann jeden treffen. Und auch die sozioökonomisch brisante Frage «Wer deckt die Kosten der Demenz und der Folgekrankheiten der unbarmherzig belasteten Angehörigen?» wächst unaufhaltsam weiter. Gefordert sind hier Wissenschaft, Forschung, Politik und die gesamte Gesellschaft. Die Frage nach einer neuen Strategie lässt mich fast provozierend die Frage aufwerfen: Wie geht die heutige Gesellschaft mit der Würde der «letzten Jahre» und mit Demenz als Volkskrankheit um? Wie viel gesundes Fett bekommt ein Demenzkranker etwa heute Abend in einem Alten- oder Pflegeheim auf einem lieblosen Teller mit Graubrot, Billig-Margarine und Press-Schinken oder Schmelzkäse?

## Epilepsie – und die Rolle der Zähne

Die Epilepsien, früher als «Fallsucht» und heute noch als Anfalls- oder Krampfleiden bezeichnet, sind eine der häufigsten chronischen Erkrankungen des zentralen Nervensystems. Sie können in jedem Lebensalter auftreten. Meist beginnt die Erkrankung in den ersten fünf Lebensjahren oder jenseits des 60. Lebensjahres. Aktuell befinden sich in Deutschland ca. 500 000 Menschen wegen Epilepsie in fachärztlicher Behandlung, man geht von durchschnittlich 47 Neuerkrankungen pro 100 000 Menschen aus, das entspricht einer Zahl von etwa 38 000 Menschen pro Jahr. Bei älteren Menschen können Epilepsien oft nach einem Schlaganfall ausgebrütet werden, was oft verkannt wird. Urplötzlich aus dem Nichts kommt es zu unwillkürlichen Verhaltens- und Befindensstörungen. Diese werden durch spontane, vorübergehend synchrone, elektrische Entladungen größerer Nervenzellverbände an der Hirnoberfläche ausgelöst. In dieser abnormen Phase sind auch die eigentlichen Funktionen der Nervenzellen komplett ausgeknockt. Peng. Je nachdem, an welcher Stelle des Gehirns die unkontrollierbaren elektrischen Potenziale abgefeuert werden, können noch andere Symptome als der klassische Krampfanfall auftreten, wie unklare Wesensveränderungen, plötzliche Kopfschmerzen, minimale Zuckungen oder Sehstörungen und Lähmungen. Epilepsien sind extrem facettenreich. Daher spricht man besser nicht von «der Epilepsie», sondern von «den Epilepsien».

Aus ganzheitlicher Betrachtung gibt es zwei Möglichkeiten, wie es zur Epilepsie kommt: Entweder ist die Reizschwelle der Nervenzellen reduziert und es werden schon abnorm kleine elektrische Potenziale wirksam, oder es bestehen Störfaktoren, die solche Potenziale abschießen und im Gehirn Amok laufen. Die klassische Medizin konzentriert sich lediglich darauf, dass pathologische Potenziale unberechenbar und apokalyptisch im Gehirn «rumballern», die durch stark wirksame Medikamente, die Antiepileptika, abgewürgt werden. So zählt zur aktuellen Standardtherapie der

Einsatz der Antiepileptika, die in circa 60 bis 65 % der Fälle erfolgreich sind.[100] Das Problem dabei ist, dass auch normale, gesunde Nervenzellen potenziell abgewürgt werden können und dadurch die gesunde Hirnfunktion auf anderer Ebene empfindlich gestört wird. Die Folge sind Nebenwirkungen wie Müdigkeit, Benommenheit, Konzentrationsdefizit, Schwindel, Kopfschmerzen, Koordinations- und Sehstörungen. Schwerwiegend und belastend sind auch Nebenwirkungen wie Haarausfall, Osteoporose, Gedächtnisverlust, Zahnfleischwucherungen, Störungen von Leberfunktion und Blutbildung und ein erhöhtes Suizidrisiko. Mmmh. Abgesehen von diesen potenziell unangenehmen Effekten, hat die Medikation in den restlichen 35 bis 40 % der Epilepsie-Fälle keinen Erfolg. Diese Menschen sind wie verlorene Kinder, denen nicht adäquat geholfen werden kann. Ein Drama.

Höchste Zeit, sich über alternative und innovative, auch ernährungsmedizinische Möglichkeiten Gedanken zu machen! Versucht man, über eine ganzheitsmedizinische Sicht die Wurzel des Übels aufzuspüren, anstatt nur Symptome zuzukleistern, lassen sich tatsächlich multifaktorielle Zusammenhänge erkennen: ein Mangel an Vitaminen, Mineralien und an Fett, eine gestörte Darmflora, zu viel Alkohol oder andere Nahrungstoxine, zu viel Nikotin, Schlafmangel, Schwermetallbelastungen, toxisch-lokale Reizungen wie Zahnstörherde oder unerkannt eingewachsene Weisheitszähne sind schlummernde Krankheitsförderer.

Die von mir empfohlene orthomolekular-ernährungsmedizinische Strategie fokussiert sich auf den Ausgleich von Mineral- und Vitamindefiziten, eine Darmsanierung und die hochdosierte Gabe von Fett. Dass der Verzehr von reichlich Fett im Sinne einer ketogenen Ernährung, die auf über 80 % Fettanteil setzt, ein erfolgreicher Therapieansatz bei Epilepsie ist, entdeckte die Forschung bereits im Jahr 1921. Diese fette Ernährung hat ihren Ursprung in der Beobachtung von Kindern, die mit extrem viel Fett unter deutlich weniger Epilepsieanfällen leiden mussten.[101] Und obwohl diese faszinierende Entdeckung bereits fast ein Jahrhundert zurückliegt, hat sich der entschlossene Einsatz von Fett in der Therapie der Epilepsie bis zum heutigen Tag noch nicht als Alternative oder als routinemäßige Ergänzung von medikamentösen Strategien durchgesetzt. Diese altbackene Behandlungspraxis gilt vor allem für die europäischen Länder, während die ketogene Diät in den USA viel öfter als bewährte Strategie eingesetzt wird.

Ran-an-das-Fett! Jeder, der an Epilepsie erkrankt ist oder einen Bekannten, Verwandten, Kollegen, Freund hat, der darunter leidet, sollte ab jetzt das Wissen aus diesem Buch nutzen. Auch jüngere Studien ermutigen mehr denn je zu einem unerschrockenen Ölwechsel in der Küche. In einer Übersichtsarbeit aus dem Jahr 2016[102], die mehrere placebokontrollierte, randomisierte Studien an epileptischen Kindern einschloss, illustrierten sich eindrucksvolle Erfolge durch fettreiche Ernährung (hier wurden sogar circa 90 % der Kalorien in Form von Fett aufgenommen): Nach drei Monaten waren 55 % der Kinder gänzlich frei von Anfällen, und die Anfallshäufigkeit reduzierte sich um satte 85 %.

Aller Anfang ist schwer. Gerade diese extreme Form der fettbetonten Ernährung ist für viele Menschen anfangs nicht leicht umsetzbar. Falls Sie betroffen sind und Verzweiflung spüren, da Sie sich nicht in der Lage fühlen, eine derart fettreiche Ernährung umzusetzen, möchte ich Sie mit Daten ermutigen, die einfach auf die Zufuhr von Omega-3 setzen. So ließ sich in einer Untersuchung an therapieresistenten, d. h. nicht auf Arzneimittel ansprechenden Epileptikern die Anfallshäufigkeit um ein Drittel reduzieren – allein durch die tägliche Gabe von 1 g Omega-3-Fett aus langkettigem Ursprung (DHA/EPA).[103] Eine bemerkenswerte, placebokontrollierte Studie untersuchte 70 ebenfalls therapieresistente Kinder im Alter zwischen 4 und 12 Jahren, die teilweise mehr als 10 epileptische Anfälle am Tag durchlitten. Die Wissenschaftler behandelten die kleinen Patienten entweder mit täglich 600 mg Omega-3 aus EPA/DHA oder Placeboöl. Nach drei Monaten hatte kein Kind aus der Omega-3-Gruppe mehr als drei Anfälle pro Monat! In der Placebogruppe blieben die Anfälle nahezu konstant häufig. Insgesamt wurden 57 % der mit Fett therapierten Kinder vollständig symptomfrei, in der Placebogruppe fand sich jedoch kein einziges Kind ohne Anfälle.[104]

Das energische Fazit muss daher lauten: Für jeden Menschen, der an einer schweren oder nicht medikamentös kontrollierbaren Epilepsie leidet, ist die fettbetonte Ernährung eine empfehlenswerte Option. Mein Praxistipp für Epileptiker lautet daher, mindestens drei Monate «Ran-an-das-Fett», d. h. Omega-3 einbauen und beobachten, wie man individuell anspricht. Nur Mut. Erstaunliche Verbesserungen sind keine Rarität! Wichtig: Was man allerdings nie vergessen darf – jedem Epilepsie-Patienten sollte man auf den Zahn fühlen. Da vor allem für eingewachsene Weisheitszähne ein Zusammenhang zu Krampfneigungen bekannt ist, empfehle ich bei jeder neu aufgetretenen Epilepsie, diese Ursache auszuschließen. Ein ebenfalls unterschätzter Fakt sind Störungen durch Zahnmaterialien. Mischmaterialien aus Zahnersatzmaterialen (zum Beispiel aus Quecksilber, Nickel oder Kupfer) setzen galvanische Strompotenziale frei – im Sinne einer «Batterie im Mund». In jedem toten Zahn ist auch bei absolut fachgerechter Wurzelkanalfüllung eine potenziell schädigende chemisch-toxische Belastung durch Thioäther, Mercaptane, Indole, Katole denkbar. Dies sind organische Zwischenprodukte, die in toten Zähnen gebildet werden und die unbhängig von toxische Gewebseffekten auch eine immunologisch-systemische Entzündungsreaktion hervorkitzeln. Thioäther und Mercaptan lassen sich dann auch im Blut nachweisen. Der Betroffene fühlt sich schlapp und müde ohne erkennbaren Grund. Nicht nur die Epilepsie kann durch diese verkannten Auslöser angeschoben werden, auch manches Chronic Fatigue Syndrom (CFS) findet hier seine simple Erklärung (mehr dazu im Kapitel Chronic Fatigue Syndrom). Es lässt sich sogar oft ein Zusammenhang zwischen Zahngesundheit und epileptischen Anfällen sowie Chronic Fatigue Syndrom finden, aus meiner Erfahrung sogar nicht selten erst Monate bis Jahre nach Einbringen des Füllungsmaterials in den Zahn. Ein gezieltes Abprüfen toter Zähne und potenzieller Störfaktoren durch den Zahnarzt oder Facharzt für biologische Zahnmedizin ist aus meiner Erfahrung jedem Epileptiker neben einer fettreichen Ernährung dringend angeraten.

## Zahngesundheit – Kranker Zahn? Abflug zu Rheuma, Demenz, Unfruchtbarkeit ... und was das Handy damit zu tun hat

Gesundheit und Krankheit beginnt in der Zelle, der Zellmembran und den Kraftwerken der Zelle, den Mitochondrien. Und besonders in den Zellen des Mundes. Denn der Mund ist die Haustür, die ins innere Heiligtum unseres Körpers führt, die Pforte zum Körper. Die Wissenschaft warnt seit Jahren: Mundhygiene und Krankheiten hängen zusammen. Daher gehört der Blick in den Mund zu einer gründlichen Untersuchung. Nach der Traditionellen Chinesischen Medizin ist über den Zustand der Zunge zuverlässig die Gesundheit des Menschen ablesbar; ein hochsensibles diagnostisches Instrument, das ich in meiner Arbeit gerne nutze. Fundstellen wie Karies, Parodontose oder Füllungen sind zudem wie ein kleiner Kompass, der korrekt gesundheitliche Risiken anzeigt.

Auch die jüngere Wissenschaft bestätigte bereits im Jahr 2002 durch Forscher der renommierten Harvard University, wie elementar bedeutend die Mundhöhle für die gesamte Gesundheit ist. Leider wird dieses Wissen in der täglichen Praxis nicht ausreichend geschätzt.[105] Nicht nur elende Zahnschmerzen können zur Verzweiflung treiben, auch das sture Nichtbeachten solch wichtiger Fakten. Die Gefahr, die vom kranken Mund ausgeht, birgt eine tiefere, schwelend-latente Dimension. Der Mundbereich ist für unsere Gesundheit somit viel wichtiger, als man über Jahrzehnte angenommen hat. Bereits im klassischen Altertum schätzte Hippokrates von Kos (um 460–370 vor Christus), der damals führende Arzt und Begründer der Medizin als Wissenschaft, die Heilung etwa bei Gelenkkrankheiten durch das Sanieren kranker Zahnherde.[106] Doch wo entscheidet sich die Gesundheit von Zähnen und Mundhöhle?

Das Geheimnis liegt in der Balance der Mundbakterien: In der Mundschleimhaut tummeln sich unzählig viele Bakterien und Mikroorganismen. Sie können allerdings über die feinen Blutgefäße der Mundschleimhaut ins Blut gelangen. Diese unerwünschte «Fernreise» der Mundbakterien in Gegenden, in denen sie per se nichts zu suchen haben, bringt den gesunden Körper in Schieflage. In Ihrem Mund leben mehr Bakterien, als es Menschen auf dem gesamten Erdball gibt. Fakt! Wir Menschen sind ein Ökosystem voller Bakterien, die weit mehr an der Zahl sind, als unser Körper Zellen besitzt. Diese Mikroorganismen bilden Großfamilien, die sich jeweils ein schönes Plätzchen in der Mundhöhle zum Leben aussuchen, auf den Zähnen, auf der Schleimhaut. Und wie im echten Leben sind einige Bakterien sympathisch, liebenswert und gesundheitsfördernd, andere hingegen aggressiv, böswillig und krankmachend, indem sie Karies und Paradontitis anfeuern.

Genau wie unser Darmmikrobiom – gleich einem Fingerabdruck – jeden Menschen individualisiert, trägt jeder von uns einen individuellen Bakterienmix im Mund. Eingerichtet wird das bunte bakterielle Wohnzimmer in unserem Mund durch die Gene und unseren Lebensstil. Die bakteriellen Großfamilien ziehen im Hintergrund die Strippen. Düst der Blutzucker nach oben, so wird «bakterieller Wildwuchs» in der Mundhöhle angeheizt. Und Futter dafür aus kohlenhydratdichten und zuckerreichen Nahrungsmitteln gibt es genug. Ein aggressiver Mundbewohner, der potenziell für großen Ärger sorgt, ist etwa das Bakterium *Streptococcus mutans*. Es bohrt den Weg für Karies frei. Dieses gehässige Kerlchen verstoffwechselt nämlich Zucker und Kohlenhydrate zu einer Säure, die den Zahnschmelz attackiert. Und egal wie oft Sie sich die Zähne raspeln, mit Zahnseide nesteln, mit Gurgeln von Mundwasser die Mundhöhle zu desinfizieren gedenken – Sie kriegen diese Biester kaum vom Hof gejagt. Nicht wenige dieser Bakterien überleben diese Gegenwehr, vermehren sich vergnüglich und breiten sich genüsslich aus. Ein Kampf ohne große Aussicht auf Erfolg.

Durch solche bakteriellen Fieslinge wächst aber nicht nur das lästige Loch im Zahn. Es entstehen schwefelhaltige Verbindungen, die die Enzyme des Zellstoffwechsels hemmen, Mikronährstoffe wie Zink und Eisen abbinden und so wichtige Effekte dieser Spurenelemente abwürgen, vor allem die Effekte in den Mitochondrien, im Immunsystem und Verdauungstrakt. Bakterien im Zahnbelag können oxidativen Stress in den Zellen auslösen und Mitochondrien in den Zellen des Zahnfleisches schlapp machen.[107] So wird eine chronische Entzündung angestachelt, mit allen verhängnisvollen Folgen für die Gesundheit. Kariesbakterien bescheren uns also nicht nur Karies im Zahn, sie attackieren den gesamten Körper.

Nach einer Studie aus dem renommierten Journal *Lancet,* die auch der Autor Bruce Fife im Buch «Ölziehkur» zitiert, sind bis zu 90 % aller Menschen weltweit von Parodontose betroffen.[108] Fast jeder leidet unter einer kleinen Zahnfleischentzündung, und manch rabiates Zähneputzen kann zu kleinen Blutungen führen.[109] Durch diese «Blutspur» können Mundbakterien über die Blutbahn in abgelegene Stellen des Körpers reisen und dort schwerwiegende Infektionen auslösen. Aus einem harmlosen Mundbakterium wird ein Schreckgespenst. Die jahrzehntelangen Forschungen haben diese sogenannte «focal infection theory», die den Zusammenhang von Zahngesundheit und systemischen Krankheiten beschreibt, bestätigt.[110] Aber noch immer wird die krankmachende Hyäne, der «kranke Mund», in der medizinischen Praxis unterschätzt. Ein kranker Zahn tritt zunächst unmerklich eine Lawine los, die den gesunden Allgemeinzustand des Körpers massiv bedroht. Zahnfleischerkrankungen sind mit einem deutlich erhöhten Risiko für Herzinfarkt und Schlaganfall verbandelt.[111]

Doch nicht nur über das Ausschwärmen ins Blut können Mundbakterien in entfernte Bereiche des Körpers driften. Zusätzlich *schlucken* wir täglich Mikroben, die so im Magen und Darmtrakt landen. In der Regel ist das kein Problem. Magensäure und Verdauungsenzyme machen mit den meisten Eindringlingen einen kurzen Prozess. Ungebetene Mikroben, die eine solche harte Keule jedoch überstehen, spazieren weiter ins Verdauungssystem. Ein Störenfried aus dem Mundbereich, der im Magen-Darm-Trakt Krawall auslöst, ist *Helicobacter pylori*. Im Mund ist das Bakterium mit anderen Mikroben für Zahnbelag verantwortlich. Im Magen ist es jedoch unerwünscht und kann Magengeschwüre und Magenkrebs provozieren.[112] Schlechte Ernährung, Alkohol, Medikamente wie Säureblocker, die die Produktion der Magensäure blockieren, können die weitere Reise von Mundbakterien in den Verdauungstrakt begünstigen. Im Darm können weitgereiste Mundbakterien chronisch entzündliche Darmkrankheiten anstacheln.[113] Auch vermutet man schon lange, dass Zahn(fleisch)-Erkrankungen den Verlust von Knochensubstanz beflügeln.[114]

Mundbakterien auf «Wandertour» können sich quasi nahezu jedes (Nerven-)Gewebe des Körpers schnappen.[115] Ein gesundes Immunsystem wird vorerst mit solchen Biestern fertig. Wird jedoch die krankmachende Quelle, wie zum Beispiel ein entzündetes Zahnfleisch oder ein kranker Zahn, nicht saniert, brummt der chronische Entzündungsprozess weiter und knabbert sich als perfider Krankmacher durch den Körper: entzündlich-rheumatische Krankheiten, Allergien, Psoriasis vulgaris, Chronic Fatigue Syndrom, Migräne, Sehstörungen, Erkrankungen des Leber-Gallen-Systems, Unfruchtbarkeit etc.[116] Demenz, Morbus Parkinson und Multiple Sklerose sind mit schlechter Zahn- und Mundgesundheit assoziiert.[117] Und Insulinresistenz oder Diabetes Typ 2 werden direkt losgetreten.[118, 119] Rums!

Ein Teufelskreis: Ein bakterielles Ungleichgewicht der Mundhöhle führt nicht nur zu «kranken Zähnen und Zahnfleisch», sondern ist der perfekte Nährboden für Gangster-Bakterien, die in den Blutkreislauf ausbrechen und das Immunsystem aktivieren. Die Zeit des Aufruhrs für das Immunsystem, ein erbitterter

Kampf gegen die wüsten Aggressoren beginnt. Studien beweisen: schon eine diskrete Zahnfleischentzündung verursacht eine niedriggradige Entzündung im Körper.[120] Zahnfleischbluten – beim Zähneputzen oder beim Benutzen von Zahnseide oder kleinen Zwischenraumbürstchen – ist das untrügliche Zeichen für ein Zahnfleischleiden. Blutet Ihr Zahnfleisch, können Sie *immer* von einer bakteriellen Last und einer gleichzeitigen Entzündung ausgehen. Leider! Daher ist es wichtig, erste Frühsymptome im Ökosystem der Mundhöhle zu behandeln. Auf zum Zahnarzt und zur Prophylaxe. Hinter jedem Zahn steckt immer ein ganzer Mensch. So können nicht nur die Volkskrankheit von Insulinresistenz und Diabetes mellitus positiv beeinflusst werden.[121] Die Liste dieser «verzahnten» Krankheiten scheint endlos lang. Wünschenswert wäre, wenn sich diese Miniatur-Infektionen und die resultierenden Entzündungen, Karies und Co. im Mund überhaupt nicht zum kolossalen Terroristen entwickeln. Noch besser, wenn sie gar nicht in den Körper gelangen. Schotten dicht!

Höchste Zeit also, sich intensiv um die Zähne und das Zahnfleisch zu kümmern. Als Ärztin habe ich in den letzten Jahren immer wieder beobachten können, wie sich die Gesundheit der Patienten vor allem mit chronischen Leiden unter einer konsequenten Zahnsanierung bessert. Vermutlich hat Ihr Zahnarzt einen viel größeren Einfluss auf Ihre Gesundheit, als Sie denken. Die entscheidendste Maßnahme ist daher eine gute Mundhygiene, die auch Zahnbelag und ungünstige Zahnbakterien entfernt. Bewährt hat sich außerdem der Einsatz einer Vitamin-B12-haltigen Zahncreme, die schädigenden oxidativen Stress in den Zellen zu reduzieren vermag. Es braucht kompakte Maßnahmen, um die Gefahr auszuschalten. Denn es reicht offenbar nicht aus, nur Zähne zu putzen und die professionelle Zahnreinigung zu nutzen. Chemische Mundspülungen bergen zudem das Risiko, auch nützliche Bakterien zu killen. Was also tun?

## Mehr Fett, weniger Handy!

Besser essen! Nach Möglichkeit Süßwaren, Zucker und gesüßte Getränke wie Limonaden und Fruchtsäfte und insgesamt den Verzehr von Kohlenhydraten drosseln, also auch Getreide, Reis, Kartoffeln, Mais etc. als «Blutzucker-Raketen». Bei einer Kohlenhydratmast setzt die Bauchspeicheldrüse vermehrt Amylase frei, ein Verdauungsenzym, das uns hilft, Kohlenhydrate verdauen zu können. Eine erhöhte Amylaseproduktion hat jedoch einen Haken für die Mundgesundheit. Amylase öffnet nämlich die Barrieren einer intakten Mundschleimhaut. Und nicht nur die Schleimhautbarriere ist in Gefahr. Auch Bakterien, die Karies und Parodontitis verantworten, wie Streptococcus mutans, vermehren sich munter unter der Amylaseflut und lechzen gierig nach Zucker als Energiequelle. So stimuliert die Amylaseproduktion indirekt unser Verlangen auf Kohlenhydrate und Süßkram weiter. Eine verzuckerte Spirale.[122] Und noch etwas heizt die Amylaseproduktion an: das Benutzen des Mobiltelefons.[123] Absolut, Sie haben korrekt gelesen: Zu viel Handy bestärkt Ihre Zuckersucht und ist potenziell schädlich für die Zähne. Außerdem empfehle ich Ihnen als perfekte Maßnahme Fett. Mehr Fett kann nicht nur in der Nahrung helfen, sondern auf außergewöhnliche Art: durch das sogenannte *Ölziehen*! Eine simple, nebenwirkungsfreie, kostengünstige Maßnahme, mit der man mancher Krankheit effektiv zuvorkommen kann. Wie Sie diese Geheimputzwaffe für Ihren Mundraum nutzen können, erfahren Sie ausführlich in Teil 4.

# Herz-Kreislauf-Krankheiten: Schluss mit einer herzlosen Medizin

Einer der gefürchtetsten Killer sind Herz-Kreislauf-Krankheiten. Sie sind eine der Haupttodesursachen, an denen wir und liebgewonnene Menschen sterben. Mit dem Tod hört jedes Herz auf zu schlagen. Sind Herz-Kreislauf-Krankheiten nicht natürliche Folge des Alterns? Ein Herz, das viele Milliarden Male schlägt, muss das nicht zwangsläufig irgendwann streiken? Rien ne va plus? Das Spiel ist aus? Ganz so einfach ist es nicht.

Zwar sind die Todesfälle durch Herzinfarkt und Schlaganfall zwischen 2001 und 2009 um 29 % gefallen, trotzdem sind sie in den USA und hierzulande mit 40 % aller Sterbefälle ein Massengrab mit allein in Europa 1,9 Millionen Toten pro Jahr. Und das trotz aller positiven Fortschritte der modernen Medizin. Und nicht nur Todesfälle sind ein Problem. Bluthochdruck, Herzinfarkt und Schlaganfall mit den einschneidenden Folgen sind als *Volkskrankheiten* eine enorme sozioökonomische Last für das «Gesundheitssystem». Die Herz-Kreislauf-Krankheiten, diese berüchtigten Top-Killer, fordern mehr Opfer als manche Kriege zusammen, scheinen wie eine ungewöhnliche «Giftgasattacke» einer aggressiven Terroristengruppe. Der heimtückische tödliche Angriff, der Ahnungslose aus dem Leben reißt, ist ein beispielloses Drama der heutigen Zeit. Ein Drama, das durchaus vermeidbar wäre, nicht allein durch Medikamente und Stents in die Herzkranzgefäße.

In meiner jahrzehntelangen Arbeit sind mir viele Patienten mit Bluthochdruck, Herzinfarkt und Schlaganfall in der Krankengeschichte begegnet. In ihren Blutgefäßen kam es über die Jahre zu einer Plaquebildung, der Arteriosklerose (aus dem Griechischen von *äthera* = Grütze und *skleros* = hart). Dieser Prozess versteift die Gefäße, die Symptome der sogenannten «Angina pectoris», die Enge der Brust, kratzen am Wohlbefinden. Belastungsabhängige Schmerzen, Brennen oder Druckgefühl in der Brust, mit Ausstrahlung in Hals, linken Arm oder Hand gelten als ernstzunehmendes Warnsignal. Denn reißt ein verhärteter Plaques auf und blockiert akut den Blutstrom, so droht ein Infarkt, bei dem Herz oder Gehirn beschädigt und gesunde Areale teilweise zerstört werden. Vorbeugen ist wie immer die beste Medizin. Wir sind nicht wehrlos ausgeliefert. Nicht immer ... Unzählige schreckliche Todesopfer könnten durch einfache Änderung der Lebensstilfaktoren vermieden werden. Höchste Zeit, Ursachen kennenzulernen und zu verstehen. Nur so können wir uns schützen, Krankheiten überwinden und heilen.

Und: Herz-Kreislauf-Krankheiten sprießen nicht erst in der «Mitte des Lebens». Gefahr ist nicht erst im Verzug, wenn der Alltag die Haare zu Berge stehen lässt und das Blut nach Ärger über den Chef mit hohem Druck durch die Gefäße rauscht. Nein. Die stillen Killer wachsen bereits in der Kindheit heran. 1953 gab es eine imposante Studie, die im *Journal of the American Medical Association* publiziert wurde und die das Verständnis der Herz-Kreislauf-Krankheiten revolutionierte. Die Forscher untersuchten dazu Autopsien von amerikanischen Opfern des Koreakrieges, die im Durchschnitt ca. zweiundzwanzig Jahre alt waren. Das verstörende Ergebnis: Bereits 77 % der sehr jungen Menschen zeigten eindeutige Anzeichen einer koronaren Arterienverkalkung. Bei manchen ließ sich sogar eine Arteriosklerose von 90 % und mehr nachweisen.[124] Diese Studie schärfte erstmals das wissenschaftliche Bewusstsein für die Brisanz der Materie: Das riskante erste «Verstopfen» der Gefäße beginnt Jahre und sogar Jahrzehnte vor dem vermeintlich «kritischen Alter», in dem die Krankheit als offensichtliches Problem aufgedeckt wird.[125]

Ist der Karren schon im Dreck? Haben wir überhaupt eine

Wahl: herz- oder gefäßkrank – ja oder nein? Gute Frage. Aber es kommt noch etwas dicker. Pardon, ich weiß, es ist gerade keine besonders amüsante Lektüre. Den mächtigen Brandbeschleuniger von Herzinfarkt und Schlaganfall habe ich bis jetzt noch nicht auf die Bühne gebeten. Voilà: Bluthochdruck. Er gilt als größter Risikofaktor für frühzeitigen Tod.[126] Durch pathologisch anhaltenden Druck werden weltweit über 9 Millionen Menschen pro Jahr getötet.[127] Durch unterschwelligen «Druck» werden alle Gefäße, selbst die kleinsten des Körpers, etwa in Augen und Nieren, ramponiert. Herzinfarkte, Schlaganfälle, Nierenversagen, Hirnblutungen, ruptierte, zerplatzte Aneurysmen (Gefäßwandaussackungen) mit tödlichem Ausgang sind die verhängnisvollen Folgen.

Kleine Rückblende. In den dreißiger Jahren gab es spannende Beobachtungen von westlich ausgebildeten Ärzten, die in Missionskrankenhäusern im subsaharischen Afrika arbeiteten. Gewisse chronische Erkrankungen schienen dort «zu fehlen». In Uganda beispielsweise wurde die koronare Herzkrankheit als «fast nicht existent» beschrieben.[128] Ziehen Menschen aus einer Region mit niedrigem Risiko für Herz-Kreislauf-Krankheiten in eine Region mit hohem Risiko und verändern sich so Lebensstil und Ernährungsgewohnheiten, schnellen die Raten an neuen Erkrankungen rapide nach oben.[129] Wir sind unseren Genen also nie hilflos ausgeliefert. Freispruch für die Gene – der Lebensstil entscheidet. Die gefürchteten, krankmachenden Killer können schon bei der Auswahl der Nahrungsmittel zwischen den Regalen unserer Supermärkte, in Küchen und Kantinen aufgehalten werden. Ein ehrlicher Blick auf den Lebensstil wäre die einfachste Lösung. Denn: Als die wichtigsten beeinflussbaren Risikofaktoren für Herz-Kreislauf-Krankheiten gelten neben Bluthochdruck, Diabetes mellitus, Übergewicht und Fettstoffwechselstörungen – Rauchen, Bewegungsmangel – und: ungesundes Essen. Seit fast zwei Jahrzehnten ist bekannt, dass bereits eine Fastfood-Mahlzeit unsere Arterien binnen weniger Stunden steif werden lässt. Außerdem wird die Fähigkeit der Gefäße, sich zu entspannen, um die

Hälfte reduziert.[130] Ungesundes Futter schädigt uns also nicht erst nach Jahren, sondern erschreckenderweise viel schneller und tiefgreifender, als uns allen lieb ist. Das erklärt auch, wie es zu einer grotesken Arteriosklerose bereits bei Ungeborenen im Mutterleib kommen kann. Rums.

Aber wie laufen diese heimlichen Killer-Attacken im Körper ab? Wenn wir Ursachen möglichst früh erkennen, lässt sich diese harte Nuss besser knacken! Früher herrschte bekanntlich die These, das «böse Fett» und das «böse Cholesterin» verstopfe die Gefäße (siehe Teil 1). Aber die entscheidenden Größen dafür, ob unsere Gefäße früher als erwünscht schwächeln, sind Ernährung und sozioökonomische Faktoren wie Familie, Beruf und Freundeskreis, Stress, Ängste und Sorgen. Vor allem bei schweren seelischen Problemen steigen die kardiovaskulären Todesfälle massiv an. Wer etwa einen Demenz- oder Krebskranken in der Familie pflegt, ist extremem inneren Stress ausgesetzt. Aber nicht nur Sorge und Stress setzen den Gefäßen zu. Man geht davon aus, dass es die Entzündungen sind, die den Gefäßen den absoluten K.-o.-Schlag versetzen. Deshalb erklärt die Wissenschaft eine Reduktion chronischer Entzündungen als Ziel, um Herzinfarkt und Schlaganfall wirkungsvoll zu verhindern. Es lohnt also nicht mehr, altmodisch nur den Cholesterinwerten hinterherzuhecheln, wie es leider noch häufig praktiziert wird. Neues Denken und Handeln ist gefordert. Dazu ein paar Anregungen aus der Praxis:

Es gibt in der modernen Präventivmedizin weitaus markantere Labor-Indikatoren als das Cholesterin, die das Risiko für Herz-Kreislauf-Krankheiten besser aufzudecken vermögen: Zum Beispiel das **Verhältnis von HDL-Cholesterin zu Gesamtcholesterin**. Je niedriger der HDL-Wert, umso höher das Risiko für Herz-Kreislauf-Krankheiten. Außerdem das **Verhältnis von Triglyceriden zu HDL-Cholesterin**. Der Quotient solle idealerweise kleiner zwei liegen. Zusätzlich empfehlen sich Messungen von **Nüchtern-Blutzucker** und **Nüchtern-Insulinspiegel** als kostengünstige Risikomarker, die in der Regel auch von allen Kassen übernommen werden. Ein Nüchtern-Blutzucker von über 100 bis 125 mg/dl (Milligramm pro Deziliter Blut) ist mit einem fast 300 % erhöhten Risiko für eine Herz-Kreislauf-Krankheit behaftet im Vergleich zu einem Nüchternblutzucker unter 79 mg/dl.[131] Aha. Da kommt es also doch ans Licht: Herzinfarkt und Schlaganfall, alles hat potenziell etwas mit dem Essen zu tun. Und noch ein Labormarker hilft, das Herzrisiko einzuschätzen: der **Eisenspiegel.** Zu viel Eisen kann oxidativen Stress auslösen, der das Entstehen von Entzündungen begünstigt und damit Gefäße potenziell schädigt. Die Kontrolle des Ferritinspiegels, des Eisenspeichers, ist der aufschlussgebende Marker – nicht der Eisenwert als solcher. Im Idealfall liegt Ferritin zwischen 60 und 80 ng/ml (Nanogramm pro Milliliter Blut). Da Ferritin auch bei akuten Entzündungen und Infektionen erhöht sein kann, muss das bei der Interpretation berücksichtigt werden.

Und nun? Wo stehen Sie? Nehmen Sie die Sache ernst?! Lassen Sie doch mal beim nächsten Hausarztbesuch diese Werte checken, ohne Angst im Nacken. Aber Sie lesen dieses Buch nicht nur, weil Sie Langeweile haben und etwas wissen wollen. Sie wollen etwas verändern. Also ran! Mit einem neuen Bewusstsein für das Aufspüren der ersten krankmachenden Veränderungen gehen Sie an die Sache. Die gute Nachricht: Ihr Körper ist so geschaffen, dass er sich selbst heilen *kann*. Und unter den richtigen Bedingungen heilt sich der Körper tatsächlich selbst. Auch die Killer Herz-Kreislauf-Krankheiten sind beeinflussbar durch moderne Ernährung. Herzinfarkt, Schlaganfall, plötzlicher Herztod – Stoppschild raus! Die Formel, um diese Leiden zu lindern oder gar zu heilen, liegt darin, die gefährlichen, heimlichen Entzündungen in die Wüste zu schicken. Der Schlüssel dazu ist neben Stressreduktion und Bewegung die *antientzündliche Ernährung*, die auf «gesundes Fett» setzt.

Es ist nie zu früh, mit gesünderem Essen anzufangen, aber es ist eventuell zu spät, wenn wir nichts tun! Was heißt «gesünder essen» in diesem Fall? Vergleicht man fettreiche Ernährung mit einer fettarmen, so zeigt sich, dass die fettbetonte Lebensweise weit überlegen ist: nicht nur dass Gesamtcholesterin und LDL-Cholesterin sowie Triglyceride purzeln, gleichzeitig steigt das herzschützende HDL-Cholesterin. Studien, die im *Journal of Neurochemistry* veröffentlicht wurden, demonstrieren zudem, dass die ausgewogene, fettbetonte Ernährung vor Schlaganfall schützen kann und im Falle eines eingetretenen Schlaganfalles nervenschützende Wirkung hat. Gesundes Fett fördert den «Rückgang von Entzündungen und durch einen Anstieg von Nervenwachstumsfaktoren BDNF, *«Brain-derived neurotrophic factor»*, die Regeneration der Nerven.[132] Die Konsequenz: Zucker raus und Ran-an-das-Fett!

Mehr gesundes, antientzündliches Fett, also Omega-3! Gut und schön. Aber wie wirkt Omega-3 auf die Gesundheit von Herz und Gefäßen? Zum einen hat Omega-3-Fett einen Anti-Salz-Effekt. Ein hoher Blutdruck lässt sich zweifelsfrei oft schon durch eine salzarme Ernährung senken.[133] Stark gesalzene Mahlzeiten können zusätzlich zum Bluthochdruck die Funktion der Gefäße beeinträchtigen.[134] Das passiert sogar bei Menschen, deren Blutdruck nicht auf hohe Salzmengen reagiert. Demzufolge kann zu viel Salz den Arterien auch dann zusetzen, wenn es nicht einmal negativ auf den Blutdruck wirkt. Omega-3 senkt den Blutdruck zusätzlich, indem es die Bildung von Prostaglandinen der Gruppe 2, die Kochsalz im Körper zurückhalten, unterdrückt. Weiterhin steigert es die Bildung von Prostaglandinen der Gruppe 3, die dabei helfen, Salz aus dem Körper auszuscheiden, und die die Gefäße schön weit stellen. Omega-3-Fett wirkt sozusagen als «Salz-Diuretikum», als Salz-Ausscheider, und schwups, stehen weitgestellte Blutgefäße deutlich weniger unter Druck. Somit ist Omega-3 der perfekte Blutdruckdämpfer und ein Mittel, um Herz-Kreislauf-Leiden vorzubeugen. In Untersuchungen wurde unter Omega-3-Fett eine Blutdrucksenkung von 2 bis 5 mmHg nachgewiesen. Das scheint quantitativ zunächst mal nicht so wild, aber qualitativ ist dieser feine Unterschied ein Megafortschritt. Würden alle Menschen mit

Bluthochdruck von dieser Strategie profitieren, ließen sich Jahr für Jahr Tausende Herzinfarkte und Schlaganfälle verhindern. Klar kann nicht jede Blutdrucktablette durch gesundes Fett eingespart werden, aber die schrittweise Dosisreduktion und Reduktion des Risikos ist in greifbarer Nähe.

Doch Omega-3-Fett hat nicht nur die Qualitäten verschiedener Blutdrucktabletten, es hat zeitgleich einen ähnlich gerinnungshemmenden Effekt wie Acetylsalicylsäure (ASS) zum Beispiel in Aspirin®. Eine riesige Metaanalyse von Studien mit einer halben Million untersuchten Probanden zeigte eine deutliche Reduktion des Schlaganfall-Risikos unter Omega-3.[135] Das Gute daran: Im Gegensatz zu Acetylsalicylsäure knabbert das gesunde Fett – bei ähnlich gerinnungshemmender Wirkung – nicht an der Magenschleimhaut und züchtet keine Magengeschwüre. Ein kritischer Hinweis darf jedoch nicht fehlen: Ist die Einnahme von Aspirin und anderen Gerinnungshemmern indiziert, gilt es auf ein Blutungsrisiko zu achten. Wer Gerinnungshemmer schluckt und gleichzeitig hochdosiert Omega-3 konsumiert, sollte ein Auge darauf haben, ob Verletzungen länger bluten oder Nasenbluten länger anhält als früher oder ob blaue Flecken leichter auftreten. In solchen Fällen sollte der behandelnde Arzt konsultiert und die Dosis eventuell korrigiert werden. Im Zweifel sollte man die Gabe von Omega-3 überdenken und reduzieren. Zwar habe ich diese Notwendigkeit in der Praxis selbst noch nie beobachtet. Aber Vorbeugen ist eh die beste Medizin.

Und wie viel Fett darf es sein? Nach aktuellen Daten lässt sich das Risiko für einen Herzinfarkt durch die hochdosierte Zufuhr von mindestens 2 g Omega-3 im Sinne einer *Primärprävention* deutlich vermindern.[136] Allerdings ist Omega-3 nicht gleich Omega-3. Es zeigte sich, dass pflanzliche Omega-3-Quellen, zum Beispiel aus Leinöl allein, das Risiko nicht so senken konnten wie langkettiges Omega-3-Fett aus mariner, also «fischiger» Quelle (DHA und EPA).

Jeder Arzt fürchtet ihn. Jeder Arzt hasst ihn. Der plötzliche Herztod ist das Gespenst des Klinikalltags. Er schlägt zu, unberechenbar und mit der Präzision eines Profi-Killers. Stellen wir uns kurz das Herz vor wie ein Haus. Es gibt zwei Vorhöfe und zwei Herzkammern. Das gesamte Haus wird durch «Rohrleitungen» – die Herzkranzgefäße – mit Sauerstoff aus dem Blut versorgt und wie in jedem Haus durch elektrische Leitungen mit «gutem Strom». Der plötzliche Herztod bringt die Elektrik, den Rhythmus des Herzschlages, durcheinander. Rhythmusstörungen in den Vorhöfen sind kritisch, aber nicht lebensgefährlich, in der Herzkammer jedoch absolut lebensbedrohlich. Der plötzliche Herztod verscheucht den zuverlässigen Dirigenten des Herzrhythmus (Sinusknoten) als ruhigen Taktgeber. Er verbreitet Chaos und peitscht in Windeseile gefährliche, blitzschnelle Herzrhythmusstörungen durch die Herzkammer. Vielleicht erst ein paar Einzelschläge (Extrasystolen), dann eine Kammertachykardie, eine rasante Abfolge von Herzschlägen aus der Kammer, die in das tödliche «Kammerflimmern» übergehen. Diese lebensgefährliche Rhythmusstörung galoppiert wie ein durchgeknalltes Pferd durch die Herzkammer. Dem Betroffenen wird übel, schwindelig, zuletzt bricht oft der Kreislauf zusammen. Bleibt das Kammerflimmern unentdeckt und wird nicht schnellstens durch eine Elektrotherapie (elektrische Defibrillation) behandelt, stirbt der Patient oft in kürzester Zeit. Ein Albtraum!

Überall an Bahnhöfen, Haltestellen, Flughäfen und anderen öffentlichen Orten finden sich deshalb elektrische Defibrillatoren, Geräte, die jeder von uns – wirklich jeder – bedienen kann oder können sollte. Guten Kaffee zu kochen ist schwieriger. Nichts wäre schlimmer, als in so einem Moment danebenzustehen und nichts zu tun. Aber wäre es nicht bedeutend klüger, Herzrhythmusstörungen vorzubeugen? Abgesehen davon, dass jeder Patient mit Herzrhythmusstörungen obligatorisch eng ärztlich betreut werden und einer adäquaten Therapie (Medikation, Elektrotherapie und/oder Herzkatheter-Intervention) zugeführt werden muss, ist es immer sinnvoll, die «Elektrik» des Herzens zu stabilisieren.

Und jetzt kommt unser Hauptdarsteller Fett ins Spiel, und es wird spannend. Trommelwirbel mit Crescendo: Die Heilkraft von Omega-3 besitzt die fantastische Fähigkeit, die elektrische Aktivität in Herz-, Muskel- und Nervenzellen zu stabilisieren. «Aufgeregte Zellen» werden beruhigt, sodass gefährliche Herzrhythmusstörungen deutlich weniger auftreten. Eine Untersuchung ergab ein sensationelles Ergebnis: Bei einer guten Omega-3-Versorgung verringert sich das Risiko für Herzrhythmusstörungen entscheidend![137] Bei meinen Patienten mit Herzrhythmusstörungen bestehe ich inzwischen auf einer regelmäßigen und hohen Dosis von Omega-3 und kontrolliere den Omega-3-Spiegel während der Therapie.

Dabei sollten wir vor allem das Vorhofflimmern, die häufigste Herzrhythmusstörung, ins Herz der Therapie schließen.

## Das ist der Rhythmus, wo Fett mitmuss – Vorhofflimmern

Vorhofflimmern, früher «absolute Arrhythmie» genannt, ist die häufigste Herzrhythmusstörung. Sie hat ihren Ursprung im Vorhof des Herzens. Ursache dieser «Taktlosigkeit»: Der reguläre «Dirigent» des Herzrhythmus, der sogenannte Sinusknoten, fällt aus, in der Folge kommt es im Vorhof zu chaotisch unrhythmischen Herzschlägen oder zum Stillstand. Statt des normalen Rhythmus, «mit dem man mitmuss», dem Sinusrhythmus, beginnt eine rhythmische Anarchie. Allein hierzulande sind Millionen Menschen ab dem mittleren Lebensalter vorübergehend oder dauerhaft betroffen. Zwar gilt Vorhofflimmern als Volkskrankheit des älteren Menschen, es kann aber auch nach einer «durchzechten Nacht» bei jüngeren Menschen auftreten als *Holiday Heart-Syndrom*. Dabei geht es nicht nur um durchwachte, alkoholisierte

Nächte, sondern um das Phänomen eines vollbepackten Lebens. Meist trifft das *Holiday-Heart* Menschen mit Vorerkrankungen wie Übergewicht, Schilddrüsenkrankheiten, Diabetes oder strukturelle Herzkrankheiten.

Ziel ist es also, auch für den jungen Menschen, den gesunden Herzrhythmus, den Sinusrhythmus zu erhalten. Studien zeigen, je mehr wir mit gutem Omega-3 versorgt sind, umso größer ist unsere Chance auf einen stabilen, «chilligen» Herzrhythmus. Das gilt auch für den Klassiker Vorhofflimmern: Mit mehr Omega-3 wird das Risiko für Vorhofflimmern auf 34 % gesenkt, und nach erfolgreicher Therapie vermindert eine gute Omega-3-Versorgung das erneute Auftreten von Vorhofflimmern (Rezidiv).[138] Ist eine Kardioversion (Elektrotherapie) bei Vorhofflimmern geplant, lohnt es sich, bereits mindestens vier Wochen vorher auf Omega-3-Fett zu setzen, der rhythmusstabilisierende Effekt verhindert die meisten Rückfälle.

## Schwaches Herz? Nicht herzlos werden.

Ein «schwächelnder Herzmuskel», die sogenannte Herzinsuffizienz, ist besonders tückisch. Je weniger kraftvoll der Herzmuskel das Blut in den Kreislauf pumpt, umso schwächer die gesamte körperliche Belastbarkeit. «Die Luft ist knapp, man fühlt sich schlapp. Die Beine füllen sich mit Wasser» ... Und die schlummernde Gefahr von gefährlichen Herzrhythmusproblemen, die bei Herzschwachen auftreten können, darf nie unterschätzt werden. Der plötzliche Herztod lässt grüßen. Aber: Die Todesrate durch Herztod wird auch bei Herzschwachen durch optimale Zufuhr von Omega-3-Fett gesenkt. Nahm man bislang an, dass dieser Schutz allein durch die rhythmusstabilisierende Wirkung der Omega-3-Fette bedingt ist, weiß man inzwischen, dass Omega-3 nicht nur beruhigend auf den Herzrhythmus, sondern sogar direkt auf die Struktur des Herzmuskels einwirkt. Ein schwaches

Herz braucht Fett! Es will «geölt» werden![139] Studien zeigen unter einer sechsmonatigen täglichen Gabe von 2 g Omega-3 eine imposante Besserung der Herzschwäche: Die Pumpleistung des Herzens steigert sich im Herzultraschall (Echokardiographie). Im Labor verbessert sich etwa der Marker für Herzschwäche, das sogenannte BNP *(Brain natriuretic peptid)*[140]. Es handelt sich dabei um ein Peptidhormon, das im Herzen gebildet wird und in der Diagnostik und Verlaufskontrolle der Herzschwäche bedeutend ist. Ist das Herz wegen «Herzschwäche» überlastet, wird ein solcher Marker freigesetzt.

Gesunde Menschen mit einem adäquaten Konsum von Omega-3-Fett aus marinen Quellen (DHA/EPA), leiden bis zu 50 % seltener an Herzschwäche. Mit Omega-3-Fett lässt es sich nicht nur besser leben – es lässt sich besser überleben. Gibt man herzschwachen Patienten zusätzlich zu den Medikamenten Omega-3, treten weniger Todesfälle auf. Ein irres Desaster, wenn man sich vorstellt, welche verhinderten Erfolge und Todesfälle durch mehr Fett herauszukitzeln wären! In dieser Minute sitzen nicht wenige Herzschwache gefährdet im Sessel oder auf dem Sofa, meilenweit davon entfernt, bestmöglich therapiert zu sein. Und das, obwohl sie nach «klassischen Empfehlungen» mit einem bunten Cocktail an Medikamenten beglückt sind. Gutes Fett – das müsste in Leitlinien vertreten und auf Rezept finanziert werden! Zack!

Um Herzinfarkt und Schlaganfall zu verhindern, den «Rhythmus» zu beschwichtigen und eine Herzinsuffizienz zu lindern, gilt also zweifelsfrei die Parole «Ran-an-das-Omega-3-Fett». Es gibt allerdings ein klitzekleines, aber hörbares «Aber»! Was empfiehlt sich für Menschen, die bereits schon einen kräftigen Schlag vor den Bug und Herzinfarkt oder Schlaganfall erlitten haben? Ob Omega-3-Fett bei einer bereits bestehenden kardiovaskulären Vorbelastung vor Krankheitsereignissen wie (einem weiteren) Herzinfarkt ebenso schützt, wurde in Studien geprüft – die allerdings zu widersprüchlichen Ergebnissen kommen. Eine neue Metaanalyse mit insgesamt zehn großen randomisierten Interventionsstudien, an denen insgesamt 77917 Personen im Alter von durchschnittlich 64 Jahren teilnahmen, diskutiert jedoch den positiven Bodyguard-Effekt von Omega-3-Fett.[141] Wie ist die Diskrepanz der verschiedenen Studien zu Omega-3-Fett zu erklären? Prüft man mit Sorgfalt die Methodik der Studien, lässt sich erkennen, dass – ohne Absicht, versteht sich – die Bioverfügbarkeit, das heißt «die Kraft» des Omega-3-Fetts minimiert wurde. Die Studienteilnehmer waren nämlich angewiesen, Omega-3-Fett «einfach so» morgens unabhängig vom Essen einzunehmen. Schwups! Da haben wir den Fehler: Denn der Krempel, der «sonst noch» oder beziehungsweise gar nicht auf dem Teller rumschlawenzelt, entscheidet über hopp oder top.

Denn Omega-3-Fette sollten immer zu einer Mahlzeit eingenommen werden, nur so werden sie vom Körper auch optimal genutzt. Omega-3 ist nicht gerne einsam; es braucht die Anwesenheit «von guten Kumpeln» aus fettlöslichen Mikronährstoffen (Vitamin D, A, E, K, Carotine und Luteine) und sogar von «Fett». Ein Stück «fetter Fisch» liebt die nette Gesellschaft von etwas Gemüse und Salat und einem fetten Klecks hochwertigem Olivenöl extra vergine. Passt! Ein weiterer Knackpunkt: Um die Wirksamkeit von Omega-3-Fett exakt zu beurteilen, muss man wissen, wie hoch der Ausgangsspiegel ist. Dieses entscheidende Detail ist bisher in allen großen Interventionsstudien unberücksichtigt. Denn jeder Mensch ist anders und isst anders. Jeder Mensch hat andere Notwendigkeiten der Omega-3-Zufuhr, um gute Wirkspiegel zu erreichen.

Es braucht zeitnah neue Studien, in denen Omega-3 nicht nur korrekt eingenommen wird, sondern vor allem Menschen mit niedrigen Omega-3-Spiegeln untersucht werden. Der Omega-3-Index, der den Prozentsatz von DHA und EPA an einer Gesamtzahl von 26 Fettsäuren angibt, liegt optimal bei größer als 8 %. Kleine Untersuchungen, bei denen man Einnahmezeitpunkt und Ausgangsspiegel berücksichtigt, deuten auf eine sichere Schutzwirkung von Omega-3 nach Herzinfarkt hin. Die Frage nach den besten Voraussetzungen für die optimale Omega-3-Wirkung gilt es in Zukunft aufmerksam zu verfolgen. Falls sich neuer Input zu diesem Thema ergibt, werde ich Sie gerne über www.docfleck.com, in meinen Publikationen und Seminaren dazu auf dem Laufenden halten.

Fettes Fazit: Seien Sie herzlich zu Herz und Gefäßen, denn Sie sind immer so alt wie Ihre Gefäße. Nutzen Sie dazu die Heilchance von Fett. Jede noch so modern bezeichnete Medizin, die ihren Patienten diese Strategie nicht an die Hand gibt, ist schlichtweg herzlos. Gruß an die Gesundheitsminister. Fassen Sie sich ein Herz! Bitte!

# Verdauungssystem / Magen-Darm-Trakt

## Gastroösophageale Refluxkrankheit («GERD»)

Sodbrennen? Wer kennt es nicht ... Die Refluxkrankheit, auch gastro-esophageal reflux disease (GERD) genannt, ist ein Klassiker in der ärztlichen Sprechstunde und zählt zu den häufigsten Beschwerden des Magen-Darm-Trakts. Geschätzt leiden etwa 10 bis 20 % der Bevölkerung der westlichen Industrienationen unter dem «Brand der Speiseröhre». Das ist nicht wenig! Der «Reflux» bezeichnet den Rückfluss des säurehaltigen Mageninhalts vom Magen zurück in die Speiseröhre (Ösophagus). Von der Refluxkrankheit spricht man, wenn erste Symptome auftreten und sich die empfindsame Schleimhaut des Ösophagus unter der Magensäureeinwirkung verändert.

Entzündet sich die Schleimhaut der Speiseröhre, besteht eine sogenannte Refluxösophagitis. Diese kommt in 40 % der von Symptomen Betroffenen vor. Bleibt der ständige Entzündungsreiz in der Speiseröhre, braut sich dort ein düsteres Unwetter zusammen: Es kann zu narbigen Einziehungen und Verengungen kommen. Zudem besteht die Gefahr, dass sich die Schleimhaut über die Jahre unmerklich dauerhaft verändert und zu einem sogenannten Barrett-Ösophagus (nach dem britischen Chirurgen Norman Barrett benannt) auswächst. Das ist eine absolut kritische Stufe der Schleimhautveränderung; in etwa 10 % der Fälle erkranken Refluxpatienten mit einem Barrett-Ösophagus später an Speiseröhrenkrebs. Das allseits bekannte «Lei(d)tsymptom» ist der brennende Schmerz hinter dem Brustbein, das «ätzende» Sodbrennen. Nicht selten stößt man sauer auf und hat einen unangenehm typisch sauren Geschmack im Mund. Es gibt typische Warnzeichen, die untrüglich auf eine Refluxkrankheit deuten können, auch wenn man kein «saures Bäuerchen» verspürt: Druckgefühle hinter dem Brustbein und im Oberbauch, Schluckbeschwerden, Übelkeit, Aufstoßen von Speiseresten, Kehlkopf- und Rachenentzündungen, Hustenreiz, chronische Heiserkeit usw. Meist spürt man solche Symptome nach einer großen Mahlzeit, wodurch sich der Druck im Bauchraum erhöht, nach süßem, scharfem, angebratenem Essen und nach Alkoholgenuss. In akuten Fällen können die Beschwerden wie Oberbauchschmerzen oder Brennen hinter dem Brustbein so stark sein, dass sie einem Herzinfarkt ähneln. Apropos, bei jeglichen unklaren starken Oberbauchbeschwerden ist es differentialdiagnostisch notwendig, einen Herzinfarkt auszuschließen. Das ist eine der wichtigsten Regeln in jeder Notaufnahme.

Und wie kommt es zum Reflux? Unterschiedliches ist denkbar, etwa ein Zwerchfellbruch, Störungen des Speiseröhrenschließmuskels – des «Türstehers» am Übergang zwischen Speiseröhre und Magen –, Entleerungsstörungen des Magens, Diabetes mellitus, rheumatische Erkrankungen wie Sklerodermie, Schwangerschaft und massive Ernährungssünden, die eine starke Magensäureproduktion anfeuern: üppiges Essen, zu viel Alkohol, zu stark gewürzte, zu saure, zu süße, in schlechtem Fett gebratene Speisen. Auch manche Medikamente wie Acetylsalicylsäure (ASS), Nitrate, Blutdruckmedikamente (Kalziumantagonisten), Präparate mit Pfefferminzöl und Psychopharmaka provozieren Refluxleiden.

Ein gravierender, verbreiteter Irrtum: Man nimmt fälschlicherweise an, dass Reflux grundsätzlich durch eine Überproduktion der Magensäure ausgelöst wird. Dass oft *zu wenig* Magensäure ein Problem darstellt, bleibt unbedacht. Auf dieses Denkmodell stützt sich die weitverbreitete Verschreibungspraxis von «Säureblockern». Schlimmer geht immer: Absolut besorgniserregend sind die Nebenwirkungen, die ein gedankenloser, langwieriger Gebrauch von Säureblockern mit sich bringen kann: Magnesiummangel, gestörte Vitamin-B12-Absorption, Nierensteinbildungen und bröselige Knochen: Osteopenie und Osteoporose drohen. Wer denkt schon bei der «Magentablette» an krümelige Knochen wie Bruchzwieback?

Dauerschlucken von Säureblockern ist also nicht die beste Lösung. Zeit für neue Gedankenspiele. In den Anfängen meiner präventivmedizinischen Arbeit mit meiner Ernährungsmethode als Zusatzinstrument war ich oft perplex, wie effektiv «Anders-essen» Reflux zu lindern vermag. Eine simple Ernährungsumstellung ist oft die wirkungsvollste Strategie, den «feuerspeienden» Reflux zu besänftigen. Streicht man zuckerreiche Nahrungsmittel, entzieht man den sicheren «Reflux-Machern» den Boden. Forschungen beweisen, dass Ernährung eine herausragende Rolle bei der Entstehung von Reflux und Speiseröhrenkrebs spielt. Es besteht ein glasklarer Zusammenhang zwischen Reflux und Krebsvorstufen und dem regelmäßigen Konsum von Speisen und Getränken, die Saccharose, also Haushaltszucker bzw. Kristallzucker, jegliche Form von konzentriertem Zucker, künstliche Zuckeraustauschstoffe jeglicher Art sowie Stärke enthalten.

Das heißt also zum langsamen Verdauen: Nicht nur der allseits als «böse» bekannte Haushaltszucker kann in der Speiseröhre rumpöbeln und Schaden anrichten, jede (!) Form von konzentriertem Zucker, künstlichem Süßstoff und Stärke birgt das Risiko für Reflux und letztlich damit auch für Krebs. Zucker und Zuckeraustauschstoffe starten klammheimlich eine Revolte im Darm und schädigen das gesunde Mikrobiom, was wiederum den Säure-Reflux aus dem Dünndarm verschlimmert. «Anti-Reflux-Essen»! Eine gesunde Strategie muss her.

Die moderne Ernährungswissenschaft setzt auf unverarbeitete, zucker- und kohlenhydratarme «echte» Lebensmittel, also reichlich Gemüse, Salate, Eiweiß aus hochwertigen Quellen – und gesundes Fett. Fett? Fett. Fett wird oft mit zunehmendem Reflux in

Verbindung gebracht. Hier muss man aber scharf differenzieren. Qualitativ schlechtes Fett und die Kombination mit Zucker, wie bei Puddingschnecke, Wurstsandwich, Fertigkeks und Popcorn, sowie minderwertiges Bratfett machen Probleme. Hingegen kann eine Ernährungsumstellung mit mehr gutem Fett und weniger Kohlenhydraten die Mengen an in die Speiseröhre aufsteigender Magensäure wirkungsvoll minimieren.[142] Die positive Wirkung stellt sich bereits nach wenigen Tagen ein. Super! Schnelle Effekte sind extramotivierend und ermutigend. Diese erfreulichen Ergebnisse der Forschung kann ich aus meiner Erfahrung nur bekräftigen. Und noch etwas: Da Fett allein nicht fett macht, sondern hilft, gesund und schlank zu werden, ist die ausgewogene, modern-fettbetonte Ernährung eine ernstzunehmende Strategie, den Reflux erfolgreich loszuwerden. Zack! So wird nebenbei nämlich einer der heimlichen Hauptauslöser für Reflux abgestellt: das Übergewicht. Symptome der Refluxkrankheit lassen durch eine Gewichtsreduktion nicht nur nach, sondern können sich gänzlich in Nichts auflösen. Überzeugende Daten bestätigen solche Erfolge bei bis zu 65 % der Betroffenen, die komplett beschwerdefrei waren nach einer sechsmonatigen Ernährungsumstellung und einer Gewichtsabnahme von durchschnittlich sechs Kilogramm.[143]

Nichts scheint unmöglich! Die perfekte Anti-Reflux-Formel lautet: Gutes Fett, ja! Und ausnahmsweise sind auch *mehrere*, leicht verdauliche und auch eiweißreiche Mahlzeiten, die letzte spätestens drei Stunden vor dem Schlafengehen, empfohlen. Wenig Süßes, Scharfes, Saures oder stark gewürzte Speisen. Reduzieren von Koffein. Meiden von hochprozentigem und säurehaltigem Alkohol wie Wein oder Schnaps und möglichst auch der Zigarette. Beim Schlafen den Oberkörper etwas höher lagern – ein dickes, gelesenes Buch unter der Matratze verrichtet einen guten Nachtdienst. Lockere, nicht einschnürende Kleidung. Die Zeiten des Korsetts sind Gott sei Dank vorbei.

## Reizdarm, Colitis ulcerosa und Morbus Crohn

Ein altes chinesisches Sprichwort besagt: Der Tod steckt im Darm. Als Optimistin sage ich lieber: Das Leben steckt im Darm. Denn: Unser etwa acht Meter langer Darm ist unser wichtigstes Gesundheitszentrum und stärkstes Immunsystem. Er beheimatet rund 80 % der Immunzellen und 90 % des körpereigenen Glückshormons Serotonin.[144] Seine Schleimhaut ist Hauptbestandteil einer hochkomplexen, mehrschichtigen Schutzbarriere, die bereits im Mund beginnt. Sie kontrolliert die Aufnahme der Nahrung und schützt den Organismus vor Krankheitserregern und Schadstoffen. Die über 100 Billionen winzigen Bewohner des Darms – Bakterien – prägen als unterschätzte Schwergewichte unsere Gesundheit mehr, als wir denken. Unzählige Studien beweisen auf faszinierende Art und Weise: Der Darm ist nicht nur irgendein komisches Verdauungsorgan, über das wir nicht so gerne sprechen. Nein! Für die überwältigende Mehrheit aller uns bekannten schweren Erkrankungen findet sich eine maßgebliche oder direkte Ursache im Darm, durch Störungen der Schleimhautbarriere oder Dysbalancen in der Gesamtheit der Darmmikroben, des Mikrobioms: Allergien, Asthma bronchiale, Zöliakie, Chronisches Erschöpfungssyndrom, Diabetes mellitus Typ 1, Hashimoto-Thyreoiditis, Migräne, Autoimmunkrankheiten, Multiple Sklerose, Rheumatoide Arthritis, Psoriasis vulgaris, Hautekzeme, Herz-Kreislauf-Krankheiten, Morbus Alzheimer, Reizdarmsyndrom, Chronisch-entzündliche Darmkrankheiten, Depressionen und Schizophrenie.[145]

Diese Erkenntnisse sind der Grund, warum ich in der täglichen Praxis solche Erkrankungen grundsätzlich ernährungsmedizinisch über den Darm ansteuere und mitbehandele. Ein gesunder Darm ist Ihr heimlicher Herkules im Körper und Garant für eine starke Gesundheit. Es sollte uns Selbstverständlichkeit sein, an den Darm zu denken und gut für ihn zu sorgen, so wie wir täglich unbewusst zur Zahnbürste greifen.[146]

Und wie wird man ein glückliches darmgesundes Kerlchen?

## Ausflug in die ersten Lebensstunden

Der Grundstein für einen gesunden Darm wird in der ersten Stunde unseres Lebens gelegt, zum Zeitpunkt unserer Geburt. Während des Vorgangs der Geburt kommen wir erstmals in Kontakt mit der wundersamen Welt der Bakterien, die in der mütterlichen Schleimhaut von Vagina und Darm wohnen. Diese Bakterienfamilien besiedeln dann peu à peu die kindlichen Schleimhäute, wie die des Darms. Das bakterielle Portfolio der Mutter liefert sozusagen die erste «Grundausstattung» gesunder Vielfalt von Darmbakterien für das Kind. Dieses erste Bakterien-Rüstzeug braucht gutes Futter. Ist die Mutter gesund, bietet Stillen das mustergültige Futter für gute Darmbakterien des Kindes – zunächst mit dem wertvollen Kolostrum, der Erstmilch, und später mit der Muttermilch. Sie ist das perfekte Doping für die neue Bakterienkolonie, eine Art «Zaubertrank» von Miraculix für die neu angesiedelten Darmmikroben des Kindes. Durch diesen wertvollen Trank wird das darmassoziierte Immunsystem stimuliert, die Basisstation der braven Immunzellen des kleinen Menschen. Von dort schwärmen die Lymphozyten – besondere Immunzellen aus der Gruppe der weißen Blutkörperchen – aus, verbreiten sich im gesamten Körper, besiedeln alle anderen Schleimhäute und sichern deren immunologische Barrierefunktion gegen unsympathische, ungewollte Eindringlinge von außen.

Dieses tapfere Abwehr- und Immunsystem entwickelt sich von Stunde zu Stunde. Und Mutter Natur ist unendlich klug. Nichts geschieht ohne Grund. Alles in der Natur hat eine Bedeutung. Und alles steht miteinander in Verbindung. Das sollten wir Menschen endlich begreifen und respektieren. Alles hat einen tiefen Sinn. Vor allem auch die natürliche Geburt des Menschen.

Vielen ist nicht bewusst, dass Kaiserschnitt-Kinder daher ein höheres Risiko für spätere Erkrankungen haben, da die Natur nicht ihre besten Karten spielen konnte und sich das Immunsystem nicht mit dem Immunbooster der mütterlichen Bakterien entfalten durfte. Heute ist die inflationäre Kaiserschnittentbindung Ausdruck eines fatalen Zeitgeists. Models, Stars und Sternchen setzen sogar absichtlich auf die frühe «Sectio», den Schnitt, holen das Kind ein paar Wochen früher, damit die Figur nicht leidet. So stehen sie fix wieder mit strahlendem Gesicht und schmaler Taille in der Öffentlichkeit. Selbstverständlich kann bei einer Komplikation ein Kaiserschnitt notwendig und lebensrettend sein, für Mutter und Kind. Aber nicht alles ist gut bei der Schnittgeburt. Der«Einfach-mal-so»-Kaiserschnitt ist problematisch und wird dennoch immer beliebter. Der «schnelle Schnitt» lässt sich perfekt planen. Das ist ideal, auch für Krankenhäuser: Anstatt lange Geburten mit nervösen, werdenden Eltern durchzustehen, spart man Nerven, Personal und Zeit. Dabei geht es auch um viel Geld. Das gibt natürlich kein Krankenhaus gerne offen zu … Die Risiken und Folgen dieser leider oft völlig unnötigen Operationen werden unter den Tisch gekehrt oder ausgeblendet. Nicht nur für das Kind, auch die Gesundheit der Mutter ist in Gefahr: starker Blutverlust, Komplikationsrisiken für spätere Schwangerschaften, Narbenschmerzen, Verletzungen von Darm oder Blase, chronische Verstopfung etc.

Und die Kinder? Kaiserschnitt-Kinder haben das gesunde, ordnende Prinzip von Mutter Natur nicht erleben können. Fehlt die von der Natur eingeplante Bakterienbesiedlung von der Mutter auf das Kind, ist die Bakterienflora des Neugeborenen mutterseelenallein auf sich gestellt. Sie setzt sich anders zusammen, als es Mutter Natur ausgeklügelt hatte. Das Neugeborene kommt nicht mit den Bakterien der Mutter in Kontakt. Ein wichtiger Anstoß für die Aktivierung des gesunden Immunsystems bleibt aus. Ein gesundes, von Geburt an mit Bakterien konfrontiertes und trainiertes Immunsystem kann im späteren Leben differenzierter arbeiten und rastet nicht wegen dem kleinsten Hausstaub oder der frischen Erdbeere aus. Und wenn das Kaiserschnitt-Geborene in den ersten Monaten wegen des schwachen Immunsystems, akuter Infekte oder Allergien sogar Antibiotika oder Kortison benötigt, wird die wichtige Darmflora als elementarer Baustein des Immunsystems weiter ausgeknockt. Wie ein verzweifeltes Waisenkind kämpft sich das Darmmilieu des Neugeborenen zu einer chaotisch unbedarften Ordnung. Nicht ohne Folgen: «Schnitt-Kinder» haben ein erhöhtes Risiko für Immunstörungen, vor allem Autoimmunkrankheiten, Allergien wie Asthma bronchiale, Neurodermitis, Nahrungsmittelintoleranzen und geringfügig Diabetes mellitus Typ 1. Der Blinker in Richtung «kranker Darm» und Immunschwächling wird bereits bei der Geburt gesetzt. Liebe werdende Mütter und Partner, bitte – denkt daran!

Doch nun zurück zum Darm, unserem Ausgangspunkt. Auch vor dem Hintergrund solcher Schreckensszenarien verwundert es nicht, dass in Industrienationen die Zahl von Reizdarmsyndrom und chronisch entzündlichen Darmerkrankungen explodiert. Symptome wie Blähungen, unvollständige Verdauung des Nahrungsbreis, Durchfälle etc. quälen die Betroffenen und vermiesen die Lebensqualität. Dem riesigen Panoptikum an Symptomen und Erkrankungen des Magen-Darm-Traktes kann man nicht nur vorbeugen. Erfolgreiche Therapie versprechen ausgeklügelte Ernährungsstrategien. Spricht man von Nahrung als Medizin, geht es mir um den ganzheitlichen Blick, nach links und rechts, der die Wirkung von bioaktiven Substanzen, Medikamenten und den Blick auf den Menschen, seine Umgebung und inneren Stress mitberücksichtigt. Nicht nur ein Kaiserschnitt hat denkbar fatale Folgen für die Gesundheit des Darms. Es gibt ein paar hartgesottene Faktoren, die den Darm lädieren können: Alkohol, Fructose, Linolsäure, Antibiotika, Schmerzmittel, Aluminiumhydroxid und Stress.

**Alkohol.** Aktiviert die Mastzellen in der Darmschleimhaut, die pro-entzündliche Botenstoffe produzieren und ausschütten.[147]

**Fruktose.** Große Mengen an reiner Fruktose, wie wir sie in Fruchtsäften, Fruchtsaftkonzentraten, Energydrinks, Fertigprodukten oder als Glukose-Fruktose-Sirup in Eiweißriegeln und Süßigkeiten antreffen, sind vergleichbar mit einem «atomaren» Angriff auf die Darmschleimhaut. Außerdem raubt die Aufnahme freier Fruktose den Zellen Unmengen an Energie, die dann für die stabile Aufrechterhaltung der Darmbarriere und die Resorptionsarbeit der Darmschleimhaut fehlt. Die natürliche Fruktose bringt keine Sorgenfalten: Obst in Maßen, am besten vormittags ein bis zwei Handvoll, ist harmlos.

**Linolsäure.** Dominiert die Omega-6-Fettsäure Linolsäure im Körper und ist dadurch die Omega-Balance gestört, werden Entzündungsprozesse losgetreten: Weiße und rote Blutkörperchen und Leberzellen werden direkt geschädigt und Entzündungsprozesse über bestimmte Botenstoffe NFkB aktiviert.[148] NFkB (nuclear factor ‹kappa-light-chain-enhancer› of activated B-cells) ist ein spezifischer Proteinkomplex, der Immunantwort, Zellwachstum und Zelltod reguliert. Die Aktivierung von NFkB gilt nicht nur als kritisch für das Entstehen von Entzündungen, inzwischen wird auch eine zunehmende Rolle bei der Entstehung von Krebs als wahrscheinlich angesehen.

**Antibiotika.** Inzwischen zwitschern es die Spatzen von den Dächern, dass die manchmal überlebensnotwendigen Antibiotika leider auch Nachteile bringen, indem sie der gesunden Darmflora mächtig eins überbraten. Unerwünschte Bakteriengangster sind oft resistenter als gutmütige Bakterien. Nach der Antibiose vermehren sich dann diese «Gangster» rasant und formen noch größere krankmachende Bakterienhochburgen im Darm aus, die den «guten» Darmbakterien den Lebensplatz rauben und sie aus dem vormaligen Mikrobenparadies vertreiben.[149]

**Schmerzmittel.** Die Gruppe der NSAID (**N**icht **S**teroidale **A**nti-rheumatic **D**rugs), wie Aspirin, Ibuprofen, Diclofenac und Naproxen, zerstören die gesunde Darmwandbarriere direkt: Feuer frei, ohne Schutzweste![150] Außerdem aktivieren die NSAID Zellwandrezeptoren, die die Produktion von pro-entzündlichen Botenstoffen fördern und so die Darmschleimhaut böswillig zerstören.[151]

**Aluminiumhydroxid.** Aus der Werbung kennen wir sie, die beliebten Magenschutzpräparate mit der chemischen Verbindung Aluminiumhydroxid, die bei Reflux oder säurebedingten Magenproblemen eingesetzt werden und den Magen «aufräumen». Eine oft verkannte Nebenwirkung ist die Erhöhung der Durchlässigkeit zwischen den Zellen der Darmschleimhaut und damit der Verlust der gesunden Darmbarriere.[152] (Mehr dazu auch unter Reflux.)

**Stress.** Nicht verwunderlich, aber akuter wie chronischer innerer Stress kann durch die Ausschüttung der Stresshormone Cortisol und Noradrenalin die Durchlässigkeit der Darmschleimhaut und die Eiweißverdauung verkümmern lassen. Stress hat zudem eine Verbindung zu Magengeschwüren, Reizdarm und darmabhängigen Autoimmunleiden wie Morbus Crohn und Colitis ulcerosa.

Die Symptome und Krankheiten, die durch solche Faktoren ausgelöst werden, sind mannigfaltig – das kennen Sie vielleicht besser, als Ihnen lieb ist … Denken wir dabei nur an das Massenphänomen Reizdarmsyndrom.

## Reizdarmsyndrom (RDS)

Der Reizdarm ist die unter den Magen-Darm-Krankheiten am häufigsten gestellte Diagnose. Lästige Symptome wie Übelkeit, Bauchschmerzen, Blähungen, Druck- und Völlegefühl, Durchfall und/oder Verstopfung vermiesen das Leben. Der Reizdarm kann familiär gehäuft auftreten. Bislang gibt es keinen speziellen sensitiven

Test, mit dem man die Diagnose eindeutig festnageln kann, daher ist von einer hohen Dunkelziffer auszugehen. Nach Schätzungen leiden etwa 11 % der gesamten Weltbevölkerung unter dem Reizdarmsyndrom (RDS), etwa doppelt so viele Frauen wie Männer sind betroffen. Der Reizdarm ist eine Ausschlussdiagnose, d. h., andere Erkrankungen mit ähnlichen Symptomen müssen zwingend vom Facharzt ausgeschlossen werden, etwa chronisch entzündliche Darmerkrankungen, Nahrungsmittelintoleranzen, Allergien, Parasitosen oder Karzinome.

Einen ausschließlich identifizierbaren Bösewicht, der die Reizdarm-Beschwerden verschuldet, kann man in den meisten Fällen allerdings nicht fassen. Mitverantwortlich können eine gestörte Darmflora nach langer Antibiose oder schwere Magen-Darm-Infekte sein, die den natürlichen Mikrobenmix im Darm durcheinanderpusten. Ist die gesunde Darmflora gestört und wurden gute Darmbakterien etwa durch Antibiotika ins Ghetto geschickt, spricht man von der sogenannten Dysbiose. Unter diesem chaotischen Zustand des Mikrobioms leidet die Darmschleimhaut besonders, denn die guten, treuen Darmbakterien sind kraftvolle Schutzschilder, der Grenzschutz der Darmschleimhaut. Sind die «schlechten» Darmbakterien in der Überzahl, fehlt der Grenzschutz. Die so geschwächte Darmschleimhaut wird durchlässig für Krankheitserreger und Giftstoffe. Und sie schlägt Alarm und appelliert laut an das Immunsystem: «Achtung, Leute, es gibt hier Stress durch ungewollte Eindringlinge!» Und die Immunabwehrzentrale kommandiert Soldaten, d. h. Abwehrzellen, in den Darm, die durch entzündungsfördernde Botenstoffe und die folgende Entzündungsreaktion die Eindringlinge abzuwehren versuchen. Chaos und Randale.

Gerät die harmonische Balance der Darmbakterien in Gefahr, droht das gesunde «Ökosystem» Darm zu kippen. Daher ist alles, was die Gesundheit der wichtigen Darmmikroben düngt oder demoliert, bedeutsam. So spielt etwa die Ernährung bei der Entwicklung des Reizdarms eine Hauptrolle. Schnell verdauliche

Kohlenhydrate und zuckerreiche Nahrungsmittel schwächen die Gruppe der «guten» Darmbakterien und sind der perfekte Gaumenkitzler für krankheitserregende «schlechte» Ganoven unter den Bakterien des Mikrobioms. Dieses Ungleichgewicht der Darmbakterien, eine durch kohlenhydratdichte Nahrung gezüchtete Dominanz der «schlechten» Darmbakterien, führt zu Verdauungsstörungen, belastender Gasbildung und brockt den Betroffenen letztlich gefürchtete entzündlichen Veränderungen der Darmschleimhaut ein. Das vegetative Nervensystem des Darms wird gereizt, es meldet dem Gehirn: «Autsch, Schmerz!» Die Lebensqualität wird geschreddert. Aber nicht nur die Ernährung ist verantwortlich. Aus meiner Erfahrung leiden viele (Reiz-)Darm-Patienten unter emotionalem Stress, der oft wie ein Schwelbrand unter der ruhig wirkenden äußeren Fassade zündelt – oder an einer ausgeprägten Angststörung. «Ich habe Schiss vor …!» Das seelische Ungleichgewicht zerschlägt die friedvolle Atmosphäre einer gesunden Darmflora. Längst ist bewiesen, dass es eine enge Verbindung zwischen Darm und Gehirn gibt. Die Darm-Hirn-Achse gleicht einer voll befahrenen, gefühlt siebenspurigen Autobahn. Und umkehrt kann jede «Autobahn»-Baustelle im Darm auch die mentale Gesundheit und unsere Gefühle, Sorgen, Wünsche, Nöte und Ängste modellieren.

Jetzt mal kurz innehalten und langsam weiterlesen: Das heißt, alles, *was* wir essen, *wie* wir essen und *wann* wir essen, steht in unmittelbarem Zusammenhang mit dem, wie wir uns *fühlen und* wie wir *reagieren* und lenkt somit sogar unser Verhalten und unsere Entscheidungskraft. Da möchte man sich wirklich nicht vorstellen, was mancher Politiker oder entscheidender Macher der Gesellschaft so Tag für Tag in sich hineinfuttert, oder? Gruß an die Verantwortlichen auf der Weltbühne. Nun lassen sich innerer Stress und Belastungen im Alltag kurzfristig kaum «auf null» herunterdimmmen. Aber eine solide Ernährungsumstellung kann stürmische Zeiten im Darm befrieden. Daher ist «Anders-Essen» ein vielversprechender Ansatz, den man unbedingt nutzen sollte.

Beim RDS hat sich eine kohlenhydratarme, sogenannte FODMAP-reduzierte Ernährung bewährt. Dabei verzichten die Betroffenen über einen Zeitraum von wenigen Wochen komplett auf potenziell reizende Kohlenhydrate und Zuckerarten, dadurch wird in der Regel der anteilige Fettverzehr erhöht.

**FODMAP** ist die englische Abkürzung für **F**ermentierbare **O**ligosaccharide, **D**isaccharide, **M**onosaccharide **A**nd **P**olyole. Damit sind schnell verdauliche und gärende Kohlenhydrate gemeint, wie sie in Süßigkeiten, Brot, Steinobst oder Kohlgemüse stecken. Die Polyole, bestimmte Zuckeralkohole, finden sich in zahlreichen industriell produzierten Produkten als Süßungs- oder Feuchthaltemittel.

Nach dieser kurzen Zeit des Verzichts werden FODMAP-haltige Nahrungsmittel wieder schrittweise eingeführt. FODMAP-Ernährung ist eine komplexe und, zugegeben, nicht unkomplizierte Angelegenheit und sollte durch einen darin sehr erfahrenen Arzt betreut und geführt werden. Wer unter RDS leidet, kann es sich aber auch erst mal «einfacher machen». Aufgepasst! Denn prinzipiell gilt es als bewiesen, dass die Einhaltung einer kohlenhydratarmen Ernährung mit gesunden Fetten Symptome deutlich mindert und die Lebensqualität verbessert.[153] Eine Ernährung nach modernen Kriterien, die auf mehr gesundes Fett setzt, drosselt automatisch den Konsum schnell verdaulicher Kohlenhydrate und führt zur Linderung der Beschwerden. Das kann ich aus meiner Erfahrung nur bestätigen. Tschakka!

### Colitis ulcerosa und Morbus Crohn

Neben dem klassischen Reizdarm-Syndrom ist die Gruppe der chronisch entzündlichen Darmkrankheiten ein gigantisches Thema. **Colitis ulcerosa** (*«Colitis»* = Entzündung des Darmes, *«ulcerosa»* = reich an Geschwüren) und **Morbus Crohn** lauern bei vielen Menschen als unerbittliche Feinde im eigenen Körper. Die Colitis ulcerosa betrifft hierzulande rund 300 000 Menschen, häufig jüngere Erwachsene zwischen dem 20. und 40. Lebensjahr. Charakteristisch bilden sich dabei in der oberen Schleimhaut des Dickdarms entzündliche Veränderungen und eitrige Schwüre aus. Meist nimmt die in Schüben zwischen akuter Phase und Stillstand (Remission) verlaufende Krankheit ihren Anfang im Rektum (Enddarm) und befällt ausschließlich das Kolon (Dickdarm). Als Autoimmunkrankheit attackieren körpereigene Abwehrzellen gesundes Gewebe und richten so schmerzhafte entzündliche Verletzungen in der Darmschleimhaut an. Zwar vermutet man eine genetische Vorbelastung, aber die weise Lehre der Epigenetik lehrt uns, dass vor allem die *Umwelt* der Auslöser von Krankheiten ist. Und so ist es auch bei Colitis ulcerosa, die durch ungesunde Ernährung, Dysbiose, Störungen im Immunsystem und seelischen Stress losgetreten wird. Auch übertriebene Hygiene kann ein Auslöser sein. Als Ursache vermutet man ein multifaktorielles Geschehen, das die Erkrankung aus vielen, verschiedenen Ecken anschiebt.

Meist beginnt die Colitis ulcerosa kaum spürbar, schleichend. Getarnt durch Blähungen, Bauchschmerzen und Krämpfe taucht sie auf. Im Verlauf kommt es etwa zu blutig-schleimigen Durchfällen, die in der akuten Phase unerträglich oft – bis zu etwa 40-mal täglich – auftreten. Der unzählige und plötzliche Stuhldrang ist eine unbarmherzige Belastung. Zudem verliert der Körper durch die Diarrhoen nicht nur Blut und Wasser, auch wichtige Nährstoffe wie Magnesium, Kalium, Kalzium, Eisen, Zink und Vitamine rauschen durch den kranken Darm. Der so ausgelöste erhebliche Nährstoffmangel bringt neuen Ärger: eingeschränkte Belastungstoleranz, kritische Gewichtsabnahme, Schwäche und erhöhte Infektanfälligkeit folgen. Und noch schlimmer: Je länger die Krankheit über die Jahre verläuft, desto höher das Risiko, an Kolonkarzinom (Dickdarmkrebs) zu erkranken.

Und wie kommt man so einer Krankheit auf die Schliche? Zur Diagnostik zählt die Blutuntersuchung auf Entzündungszeichen wie C-reaktives Protein (CRP) und Blutsenkungsgeschwindigkeit (BSG), Anämie und Mikronährstoffdefizite. Des Weiteren komplettieren Stuhlproben und die Darmspiegelung (Koloskopie) mit Entnahme von Gewebeproben das Bild. So kann die Colitis ulcerosa von Morbus Crohn feingeweblich und differentialdiagnostisch unterschieden werden. Die klassische Therapie setzt auf Kortison als Entzündungshemmer und immunsuppressive Medikamente. Für eine erfolgreiche Bewältigung der Krankheit ist es aber unabdingbar, die gesamten Lebensumstände zu beleuchten und die Frage nach innerem Stress unter die Lupe zu nehmen. Gibt es unterbewusste Konflikte? Wird etwas «nicht richtig verdaut»? Verkannter psychischer Stress ist bei Colitis ulcerosa ein Hauptfaktor, auch für das Wiederaufflammen der Krankheit, und hat sich auch deshalb hier ein paar Zeilen mehr verdient.

Psychische Belastungen können auch den Verlauf der anderen entzündlichen Darmerkrankung, des **Morbus Crohn**, negativ beeinflussen. 1904 gab der polnische Chirurg Antoni Lesniowski bereits Hinweise auf diese Krankheit. Der New Yorker Arzt Burrill Bernard Crohn beschrieb sie erstmals im Jahr 1932 ausführlich. Nach ihm wurde die Erkrankung benannt. Crohn identifizierte sie als eine Entzündung vor allem des Dünndarms. Bevorzugt betroffen sind der letzte (terminale) Abschnitt des Dünndarms (Ileum), daher wird die Krankheit auch *Ileitis terminalis* oder *Enteritis regionalis* genannt. Morbus Crohn kann in jedem Lebensalter manifest werden, also auch bereits bei Säuglingen oder Kleinkindern. Oftmals beginnt die Krankheit zwischen dem 15. und 35. Lebensjahr. Die ebenfalls meist in Schüben verlaufende Krankheit ist bisher nicht heilbar. Hierzulande sind nach Schätzungen ein bis zwei von 1000 Menschen betroffen, eher Stadtmenschen als Landeier, Frauen und Männer gleichermaßen. Übertriebene Hygiene, ballaststoffarme Ernährung und Umweltfaktoren, zum Beispiel Rauchen, triggern die Krankheit.

Im Gegensatz zur Colitis ulcerosa kann Morbus Crohn aber den gesamten Verdauungstrakt befallen, das heißt vom Mund bis zum After manifest werden. Dabei werden alle Schichten der Darmschleimhaut attackiert und mit Entzündungen übersät. Charakteristisch wechseln sich bei Morbus Crohn gesunde Darmabschnitte mit kranken Arealen ab. Ist die akute Entzündung abgeklungen, können sich oft Narben und Verdickungen in den zuvor befallenen Darmregionen ausbilden. So wird das Darmvolumen gefährlich verengt, und der Transport des Darminhalts gerät ins Stocken. Das Erscheinungsbild der Krankheit reicht von Geschwüren, also Ulcerationen, Darmverengungen (Stenosen) bis hin zu Verbindungsgängen zu benachbarten Organen oder zur Bauchwand (Fisteln). Wie ein Maulwurf gräbt sich die Entzündung dabei vom Darm etwa zum Nachbarorgan Blase oder bricht sich an anderer Stelle durch die Haut durch. Solche «Maulwurfsgräben», die Fistelungen, sind eine seltene, potenziell lebensgefährliche und gefürchtete Komplikation.

Erste diskrete Signale für Morbus Crohn sind Erbrechen, Durchfall und höllische krampfartige Schmerzen, meist im rechten Unterbauch, deren kolikartiger Charakter einer Blinddarmentzündung ähnlich ist. Der kranke Darm erledigt seinen Job nur mangelhaft. Die lebenswichtigen Nährstoffe und Vitamine aus dem Nahrungsbrei werden schlecht resorbiert. Davon vor allem betroffen sind die fettlöslichen Vitamine A, D, E und K und die wasserlöslichen Vitamine der B-Gruppe (B6 und B12), Eiweiß, Natrium, Magnesium, Kalium, Kalzium, Chlorid, Eisen, Kupfer, Selen und Zink. Der resultierende Nährstoffmangel kreiert heftige Probleme. Oft verlieren die Betroffenen zudem stark an Gewicht. Sie sind geschlaucht, ständig schlapp, müde, nicht belastbar. Die Knochendichte leidet, Osteoporose bahnt sich an. Das Tückische: Morbus Crohn ist keine nur auf den Darm begrenzte Krankheit. Sie gleicht einem extravaganten Chamäleon. In einem Drittel der Fälle kommt es zu so diffusen Beschwerden, dass die ursächliche Erkrankung, der Morbus Crohn, sogar komplett davon überlagert sein kann. Dabei können folgende Organe involviert sein: Augen, Gelenk- und Sehnenapparat, Lunge, Leber, Gallenwege, Bauchspeicheldrüse, Nieren, Zentrales Nervensystem und Haut. Besteht der Morbus Crohn über Jahre, haben die Betroffenen ähnlich wie bei der Colitis ulcerosa ein erhöhtes Risiko für Dickdarmkrebs, welches mit zunehmender Dauer der Erkrankung immer weiter nach oben klettert. Bei leichten Verläufen lindern symptomatische Therapien gegen Bauchkrämpfe und Durchfälle die Beschwerden, in schweren Schüben ist dagegen der Einsatz von Kortison und modernen Basismedikamenten (Mesalazin, TNF-Blocker) indiziert, um die Autoimmunreaktion auszubremsen. Nicht selten sind schwere Operationen notwendig, um die narbigen Stenosen zu weiten, Fisteln und Abszesse oder erkrankte Darmabschnitte zu entfernen.

Mmh, keine besonders schönen Aussichten. Was könnte man noch dagegensetzen? Aus der naturheilkundlichen Medizin empfiehlt sich der zusätzliche Ansatz mit Myrrhe, Weihrauch und Kamille gegen entzündliche Krankheiten der Darmschleimhaut. Jedoch darf man diese Strategie niemals als Wundermittel bewerten. Wenn aber chronische Darmkrankheiten wie Colitis ulcerosa und Morbus Crohn einen entzündlichen Charakter haben, dann müssten sie auch auf eine antientzündliche Therapie mit Omega-3 irgendwie reagieren? Oder noch besser: Kann man diesen Krankheiten vielleicht sogar vorbeugen? Die großartige Nachricht lautet in beiden Fällen: Ja!

Eine breit angelegte Langzeitstudie analysierte bei mehr als 25 000 gesunden Probanden anhand von Ernährungsprotokollen die Zufuhr von Fett aus Omega-3-Fett. Im Untersuchungszeitraum von vier Jahren registrierten die Wissenschaftler jeden neuen Fall einer chronisch entzündlichen Darmerkrankung (Colitis ulcerosa). Daraus errechnete man das Risiko zu erkranken in Abhängigkeit von der Zufuhr an Fett. Die Ergebnisse zeigten: Ein Drittel der «gut-gefetteten» Menschen hatte nur ein etwa halb so großes Risiko, an der leidvollen Darmentzündung zu erkranken.[154] Mit gutem Fett lässt sich die schwere Crux also zu einem erheblichen Teil vermeiden. Die vielen Krankheitsfälle von Colitis ulcerosa, die sich zum Dickdarmkrebs entwickeln können, zu reduzieren – das wäre doch ein medizinischer Volltreffer! Gesundheitspolitische Konsequenzen stehen noch aus.

Um zu erforschen, wie gesundes Fett den Verlauf von Morbus Crohn beeinflusst, untersuchten Wissenschaftler in einer placebokontrollierten Studie an Morbus Crohn erkrankte Kinder, die bis dato unter klassischer Medikation geführt wurden. Eine Gruppe der Kinder wurde zusätzlich mit Omega-3 «gedopt», die andere Gruppe erhielt Placebo. Unter der Fett-Therapie reduzierte man die Anzahl der entzündlichen Schübe. Die Ergebnisse der zitierten Studie demonstrieren: 95 % der «Placebo-Kinder» erlitten einen akuten Schub. Den «Fett-Kindern» konnte der schreckliche Schub in immerhin mehr als einem Drittel der Fälle erspart werden.[155] Jeder Schub, der verhindert werden kann, zählt! Leider ist dieses Wissen noch nicht weit genug gestreut und wird kaum angewendet. Wenn Entzündung die Ursache ist, gilt es, Entzündungsfeuer zu löschen. Und das funktioniert. Mit gesundem Fett.

Fazit: Ziel jeder soliden Therapie sollte es sein, immer Ursachen zu packen und nicht nur Symptome glattzubügeln. Wer die Minen auf dem Feld kennt, der kann konkreter vorankommen. Im Darm steckt der Tod. Im Darm steckt das Leben! Schenken Sie Ihrem Darm ab dieser Seite mehr liebevolle Fürsorge und Aufmerksamkeit. Achten Sie auf Ihre persönlichen «Minenfelder». Erspüren Sie negative Einflüsse. Setzen Sie ab jetzt auf die antientzündlichen Strategien mit Omega-3-Fett. Und sonst? Packen Sie einen darmgesunden Proviant aus fermentierten Lebensmitteln mit ins Boot: frisches Sauerkraut, Kefir, präbiotische Ballaststoffe als Futter für gesunde Darmbakterien aus Flohsamenschalen, Inulin oder Apfelpektin und Probiotika aus Bifido/Lactobakterienpräparaten. Auch eine individuell abgestimmte Mikronährstoffsupplementation von Glutamin (Hauptsubstanz zur Reparatur der Schleimhautbarriere, die wie ein guter Zement kleine Lücken heilt) und Zink als wichtigster Cofaktor ist willkommen. Und noch was ganz anderes: Kümmern Sie sich um Ihre Psycho- und Schlafhygiene.

Denn die Stressreduktion und Besserung der Schlafqualität sind vielversprechend für die Regeneration Ihres Darms, der will vor allem abends einfach in die Hängematte – also essen Sie abends nichts Belastendes wie Rohkost mehr!

# Stoffwechselkrankheiten und Übergewicht

## Diabetes mellitus Typ 2 und Insulinresistenz (Prädiabetes)

Vor einigen Jahren lerne ich die damals 47 Jahre alte Antonia in meiner Sprechstunde kennen. Knapp 20 Jahre zuvor wurde bei der sympathischen Frau mit leuchtend grünen Augen die Diagnose Diabetes mellitus Typ 2, zur Vereinfachung im Buch Diabetes Typ 2 genannt, festgestellt. Bereits seit ihrer Kindheit kämpfte sie mit den Pfunden. Aus ein paar Kilos zu viel und sich als Kind etwas zu moppelig zu fühlen waren mittlerweile starkes Übergewicht und eine Diabetes gewachsen. Seit ihrer Jugend jagte Antonia von Diät zu Diät, durchlebte das Leiden, die Höhen und Tiefen des jahrelangen Jojo-Effekts. «Das liegt garantiert an meinen Genen», erzählte sie mir frustriert und mit überzeugtem Unterton in der Stimme. Die gesamte Familie, die Eltern und ihre beiden älteren Brüder – alle sitzen im Übergewichtsboot. Alle leiden an Diabetes Typ 2. Ihr Schicksal scheint besiegelt, nicht korrigierbar. «Ist eben so, dagegen kommt man nicht wirklich an!» So dachte Antonia, als wir uns das erste Mal begegneten. In den vergangenen Jahren hatte sie versucht, der Krankheit «klassisch» mit Medikamenten und Insulin die Stirn zu bieten. Leider ohne Erfolg. Das Insulin ließ sie von Jahr zu Jahr dicker werden, sie war dauermüde und fühlte sich wie ein «Fisch ohne Wasser». Als ich ihr Mut machte und erklärte: «Diabetes Typ 2 ist nicht nur linderbar, sondern heilbar – mit einfachem Essen und gesundem Fett», guckte sie erstaunt. Auch ein riesiger Zweifel, viele Fragezeichen standen in ihrem Blick. Heute – Jahre später – hat Antonia ohne «Zaubertrank», Hexerei und ohne exotische, süßstoff- und zuckerbeladene Formuladiät ihre Krankheit geheilt. Zack! Ihr Gewicht hält sie konstant, sie genießt ihr Essen mit Freude und Genuss. Die Antonia von heute sprudelt mehr denn je vor Energie, sie fühlt sich jünger und im Alltag viel belastbarer. Und ihre Familie hat sie mit der Methode angesteckt, mit sichtlichem Erfolg. Antonias simpler Weg, *weniger* Kohlenhydrate und *mehr* gutes Fett zu essen, hat sie aus dem Zuckerdrama von Diabetes Typ 2 befreit. Ein Drama, das Hunderte Millionen von Menschen im 21. Jahrhundert als Volksgeißel der Moderne gefangen hält.

## Tsunami Diabetes Typ 2 – der «Schwarze Tod des 21. Jahrhunderts» oder Leben im Dornröschenschlaf

Der Tsunami von Diabetes-Krankheiten wütet weltweit. Früher auch «Erwachsenen-Diabetes» betitelt, macht Diabetes Typ 2 90 bis 95 % aller Diabetesfälle aus.[156] Von «Alters-Diabetes» kann heutzutage keine Rede mehr sein. Inzwischen stecken sogar schon dreijährige (!) Kleinkinder im Würgegriff der Krankheit. Und die weltweite Epidemie breitet sich so rasant und massenhaft aus, dass man inzwischen vom «Schwarzen Tod des 21. Jahrhunderts» spricht. Schöne neue Welt. Die neue tödliche Seuche ist da. Früher killte die gefürchtete Beulenpest durch Flöhe und Nager, heute tötet die «Zuckerkrankheit» durch den «Erreger» hochkalorische, kohlenhydratdichte und zuckerreiche Ernährung und Sessel-Sofa-Chipstüten-Mentalität. Diabetes Typ 2 ist heimtückisch. Die Krankheit tötet leise, ohne Schmerzen und meist ohne Vorzeichen. Fast ein Drittel aller Diabetiker haben nicht einmal die geringste Ahnung davon, dass sie überhaupt an Diabetes leiden.[157] Der Diabetiker schlummert nicht selten völlig sorglos, unbekümmert im Dornröschenschlaf der Ahnungslosigkeit. Ein grauenvolles Erwachen gibt es erst später. Und die erschreckenden Komplikationen sprechen für sich. Diabetes ist eine gierige Krankheitskrake, die viele Opfer fordert.

Drei Viertel aller Diabetiker sterben vorzeitig an Herzinfarkt. Das Demenzrisiko ist dreifach, bei zusätzlichem Bluthochdruck elffach und das Schlaganfallrisiko vierfach höher als beim Gesunden. Probleme mit der Wundheilung, offene Beine und die schmerzhafte, kaum therapierbare Nervenkrankheit Polyneuropathie, Impotenz, Unfruchtbarkeit, Immunschwäche, Infektionskrankheiten … Diabetes bedeutet nicht selten eine lebenslange Qual für den einzelnen Betroffenen. Wenn man nichts ändert. Jüngste Daten rütteln auf, zumindest sollten sie das! Diabetes Typ 2 ist in Deutschland bei Kindern und Jugendlichen zwischen 10 und 19 Jahren in wenigen Jahren explodiert.[158] Dieser Trend hat katastrophale Folgen: Tritt Diabetes Typ 2 im Kindesalter auf, wird der Tod vermutlich schon im mittleren Lebensalter, also vor den grauen Schläfen zuschlagen.[159] Grausame Fakten der Wissenschaft warnen eindringlich: Wer als Kind Diabetes entwickelt, verkürzt seine gesamte Lebenserwartung um geschätzt zwanzig Jahre.[160]

Diese grausamen Daten sind nackte Realität, kein hysterischer Wahn. Sie sind ein Schlag ins Gesicht jedes Menschen, den die Sorge um funktionierende Gesellschaften und sozioökonomische Stabilität von Gesundheitssystemen umtreibt. Die «Ich-nehm-die-Gene-als-Entschuldigung-für-alles»-Erklärung zählt nicht – Diabetes Typ 2 ist kein im Zement der Gene festgetretenes Problem, sondern ein hausgemachtes Massenproblem. Millionenfach. Tag für Tag, Minute für Minute züchten wir weltweit diese Seuche der Moderne heran. Die Explosion der Krankheit ist die unheilvolle Konsequenz der «modernen» Lebensführung der Fraktion «Sitz-Helden». Aber auch die verhängnisvolle Folge des seit Jahrzehnten geführten Feldzugs gegen das gesunde Fett. Glitzerndes Marketing, das fettarmen, zuckerreichen Produkten ein gesundes, junges und peppiges Image verpasst, setzt die falschen Anreize. Frühstückscerealien, Fruchtjoghurt, Fruchtsäfte, Softdrinks, Nussnougatcreme, Eiweißriegel und Süßigkeiten tanzen adrett über die Flimmerkisten in unsere Wohnzimmer, in unser Gedächtnis und in unsere Hände, wenn wir im Supermarkt danach greifen. Und nicht nur hier liegt ein Fehler.

Diabetes Typ 2 wurde medizinisch viel zu lange als ein Problem der «Blutzuckerkontrolle» kaltschnäuzig abserviert. Eine folgenschwere Fehleinschätzung, die die Ursachen außen vor lässt und dem Charakter der Erkrankung nicht gerecht wird. Zeit, wieder kurz die Lupe auszupacken, um das Phänomen Diabetes und seine Ursachen kennenzulernen.

## Das honigsüße Desaster

*Diabetes mellitus* von griechisch *diabḗtes* «Durchfluss» und lateinisch *mellitus* «honigsüß» ist eine Störung des Zuckerstoffwechsels mit verschiedenen Ursachen. Ärzte der Antike diagnostizierten die Erkrankung bereits mit einem einfachen, heutzutage ungewöhnlich anmutenden Test: Sie verkosteten den Urin ihrer Patienten. Schmeckte die Geschmacksprobe des Urins süß «wie Honig», war das der untrügliche Hinweis auf einen hohen Blutzuckerspiegel. Sammelt sich nämlich zu viel Zucker im Blut an, überfordert das die Nieren, und so gelangt Zucker vermehrt in den Urin. Die honigsüße Zuckerflut kommt entweder, wenn die Bauchspeicheldrüse zu wenig blutzuckersenkendes Insulin produziert (Diabetes Typ 1) oder wenn der Körper den Ruf von Insulin nicht mehr «hört» (Insulinresistenz) und der Organismus in den Diabetes Typ 2 rutscht, zustande. Ist der Nüchternblutzucker grenzwertig erhöht, aber noch nicht so eklatant, dass man von einem Diabetes Typ 2 spricht, schlittert man bereits unbewusst in eine riskante Phase. Diese Vorstufe der Krankheit findet sich in der Regel bereits bei übergewichtigen Kindern, nicht selten auch bei schlanken (!) Rauchern. Und düstere Schätzungen vermuten sie sogar bei einem Drittel der gesamten Bevölkerung.

Die geheime Ursache von Diabetes ist die gestörte Choreographie der Hormone, insbesondere des Insulins. Insulin lenkt viel mehr als den Blutzuckerspiegel. Insulin wirkt sich auf den Kalorienstrom in allen Körperzellen aus. Immer wenn wir etwas essen, steigt der Insulinspiegel. Insulin lädt die Nährstoffe, auch die Glukose, die sich vielleicht etwas ziert, auf eine Spritztour zu den Fettzellen ein. Insulin hat dabei den einzig passenden Schlüssel, der die Türen der Zellen öffnet, damit die Nährstoffe hineingleiten können. Ohne Insulin als Türöffner müssten die Nährstoffe vergeblich draußen vor der Zelle um Eintritt betteln. Je mehr jedoch an Insulin freigesetzt wird, in Abhängigkeit von den Kohlenhydrat- und Zuckermengen, die wir vertilgen (angemerkt: Fett hat von den Makronährstoffen die geringste Auswirkung auf den Insulinausstoß), je größer das «Insulin-Sammeltaxi», umso mehr Kalorien werden in die Zellen geschleust. Umso vollgestopfter die Fettzellen und umso größer die Gewichtszunahme.[161] Medikamente wie Insulin oder Arzneimittel, die die Bauchspeicheldrüse zu einer größeren Insulinproduktion ermuntern, führen deswegen zu unbeliebten Kilos.[162] Der «Rausch» an Insulin bringt selbst die gutmütigen Fettzellen in Not, sie werden immer dicker und ihre Insulinrezeptoren an der Oberfläche immer stumpfer, abgewetzter und insulinresistenter. «Immer mehr, immer mehr, immer mehr» ... Immer mehr Insulin lässt die Zellen immer größer werden und – krank. Die große, überfüllte Zelle wehrt sich mit einer lokalen Entzündungsreaktion. Schwups, ist die Fabrik der stillen Entzündung gegründet und schädigende Botenstoffe sprudeln. Heute diskutiert man dieses Phänomen der Insulinresistenz – früher Prädiabetes genannt – als eigenständige Krankheit. Inzwischen hat man die extreme Gefahr erkannt: Die Insulinresistenz als Vorstufe (früher Prädiabetes) entzündet die Diabetes-Krankheit manchmal sogar über Nacht.

Und in dieser mucksmäuschenstillen Phase graben sich irreversible Schäden in den Körper: Schäden an Blutgefäßen, Augen, Nieren und Nerven.[163] Erst bei eindeutigen und irritierenden

Symptomen wie verminderter Sehkraft, Sensiblitätsstörungen, Nervenschmerzen, Erektionsstörungen oder Impotenz wird manchem klar: «Mensch, da stimmt was nicht.» Inzwischen postuliert die Wissenschaft auch die Verbindung von Insulinresistenz mit Migräne, Gedächtnisverlust, Metabolischem Syndrom, Apnoe, Polyneuropathien bis hin zum erhöhten Krebsrisiko. Insulinresistenz findet sich sogar im Gehirn, denn auch die Großhirnrinde, der Hypothalamus und der Hippocampus besitzen Insulinrezeptoren.

Und noch ein Hormon spielt eine entscheidende Rolle bei der Entwicklung einer Diabetes Typ 2: *Leptin,* von griechisch *leptos* = dünn. Es wird in erster Linie in den Fettzellen des Körpers produziert und regelt Hungergefühl und Körpergewicht. Leptin ist unser natürlicher Appetitzügler. Wenn die Fettzellen gut gefüllt sind, senden sie über Leptin an das Gehirn: «Super, wir sind satt!» Leptin dockt an Rezeptoren im Hypothalamus an, einem Teil des Zwischenhirns, der als wichtiges Schaltzentrum für das vegetative Nervensystem gilt, und stimuliert dort die Ausschüttung von appetitzügelnden Hormonen bzw. die Hemmung von appetitanregenden Hormonen. Damit ist Leptin der Gegenspieler des Hormons Ghrelin, das unseren Hunger ankurbelt.

Leptin steht außerdem in direkter Wechselwirkung mit Insulin und hat noch einen wichtigen Job: Es ist für die Genauigkeit der Insulinsignale maßgebend. Von Leptin hängt also ab, ob man wirklich insulinresistent wird oder nicht. Essen Sie häufig kohlenhydratdichte, zuckerreiche «Lebensmittel», werden Ihre Hormone Insulin und Leptin übermäßig stimuliert, Ihre natürliche Sättigungsbremse schwindet. Es entsteht eine Leptinresistenz, und das Gehirn denkt sich fatalerweise: «Du bist zu dünn», und fordert Sie auf, noch mehr zu essen. Also – genauer gesagt werden Sie zuerst leptinresistent und verlangen deswegen laufend nach Zucker, erst dann werden Sie insulinresistent. Und umso mehr Insulin wird gebraucht. Die anflutende Masse Insulin kann sogar den gegenteiligen Effekt bewirken: die «reaktive Hypoglykämie».

Dieser zu niedrige Blutzuckerspiegel macht Sie müde, launisch, knurrig, zittrig, und dank des ausbleibenden Satt-Signals sind Sie ein dauerhungriges Wesen. Sie sind im «Ich-brauch-sofort-was-Süßes»-Modus. Zu diesem Zeitpunkt braucht ihr Körper keine neue Nahrung, und dennoch lässt er Sie genau diesen Nahrungsmitteln erliegen, die Sie in diese Zucker-Zwangsjacke gepresst haben. Eine Sackgasse! Wer jetzt nicht schnell genug die Notbremse zieht und seine Ernährung radikal ändert, kann über Nacht in Diabetes Typ 2 sacken. Nebenbei bemerkt gibt es auch Medikamente, die den Stoffwechsel in eine diabetische Situation katapultieren. Dazu zählen Diuretika («Wassertabletten»), die durch Kalium- und Magnesiumverluste die Insulinfreigabe hemmen. Oder andere Medikamente, die eine Insulinresistenz beflügeln, wie etwa β-Blocker, Glukokortikoide («Kortison»), Antidepressiva und Antipsychotika, Immunsuppressiva (zum Beispiel Azathioprin) und Statine. Und wie bringen wir diese Misslage unter Kontrolle?

Wach bleiben, kritisch den Einsatz von Medikamenten prüfen und – anders, fettbetont essen! Zum Verständnis und zur Rekapitulation: Zu viel Insulin macht die Zellen stumpf, insulinresistent und «krank». Die Zellen sind im Bunkermodus, Diabetes und Übergewicht entstehen. Will man die *Ursache* des Übels erkennen und behandeln, ist die entscheidende Frage: *Was* provoziert den Insulinausstoß? Na? Natürlich – Kohlenhydrate. Besonders die zucker- und stärkereiche verarbeitete Nahrung, die nonchalant in stürmischer Geschwindigkeit den Blutzucker zur neuen Spitze antreibt und nach Insulin dürstet. Apropos, bekanntlich bezeichnet die Wissenschaft Demenz als den sogenannten «Diabetes Typ 3» und stupst uns damit auf die ähnlichen Ursachen von Zuckerkrankheit und Demenz. Oh, là, là. Haben Sie davon schon in den Medien oder in Beratungen erfahren?

Wir essen uns zuckerkrank, dick, dumm und dement! Macht ja nix, Hauptsache man isst «gesund», nämlich irrtümlicherweise fettarm. Was für ein Irrsinn. Die klassische Therapie von Diabetes Typ 2 führt oft in die Sackgasse. Aktuell setzt man neben den leider oft nicht erfolgreichen Empfehlungen zur Gewichtsreduktion – die Tragödie Übergewicht ist nach wie vor ein Dauerbrenner – auf Medikamente wie Insulin. Dabei kann leider eine Menge schiefgehen: Ein Fehler, den ich häufig beobachte, liegt in einer mangelhaften Diagnostik der Blutzuckerverhältnisse. Viele Patienten haben einen extrem hohen Blutzuckerspiegel, aber im selben Moment einen viel zu hohen Insulinspiegel. Das heißt, es düsen Massen an Insulin durch den Blutkreislauf und rufen laut, flehen endlich um Einlass in die Fettzellen, sie werden aber nicht «erhört», da die Zellen insulinresistent, «taubstumm» sind. Trotz der Massen von Insulin im Blut, es kann nichts bewirken. Und jetzt wird es delikat: Wird das Insulin nicht (nüchtern) im Blut untersucht und der Patient stattdessen standardmäßig mit Insulin therapiert, passiert, was passieren muss: Es kommt zum größten denkbaren Heißhunger. Dem Patient bleibt nichts übrig als zu *essen, essen, essen*! Das treibt den Blutzucker von einer Spitze zur nächsten. Der Körper nimmt Schaden. Die Insulinresistenz wird immer größer, die Menschen werden immer dicker.

Und nicht nur das Übergewicht erdrückt, auch anderes Leiden bahnt sich den Weg. Die «Verzuckerung» von Proteinen (AGE = Advanced Glycation Endproducts) wie zum Beispiel Kollagen in Knorpeln und Gelenken oder in Bindegewebe und Haut schafft ungemütliche Konsequenzen. Wird etwa ein Protein wie das Kollagen «verzaubert», pardon «verzuckert», kann man mit Gewissheit auf die Folgen wie etwa Gelenkschäden, Arthrose oder schnelle Hautalterung warten … Ein teuflisches Karussell, das sich schnell dreht. Was mich ärgert: Bei Millionen (!) von Diabetikern läuft die Therapie nach diesem Muster ab, auch und gerade hierzulande. Deutschland ist traurigerweise eines der Länder mit der weltweit höchsten Verordnung von Insulin. Diabetische Spätschäden werden dadurch nicht zwangsweise verhindert, und die Massen an Kilos als Folge von Insulin sprechen für sich. Dieser «Standard» kostet nicht nur die Lebensqualität der Menschen, sondern unendliche Mengen Geld!

Wo bleibt das Umdenken? Es ist mehr als dringend vonnöten! Sogar die Wissenschaft krempelt peu à peu Leitlinien um, für meinen Geschmack zu zögerlich. Und Diabetes-Organisationen waren sich nicht zu schade, kalorien- und fettarme, mit künstlichen Süßungsmitteln vollgepumpte «Diabetiker- & Diätprodukte» zu unterstützen. Obwohl gesichert ist, dass künstliche Süßstoffe Diabetes Typ 2 und eine Gewichtszunahme auslösen, den gesamten Stoffwechsel drosseln, den Heißhunger stimulieren und die Darmbakterien auf «dick» programmieren, werden sie noch heute von Organisationen und «Ernährungsberatern» gepredigt und empfohlen. Und das, obwohl man Diabetes Typ 2 und Adipositas so den perfekten Nährboden liefert.[164] Ähnliches gilt für die Fructose. Es gibt einige Elefanten im Porzellanladen der Diabetes-Therapie.

Aber was lehrt der neueste Stand der Wissenschaft? Ran-an-das-Fett! Gerade in der Therapie von Diabetes Typ 2 ist die fettreiche Ernährung mehr als vielversprechend. Eine umfassende Analyse belegt überzeugend, dass die fettreiche, kohlenhydratarme Ernährung äußerst positiv auf Diabetes wirkt. Der Blutzucker lässt sich sogar noch effektiver reduzieren als durch eine kalorische Restriktion, die oft Verzicht und freudlose, verwaiste, leere Teller bedeutet.[165] Außerdem können so die Medikamente deutlich minimiert werden. Denn bei Diabetes verbessert eine gute Versorgung mit Omega-3 aus DHA und EPA den Langzeitblutzuckerwert HbA1C.[166] Selbst beim häufigen Schwangerschafts-Diabetes (Gestationsdiabetes) lässt sich die zugrunde liegende Insulinresistenz durch Omega-3 positiv beeinflussen. Schwangere, die mit Omega-3 versorgt wurden, hatten eine bessere Insulinwirkung im Vergleich zu einer placebokontrollierten Gruppe.[167] Jede Frau sollte sich grundsätzlich mit gesundem Fett vor allem in der Schwangerschaft und Stillzeit versorgen (siehe auch das Kapitel Plazenta frisst Hirn). Sind die Nüchternblutzuckerwerte erhöht, ist es sogar ein absolutes Muss. Leider hat sich dieses Wissen in der breiten Versorgungspraxis noch nicht etabliert.

Da Fett erwiesenermaßen schlank macht, lässt die fettbetonte

Ernährung überflüssige Kilos, die heimlichen «Strippenzieher» der Diabeteskrankheit, verschwinden, und der Taillenumfang, der «versteckte Muffin» am Hosenbund, schmilzt.[168] Aber vorbeugen ist besser als ausbügeln. Mit dem richtigen Fett lässt sich Diabetes verhindern: Umfassende Analysen beweisen, dass Omega-3 vor Diabetes schützt. Je öfter Menschen fetten Fisch genießen, umso geringer ist das Diabetes-Risiko. Mit einer Menge von 80 g Fisch pro Tag – das entspricht zwei bis drei normal großen Fischportionen in der Woche – sinkt das Risiko um 20 %. Der Schutzeffekt gilt aber nicht für mageren Seefisch – nur fette Fische mit hohem Omega-3-Gehalt sind vom perfekten Sicherheitsdienst.[169] Kombiniert man die Strategie der Omega-3-reichen Ernährung und dem Verzicht auf schnell resorbierbare Kohlenhydrate mit mehr Bewegung und falls nötig der Reduktion von überflüssigen Kilos, lässt sich das Diabetes-Risiko in Miniaturgröße kleinschnitzen. Durch eine gute Omega-3-Versorgung lässt sich vermutlich sogar der erblich bedingte Typ-1-Diabetes abwenden. Erstaunlich!

Kinder, die regelmäßig gutes Fett verzehren, produzieren signifikant weniger Autoantikörper, wie man sie typischerweise bei Diabetes Typ 1 findet.[170] Alle zwei Wochen ein paar nette Fischstäbchen reichen dazu allerdings nicht. Denn nur je höher der Omega-3-Spiegel von DHA und EPA, umso geringer das Erkrankungsrisiko. Wichtig: Diabetes-schützende Effekte konnten für die pflanzliche Alpha-Linolensäure (ALA) aus Leinsamen, Leinöl, Chiasamen oder Rapsöl in dieser Art nicht nachgewiesen werden.[171] Das bedeutet: *Die langkettigen, maritimen Omega-3-Fettsäuren sind in dieser Indikation überlegen und lebensnotwendig.*

Trotz der noch fehlerhaften Empfehlungen, die zum Thema Diabetes durch die Welt zirkeln, bietet die fettbetonte, kohlenhydratarme Ernährung nach aktueller Evidenz die größte Chance, Diabetes mellitus Typ 2 nicht nur zu lindern. Knöpft man sich zusätzlich den Lebensstil vor und bringt Bewegung ins Spiel, besteht die Aussicht auf echte Heilung!

## Übergewicht – betrifft Dicke und Schlanke

Wir haben ein fettes Problem. Weltweit! Die Übergewichtslawine hat inzwischen alle modernen Industrienationen überrollt, ärmere Schwellenländer ziehen nach. Wie ich ausführlich in meinem Buch «SCHLANK! und gesund!» erläutere, befürchtet man die große Ruhe vor einem zerstörerischen Sturm: Prognosen der WHO gehen davon aus, dass hierzulande im Jahr 2030 89 % der Männer und 68 % der Frauen übergewichtig sein werden. Dass allein die Hosen nicht mehr passen, ist das kleinste Problem dabei. Brandgefährlich wird es an anderer Stelle. Die Übergewichtspandemie ist ein potenziell tödlicher Keulenschlag für den einzelnen Menschen, die Gesellschaft und das gesamte Gesundheitswesen. Übergewicht ist der ungebetene Gast, der andere Totmacher und unendliche Berge von Kosten mitbringt. Zu diesen gefahrenvollen Krankmachern zählen Diabetes mellitus, nicht-alkoholische Fettleber, Herz-Kreislauf-Krankheiten, Bluthochdruck, Demenz, Unfruchtbarkeit und Krebs. Und es kommt noch dicker: Zeitgleich infiziert die Übergewichts-Epidemie in Windeseile die nächste Generation. Bereits im Mutterleib «programmiert» sich das Gewicht des Heranwachsenden. Je schwerer die Mutter in der Schwangerschaft, desto schwerer tendenziell das Kind. Das gilt nicht nur für das Geburtsgewicht, sondern auch für Kindheit und Jugend. Und dicke Kinder neigen auch als Erwachsene zu Übergewicht.

So galoppiert uns das generationsübergreifende, selbstgewählte Schicksal in eine scheinbar ausweglose gesundheitspolitische Sackgasse. Die Therapiekosten für übergewichtsassoziierte Krankheiten sprengen jetzt schon sozioökonomisch Gesellschaften. Erschreckend, wenn man sich die übergewichtigen Kinder von heute als übergewichtige Erwachsene vorstellt und sich die gewaltigen Summen ausmalt, die Gesundheitssysteme in den Bankrott reiten und über die Wettbewerbsfähigkeit der Zukunft entscheiden … Und dann gibt es noch die Gruppe der sogenannten «dünnen Dicken», in der Fachsprache TOFIs (aus dem Englischen von *Thin Outside, Fat Inside*) genannt. Diese Menschen sind äußerlich schlank, haben jedoch einen kritisch erhöhten Fettanteil im Körper. Aus versteckten Fettdepots wie aus dem viszeralen Bauchfett werden entzündliche Botenstoffe freigesetzt, die ähnliche Krankheiten provozieren, die die «dicken Dicken» gefährden. Das bedeutet, die «dünnen Dicken» oder «dicken Schlanken» sind von den gleichen Krankheits-Horrorszenarien von Herzinfarkt, Schlaganfall bis Krebs etc. wie die «dicken Dicken» bedroht. Man schätzt, dass etwa 40 % der Normalgewichtigen, «Dünnen», davon betroffen sind. Was mich dabei nervös macht: Keine Leitlinie, kein Gesundheitssystem, keine Krankenkasse hat bislang diese Gruppe auf dem Schirm. Sie fliegt außerhalb des Radars, hoch gefährdet und ahnungslos. Dabei kann man diese finstere Kaskade abwenden. Die Forschung pikst uns längst zum Paradigmenwechsel.

Man muss einfach bedenken: Übergewicht zerrt den dicken Sack voll Krankheiten auf die Bühne, ist aber per se *nicht* die Ursache. Übergewicht ist das nur das fette «Warnschild», die Anzeigetafel, dass etwas komplett schiefläuft. Allerdings hilft uns die Milchmädchenrechnung «Kalorien rein, Kalorien raus» dabei nicht weiter. Sie hat uns seit dem ausgehenden 19. Jahrhundert auf die falsche Fährte gesetzt. Vielmehr müssen wir die belegte tatsächliche *Ursache* anerkennen: ein gestörter Stoffwechsel, der durch außer Rand und Band geratene Hormone aus der Balance gekommen ist und die Insulinresistenz auslöst. Der Irrtum, dass alle Kalorien gleich sind, also das Glas Cola genauso gesund oder «ungesund» wie eine Avocado, hat zu einer absurden Produktentwicklung und einem fatalen Konsumverhalten geführt – mit katastrophalen Folgen für Gewicht und Gesundheit. Schnell resorbierbare Kohlenhydrate aus Brot, Cornflakes, Reiswaffeln, Crackern, Chips, Kuchen, Süßigkeiten und gezuckerten Getränken sind die wahren Auslöser der grausamen Stoffwechselkatastrophe und «kranker, insulinresistenter Fettzellen».

Und jetzt noch eine vielleicht irritierende Wahrheit: Nicht das Überessen macht uns dick. Je dicker und kränker die Fettzellen werden, desto mehr überessen wir uns. Anders ausgedrückt: Heißhunger und den Kühlschrank leerfuttern ist nicht die *Ursache*, sondern die *Folge* eines bereits tief im Marianengraben des Stoffwechsels dämmernden gigantischen Problems. Wenn Sie sich also über eine ungewollte Gewichtszunahme ärgern, sind Sie kein willenloser Versager, wie die überholte Kalorien-Bilanz Sie glauben machen will, sondern Ihr Körper zeigt Ihnen fast schon liebevoll an, dass es ein Stoffwechselproblem gibt und die gesamte Gesundheit in Gefahr ist! Dick-Sein ist eben nicht nur ein Problem von «zu viel» essen und zu wenig Bewegung. Und obwohl dieses Märchen inzwischen als schrecklicher Irrtum widerlegt ist, wird es Ihnen vermutlich noch an unzähligen Ecken in Medien und Beratungen begegnen. Man kann zwar die tatsächliche Kalorienzahl in einem Pfund Fett auf den Rippen wissenschaftlich nachweisen, aber die unbeirrbare Behauptung, dass man, um dieses Pfund loszuwerden, einfach nur entsprechend viele Kalorien einsparen muss, ist logisch falsch. Längst zeigt die Wissenschaft, dass die Makronährstoffe Fett, Kohlenhydrate und Eiweiß komplett anders im Körper verstoffwechselt werden: Solide Studien belegen, dass Probanden bei gleicher Kalorienzahl unter fettarm-kohlenhydratreicher Ernährung im Vergleich zu fettreich-kohlenhydratarmer Ernährung deutlich weniger verbrennen.[172] Rums!

Noch mal: Die *Art* der von uns aufgenommenen Kalorien entscheidet über dick und krank oder gesund und schlank, nicht allein die Menge. Fett macht nicht Fett. Fett macht schlank! Zeit für ein Umdenken, Zeit für ein Handeln! Es wird mit Sicherheit dem einen oder anderen von Ihnen sehr, sehr, sehr schwerfallen, sich von dieser verirrten Denkweise zu befreien und die neue «Wahrheit» anzunehmen. Nein, Sie müssen nicht Kalorien zählen. Nein, Sie müssen nicht bis zur Verzweiflung auf dem Trampolin hüpfen. Bewegung ist gut, aber nicht alles. Sie müssen sich vor allem eines trauen: «Ran-an-das-Fett!» Wenn Sie sich an diesen neuen Freund gewöhnt haben und die Kohlenhydrate statt der Fette rigider behandeln, ziehen nicht nur mehr Genuss und Sättigung in Ihren

Alltag, sondern Pfunde purzeln erstmals ohne Qual. Insulinresistenz, die «Mutter» von Übergewicht und Diabetes, ist umkehrbar durch eine ausgewogene Ernährung, die auf das Nonstop-Snacken von Kohlenhydraten verzichtet und mehr Fett und reichlich Ballaststoffe als gesunde Schlankmacher auf den Teller bringt. Durch mehr gesundes Fett statt Kohlenhydrate gelingt es den «kranken Zellen», wieder den Ruf des Insulins zu hören, sie werden insulinsensitiv, beruhigen sich und geben erstmals freiwillig gebunkerte Kalorien frei. Endlich werden die Fettzellen aufgeschlossen – in die andere Richtung.

## Nicht-alkoholische Fettleber – «Menschenstopfleber»

Seit den siebziger Jahren trimmen uns Empfehlungen auf «fettarm». Seitdem mästet sich die Welt mit Kohlenhydraten, wird kränker und dicker. Man schluckt Weißmehlprodukte, stärke- und zuckerreiche Speisen, ballaststoffarme «Teilchen» und trinkt Limonaden oder «Wasser» mit Zucker und künstlichen Süßungsmitteln. Dazu die anderen Lebensstilfallen des «modernen» Menschen: wenig körperliche Aktivität, chronischer Mangel an Schlaf und Sonnenlicht und Stress sind die perfekte Kombination für eine neue Volkskrankheit: Vorhang auf – für die verfettete Leber!

Insgesamt 30 bis 40 % der Erwachsenen in den modernen Industrienationen haben sie bereits und sogar geschätzt 40 % der übergewichtigen Kinder.[173] Bei den Übergewichtigen sind es sogar satte 70 % und von den Typ-2-Diabetikern sind rund 80 % betroffen.[174] Kaum einer ahnt von der heimlichen «Bombe», auf der man sitzt. Die Fettleber quält nicht mit Schmerzen, juckt nicht, pikst nicht. Genauso wie die Diabetes-Krankheit und andere Übel schleicht sie sich heimlich an. Das macht sie so zu einem hinterhältigen Luder: der *Menschenstopfleber.*

Erst zu Beginn der achtziger Jahre tauchten die ersten Publikationen zum Thema Fettleber auf, vorher war die Krankheit eine unbekannte Größe. Komisch! Die nicht-alkoholische Fettleber nennt man in der wissenschaftlichen Sprache NAFLD, aus dem Englischen von *Non-Alcoholic Fatty Liver Disease*. Man spricht von einer Fettleber, wenn mehr als 5 % des Lebergewichts aus kleinen Fettdepots bestehen. Die NAFLD entgeht leider häufig einer frühen Diagnose, da 10 % der Fälle sogar komplett unauffällig im Ultraschall sind. Denn die NAFLD ist erst dann im Ultraschallbild eindeutig nachweisbar, wenn bereits über 15 % der Leberzellen mit Fett überladen sind. Um diese diagnostische Lücke zu schließen, berechne ich in der Praxis den sogenannten *Fatty-Liver-Index* (FLI).[175] Die Fettleber ist inzwischen gut beforscht und gilt als unabhängige Ursache für Herz-Kreislauf-Krankheiten und Diabetes Typ 2. Bleibt die Fettleber unerkannt und ohne Konsequenz, droht in 25 % der Fälle eine Fettleberhepatitis, die sich über die Jahre zu einem hepatozellulären Karzinom der Leber (HCC) entwickeln kann. Ein tödlicher Ritt, den es unbedingt abzuwenden gilt!

Viel zu oft werden Betroffene mit der Diagnose Fettleber fälschlicherweise in die «Buh-Ecke» und unter den Generalverdacht «… trinkt zu viel Alkohol» gestellt. Dabei demonstriert «nicht-alkoholisch» – wie es der Name sagt – deutlich, dass die Leber auch ohne Alkoholeinfluss verfetten kann. Das geht sogar recht einfach. Stellen Sie sich nur die traurige Szenerie bei der Stopfleber-Produktion von Gänsen oder Enten vor, die franzöische *foie gras*, die «fette Leber». Den armen Viechern wird über einen Zeitraum von etwa drei Wochen in häufigen, über den Tag verteilten Zwangsmahlzeiten ein kohlenhydratdichter Brei aus Getreide, stärkereichem Mais und Fett reingestopft. Das Futter für die erfolgreiche Mast besteht also nur aus Kohlenhydraten und Fett. Die perfekte Kombination für eine Gewichtszunahme. Kohlenhydrate schließen die Zelle durch den Insulinschlüssel auf und drücken die Kalorien aus Fett und Kohlenhydraten hinein. Manche Fettleber-Produzenten mit ethischen Sorgen und Tierschutz im Kopf verzichten auf die brutale Stopf-Kur und füttern die Tiere mit überreifen Früchten, so à la Früchtesmoothie für die Gans. Der aufgenommene Fruchtzucker landet bekanntlich als Erstes in der Leber. Übersteigt die aufgenommene Menge das verträgliche Maß, kommt die Leber in Fructose um und verfettet.

Die NAFLD ist ebenso wie Diabetes mellitus durch eine fettbetonte, kohlenhydratreduzierte Ernährungsumstellung komplett heilbar. Schnelle Heilerfolge kann man durch ärztlich betreutes zweiwöchiges Fasten anschieben, bei dem man die Tageskalorien auf 600 kcal aus gesunden Lebensmitteln beschränkt. Wem das zu stressig ist, der kommt mit etwas Geduld genauso durch moderne Ernährung über wenige Monate zum Ziel. Wenn Sie bereits in jungen Jahren oder präventiv auf die Heilkraft von gesundem Fett und auf das Einsparen von Kohlenhydraten setzen, bleibt Ihnen das fette Schicksal erspart.

# Gelenkerkrankungen

## Arthrose und Arthritis

Greifen, kauen, schreiben. Gehen, tanzen, hüpfen, springen. Die geniale Konstruktion unseres Körpers und muskuloskelettalen Apparates mit 206 Knochen, rund 600 Muskeln und über 100 Gelenken macht den Menschen zum potenziellen Akrobaten. Alle Gelenke, auch die kleinsten, haben den schützenden hyalinen (durchscheinenden) Knorpel gemeinsam, der die Knochenenden als kleine Schutzkappen überzieht und wie ein wirkungsvoller Stoßdämpfer den Druck, der auf das Gelenk einwirkt, abfedert. Das Gelenk braucht eine gesunde Knorpelschutz-Truppe, um das Körpergewicht zu stemmen. Das überlebenswichtige «Futter» bekommt der Gelenkknorpel aus der Gelenkschmiere, der Synovia. Diese Schmiere bewahrt die Gleitfähigkeit der Gelenkknorpel wie ein gutes Motoröl den Kolben und wirkt zusätzlich als segensreicher Druckverteiler im Gelenk. Ist dieser harmonische Ablauf im Gelenk gestört, entwickeln sich verschiedene Gelenkkrankheiten. Das Knorpelgewebe wird geschädigt, die schützende Gelenkschmiere schwindet. Krankheit bahnt sich ihren Weg.

Die Medizin summiert etwa 400 verschiedene Krankheiten unter den Erkrankungen des entzündlich-rheumatischen Formenkreises. Von Arthrose bis zu Arthritis tummelt sich ein buntes, wildes Sammelsurium an schmerzhaftem Leid. Allein in Deutschland leiden geschätzt acht Millionen Menschen unter der degenerativen Gelenkkrankheit **Arthrose**, dem chronischen Verschleiß

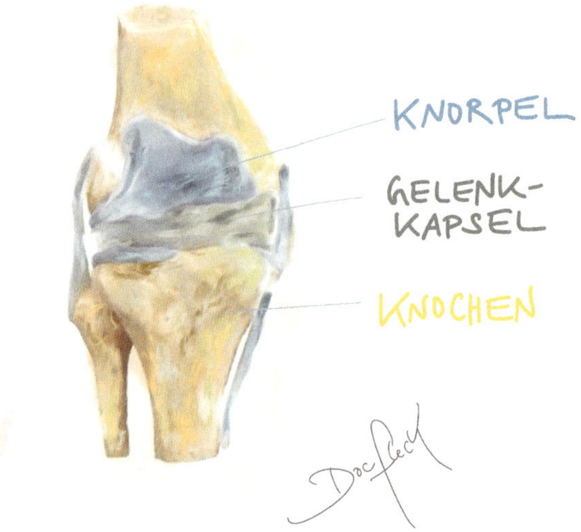


von Gelenken. Erschreckenderweise geht man davon aus, dass mehr als die Hälfte dieser Krankheitsfälle verhältnismäßig junge Menschen zwischen 45 und 64 Jahren trifft.[176] Ein spektakuläres Phänomen der Moderne, oder etwa nicht? Bringt man historisch doch die Arthrose eher mit körperlich schwerer Arbeit, Verschleiß und Leistungssport in Verbindung. Fakt: Die weltweite Epidemie an Übergewicht und Adipositas fordert neue Opfer. Arthrose tritt bei übergewichtigen Menschen mehr als doppelt so oft auf wie bei Normalgewichtigen. Jedes Kilo ist nicht nur eine rein «mechanische» Belastung für das Gelenk. Die bei Übergewicht «erkrankten» Fettzellen sind bekanntlich hochaktive Entzündungsfabriken, die über entzündliche Botenstoffe, die Adipokine, auch Gelenkentzündungen, Gelenkverschleiß und sogar die generalisierte Arteriosklerose unbemerkt ankurbeln. Und nicht selten sogar pfropft sich auf die Arthrose die entzündliche Komponente auf – **Arthritis**, die sich mit den klassischen Entzündungszeichen bemerkbar macht: Schwellung, Schmerz, Rötung und Funktionseinbuße des Gelenkes.

Die gesamte Gesundheit gerät unter Druck. Und Druck, davon gibt es reichlich: Auf unseren Füßen lastet beim Gehen das Fünffache unseres Körpergewichts. Stellen Sie sich einmal vor, jemand wiegt 125 kg – das ist heute keine Seltenheit –, dann lasten fette 625 kg pro Schritt auf einem Gelenk. So viel wiegt ein Pferd oder eine Kuh. Das hier so mancher in die Knie geht, ist nicht verwunderlich. Und die Folgen sind abschreckend: Probleme beim morgendlichen Ausziehen, Waschen, Anziehen, Gehen, Treppensteigen nehmen zu. Im Leben stehen wird immer schwieriger, im wahrsten Sinne des Wortes. Falls Sie zu den Millionen Betroffenen gehören, die sich mit entzündlichen Gelenkkrankheiten herumschlagen, oder – noch besser – falls Sie noch nicht betroffen sind und «nur» vorbeugen wollen: Es gibt eine fruchtbare Strategie, einen erfolgreichen Kampf gegen die Krankheit zu führen. Eine Strategie, die auf eine moderne Ernährungsweise mit hochwertigem Omega-3-Fett setzt und langfristig ein Normalgewicht anstrebt, ohne gespenstischen Jo-Jo-Diäten-Quatsch.

Einen mahnenden Einwurf muss ich an dieser Stelle bringen: Rheumatische Krankheiten, wie Rheumatoide Arthritis, Schuppenflechtarthritis, Lupus erythematodes oder Morbus Bechterew können *nicht* allein durch moderne Ernährung behandelt werden, sie brauchen auch eine solide Medikation. Die **Rheumatoide Arthritis**, die hierzulande fast eine Million Erwachsene und 20 000 Kinder betrifft, ist die häufigste Rheuma-Krankheit. Die frühe Diagnose ist für den Verlauf entscheidend, denn in einem Zeitfenster von knappen drei Monaten nach Beginn der ersten Symptome hat man durch Einsatz moderner Medikamente die realistische Chance, die Krankheit in den erhofften Stillstand zu bugsieren. Die Wissenschaft spricht dabei von dem sogenannten «Window of opportunity», das keinem Rheumapatienten versagt bleiben sollte. Und dennoch: Gerade in der Therapie von entzündlichen Gelenkkrankheiten wie Rheuma lässt sich – so meine jahrelange Erfahrung – mit ausgeklügelter innovativer Ernährung als Beiboot immens viel schaffen.

Es waren die ersten Gänsehautmomente in der Therapie von Rheumakranken nach meiner Methode, die mich immer mehr von der Materie und Nachhaltigkeit einer modernen, individualisierten Ernährungstherapie begeisterten. Das Wissen, dass sich mit mehr gesundem Fett auch hier ungeahnte Türen der Heilung aufstoßen lassen, ist leider nicht in der gängigen Behandlungspraxis verankert. Das war mir früher nicht so bewusst. Auch ist es für mich eine quälende Erfahrung gewesen, dass das Fett trotz wissenschaftlicher Evidenz als unentbehrlicher Kumpel des Gesundens kaum wertgeschätzt wird. Denn die Heilkraft der gesunden Fette, insbesondere hochwertiger Omega-3-Fette, vermag auf faszinierende Art und Weise Gelenkentzündungen vorzubeugen und zu verlangsamen. In Studien reduziert Omega-3 Schmerzen signifikant und bessert sogar die Beschaffenheit des Gelenkknorpels. Auf das *richtige* Fett kommt es aber an. In einer 2013 veröffentlichten Arbeit reagieren Knorpelzellen auf die Injektion von Omega-6-Ölen mit einer starken lokalen Entzündung. Im Gegensatz dazu verhindert die Gabe von einfachen ungesättigten und gesättigten Fettsäuren die entzündliche Zerstörung des Knorpelgewebes. In Studien an Tieren wurde erfolgreich nachgewiesen, wie tiefgreifend eine ausgewogen fettreiche Ernährung das Entzündungslevel und die Schmerzsymptomatik mindert.[177] Und auch beim Menschen bestätigt sich der Gebrauch von hochwertigem Omega-3 als fetter Erfolg. Nach aktuellen Daten senken bis zu drei Portionen Fisch pro Woche das Risiko für Gelenkkrankheit um bis zu 24 %.[178] In Studien zeigte sich unter der Einnahme von mehr als 2–3 g Omega-3-Fett über mehr als drei Monate eine deutliche Reduktion der klassischen Leitsymptome für Rheuma wie Morgensteifigkeit und Gelenkschwellungen.[179] Wer auf reichlich gesundes Fett setzt, der kann damit sogar aussichtsreich die konventionellen Medikamente in Absprache mit dem behandelnden Facharzt reduzieren und so Nebenwirkungen mindern. Eine kleine medizinische Revolution … Dabei gilt aber eine wichtige Regel: Klotzen! Es muss geklotzt werden mit Omega-3-Fetten, nicht gekleckert. Gelenke gehören geschmiert, aber nur mit gutem Fett. Dann sind kleine und große Sensationen und neue Gänsehautmomente möglich, wie ich sie im Fernsehen auch einem breiten Publikum vorstellen konnte.

Ran-an-das-Fett ist hier die unentbehrliche Formel. Aber mit welchen Erfolgen kann man rechnen? Offen gesagt, es braucht etwas Geduld, wie immer im Leben, bis sich individuell der heilende Einfluss der Fette fürsorglich entfaltet. Je nach Qualität und Menge der eingesetzten Fette unterscheidet sich nach meiner Erfahrung der persönliche Erfolg nicht unerheblich. Manche Patienten spüren erste Effekte überraschenderweise bereits nach ein bis zwei Wochen, bei anderen kann es einige Monate dauern. «Patientia», Geduld heißt es für den Patienten. Die folgende Geschichte einer wunderbaren «Geduldigen» soll Sie ermutigen – Ran-an-das-Fett! Solche Erlebnisse nenne ich die Sternstunden meiner Arbeit, die mich auch bestärkt haben, dieses Buch zu schreiben.

## Entzündliches Rheuma

Sarah, eine junge Rheumatikerin mit einer hochaggressiven Form einer juvenilen, d.h. jugendlichen Rheumatoiden Arthritis, war Anfang 20, als sie meinen Rat suchte. Eine attraktive, nette junge Frau mit wuscheliger, blonder Lockenmähne, mitten in der Ausbildung zur Logopädin. Mit müdem und angestrengtem Blick beklagte sie Fatigue, extreme Schmerzen in Hand- und Fingergelenken sowie Morgensteifigkeit über mehrere Stunden. Wegen der stark belastenden Beschwerden zog sie sich sozial immer mehr zurück. «Saturday-Night-Fever», ausgehen oder tanzen mit Freundinnen war ein Wunsch, aber zur damaligen Zeit nicht denkbar. Als sie erstmals zu mir kam, nahm sie hohe Dosen an Kortison zu sich, bis zu 50 mg Prednisolon täglich und ein Rheumamedikament der neuen Generation in Höchstdosis. Die entzündlichen Marker im Labor sprachen Bände: Die Blutsenkungsgeschwindigkeit (BSG) lag bei 50/80 mm, normal ist diese bei 10/20 mm, und der Rheuma-Index, der DAS-28 *(Disease Activity Score)* als Maß für die Aktivität der Erkrankung belegte eine enorm hohe Krankheitsaktivität von 6.2. Im Labor zeigte sich ein Vitamin-D3-Mangel, der die chronische Entzündung anstachelte und die latent depressive Stimmung von Sarah zweifelsohne ausufern ließ. Sie wirkte verzweifelt, psychisch gargekocht. Der Omega-3-Anteil in der Ernährung war katastrophal, da sie seit frühester Kindheit weder Fisch verzehrte noch sonstige Omega-3-reiche Nahrungsmittel aus Pflanzenölen mit DHA oder Nüssen (diese Heilmittel werden genauer in Teil 3 beschrieben).

Als zusätzliche Strategie zur Medikation optimierte ich den Vitamin-D3-Spiegel und empfahl ihr die tägliche Einnahme von Omega-3-Fett aus «gesund», d. h. omegageschützt gepressten Pflanzenölen. Da Fisch und Fischöl geschmacklich ein rotes Tuch für sie waren, empfahl ich die hochdosierte Einnahme von Algenöl, also Leinöl mit DHA-/EPA-Zusatz, zudem Walnüsse, Pekan- und Makadamianüsse als Omega-3-Lieferanten, ballastoffreiches, mineral- und vitaminreiches Gemüse, Salate, zuckerarmes Obst, Hülsenfrüchte, Pilze als Ballaststoff- und Eiweißquelle, Olivenöl extra vergine und zum Braten zudem Kokosfett, Sesamöl, Butterschmalz oder Ghee. Fleisch aus Geflügel war begrenzt, nur einmal die Woche, erlaubt, verarbeitetes Fleisch, vor allem Schweinefleisch und Wurstwaren waren tabu. Die heißgeliebten Süßigkeiten galt es zu reduzieren, eine kleine Handvoll dunkler Schokolade mit über 70 % Kakao, ein grüner Smoothie oder eine Cashew-, Mandel- oder Hafermilch mit Zimt und Bio-Schokoladenpulver für den süßeren Zahn waren sogar erwünscht. Dazu gab es noch den Freischein für antientzündliche Gewürze und Kräuter wie Ingwer, Kurkuma, schwarzer Pfeffer, Chili und roter Ginseng. Das Ergebnis?

Drei Monate nach Beginn des «Fett-Einzugs» in die Küche hat sich die Morgensteifigkeit auf wenige Minuten extrem gelindert und der Entzündungswert im Labortest von vorher 50/80 mm auf 12/20 mm reduziert. Dieses Detail des Therapieerfolgs ist extrem bemerkenswert, da Sarah stufenweise ihre Kortisondosis von anfangs hohen 50 mg auf sogar nur 2 mg pro Tag reduzieren konnte. Der DAS-28 war von 6.2 erstaunlich auf einen Wert von 3.4 gepurzelt. Nach weiteren drei Monaten hatte sich der Entzündungswert weiter gemindert, die Fatigue sich gebessert und Gelenkschwellungen waren verschwunden. Der DAS-28-Score zeigte zuletzt den «Stillstand» der Krankheit an – auch ohne Schützenhilfe von Kortison. Die Dosis der Rheumamedikation konnte langfristig weiter reduziert werden.

## Müdigkeit und Schmerzen: Fibromyalgie, Chronic Fatigue Syndrom und Chronisches Schmerzsyndrom

Die **Fibromyalgie**, auch Fibromyalgiesyndrom FMS – zu Deutsch «Schmerzen an Fasern und Muskeln» von lateinisch *fibra*, «Faser», griechisch *mys*, Muskel, und *álgos*, Schmerz –, ist eine chronische Krankheit. Man schätzt, dass in Europa und in Nordamerika zwischen 0,5 und 5,8 % der Bevölkerung daran leiden.[180] Hierzulande erfüllten 2013 rund 2 % der Bevölkerung die Kriterien des FMS, Männer und Frauen gleichermaßen. Frauen gehen öfter zum Arzt, daher sind über 80 % der aktuell Therapierten Frauen im Alter zwischen 40 und 60 Jahren.[181] Aus Sicht der klassischen Medizin ist Fibromyalgie schwierig zu diagnostizieren. Sie wird den «nicht-spezifischen funktionellen und somatoformen Körperbeschwerden» (NFS) zugerechnet. So ungemütlich und sperrig wie dieser Begriff klingt, so seltsam mutet die Krankheit und der zweifelhafte Umgang mit betroffenen Menschen an. Als ich vor etwas mehr als zwei Jahrzehnten erstmals in meinem Arztberuf an einer Universitätsklinik arbeitete, begegnete mir die Diagnose Fibromyalgie noch selten. Die Dimension der Erkrankung war damals schwer einzuschätzen. Daher tingelten nicht wenige Patienten jahrelang von Arzt zu Arzt, bis die Diagnose gestellt wurde. Problematisch ist, dass es für diese Krankheit noch immer weder einen spezifischen Diagnosetest noch einen eindeutigen, entlarvenden Laborwert gibt, mit dem der Arzt treffsicher diagnostizieren kann. Damals wie heute. Und dennoch erlebe ich in den letzten Jahren einen neuen Trend: Zum einen begegnet mir die Diagnose FMS viel häufiger als früher. Zum anderen scheint es, dass unter dem

«Stempel» der Fibromyalgie ein Sammelsurium an Symptomen einsortiert wird.

Die Diagnose FMS ist Tabuthema und belastend. Fehldiagnosen gilt es deshalb unbedingt zu vermeiden. Auch entzündlich-rheumatische Erkrankungen wie die Rheumatoide Arthritis oder insbesondere die Schuppenflechte (Psoriasis vulgaris) mit Gelenkbeteiligung, die sogenannte Psoriasisarthropathie, können mit Sehnen- und Muskelschmerzen, also klassischen Fibromyalgie-Symptomen aufkreuzen. Es wäre fatal, wenn in einem solchen Fall die zugrunde liegende Ursache, die rheumatische Erkrankung, nicht abgeklärt wird, somit unentdeckt bleibt und die dringend notwendige adäquate Medikation nicht eingeläutet wird. In den letzten Jahren habe ich unzählig viele «Schuppenflechtler» mit diffusen Sehnenschmerzen und jahrelangem Stigma «Fibromyalgie» als Irrläufer in der Diagnose herausgefischt. Statt diese Patienten ursächlich zu behandeln, wurde mit Schmerzmitteln oder Antidepressiva geknüppelt. Eine Katastrophe!

Die klassische Fibromyalgie quält mit Schmerzen in wechselnder Lokalisation am ganzen Körper, in Muskeln, Sehnen und Bändern. Charakteristisch ist die Druckschmerzhaftigkeit an spezifischen Körperstellen wie den Innenseiten der Ellbogen- und Kniegelenke, den Hüftgelenken und Schlüsselbeinen. Weitere Symptome sind Störungen der Atmung, des Herz-Kreislauf-Systems, des Urogenitaltraktes und der Verdauung, vegetative Symptome wie Schlafstörungen, Reizdarm, Zerschlagenheitsgefühl mit Müdigkeit und Erschöpfung und das Chronische Müdigkeitssyndrom, Chronic Fatigue Syndrom (CFS). Da FMS und CFS beide mit erbarmungsloser Erschöpfung auftreten, gehören sie an dieser Stelle gemeinsam durchdekliniert. Das FMS geht auch häufig mit Depression einher; 62 bis 86% der Betroffenen erfüllen die kompletten Kriterien einer Depression.[182]

Im Therapiekonzept empfiehlt die klassische Medizin regelmäßige Bewegung, eine positive Lebenseinstellung, gesunde Lebensführung mit «ausgewogener Ernährung», ausreichend Schlaf und Entspannung, feste soziale Bindungen sowie gute Arbeitsbedingungen. Was «ausgewogene Ernährung» nach modernen Kriterien bedeutet und was sie zu leisten imstande ist, bleibt für die meisten leider eher kryptisch. Die Patienten erfahren oft frustrierende Behandlungen mit unterschiedlichsten, verwirrenden und veralteten (Ernährungs-)Empfehlungen. Aktuell setzt man bei FMS auf die sogenannte «multimodale Schmerztherapie» mit dem Ziel, die Funktionsfähigkeit im Alltag zu erhalten und die Lebensqualität zu bessern. Dieser sicherlich berechtigte Ansatz umfasst Patientenschulungen, Sport- und Funktionstraining, physikalische Therapie (Balneo, Spa oder Thalassotherapie, Stanger-Bad), Psychotherapie und Entspannungsmethoden (Progressive Muskelentspannung nach Jacobson, autogenes Training, Lachyoga), meditative Bewegungstherapie (Qigong, Yoga, Tai Chi Chuan) usw. Darüber hinaus bietet die klassische Medizin in der Regel irgendeine Form von Schmerzmittel sowie Psychopharmaka wie zum Beispiel Antidepressiva. That's it. Dabei werden nur Symptome «behandelt», Ursachen aber kaum angefasst. Da sollte man ran!

Man vermutet, dass das Fibromyalgiesyndrom (FMS) auch durch Entzündung und Zellschädigung von Neuronen befeuert wird. Extrem problematisch ist der getarnte Anfang des Leidens: Die Krankheit ist zunächst unauffällig, entwickelt sich langsam mit unspezifischen Symptomen wie Erschöpfung, Schlafstörungen und Magen-Darm-Symptomen. Erst später kommen die typischen Schmerzen. Das Dilemma: Es gibt bisher weder eine Therapie, die bei allen Patienten gleichsam effektiv ist, noch den «heilenden Knopf», den man als Behandler einfach drücken könnte.

Nicht weniger desaströs ist der Verlauf des **Chronischen Müdigkeitssyndroms** (CFS). Chronisch müde? Das klingt nach Drückeberger oder Faultier! Der harmlose Name der Erkrankung wird ihrer Dramatik und Schwere nicht gerecht. Wer Patienten mit diesem Krankheitsbild erlebt, spürt ihre Verzweiflung. Die große Einschränkung der körperlichen Belastbarkeit zermartert den Alltag. So unendlich müde, matt, kraftlos zu sein, dass selbst das Aufstehen am Morgen, der Gang zur Toilette oder der Griff zur Zahnbürste schwerfällt, ist für Außenstehende kaum nachvollziehbar und für den Menschen selbst schwer zu ertragen. Patienten berichten mir, sie fühlen sich wie unter «Dauergrippe» und «wie vergiftet», oder sie müssen den ganzen Tag über schlafen und finden trotzdem keine Erholung. In den meisten Fällen komplettieren schmerzhafte Lymphknoten, Gelenk- und Muskelschmerzen, Magen-Darm-Symptome, Konzentrations- und Gedächtnisstörungen sowie eine Vielzahl von Nahrungsmittelunverträglichkeiten (inklusive Laktose-, Fructose-, Histamin- und Glutenintoleranz) und weitere Allergien das grausame Bild.

Geschätzt leiden in Deutschland etwa 300 000 Menschen an CFS. Weltweit geht man von ca. 17 Millionen Krankheitsfällen aus. Das CFS betrifft Erwachsene jeden Alters, Frauen wie Männer aller ethnischen Gruppen und aus allen sozioökonomischen Schichten, aber auch Kinder und Jugendliche leiden. Genaue Ursachen für das CFS sind noch nicht entziffert. Auffällig oft treten CFS und FMS im Doppelpack auf. Das CFS kann schleichend binnen weniger Wochen, Tage, manchmal aber sehr plötzlich («wie angeflogen») auftreten. Als Auslöser gelten Infektionen, chronischer Stress, psychische Belastungen, auch chemische Schadstoffe werden diskutiert. Man vermutet eine chronische, abnorme Reaktion des Immunsystems. Das CFS wird auch als *Myalgische Encephalopathie* (ME) bezeichnet, das bedeutet «krankhaftes Leiden des Gehirns mit Muskelschmerzen». Dieser Begriff beschreibt den Charakter des Leidens sehr gut, denn das Gehirn leidet massiv unter dem chronischen Energiemangel. In der Bildgebung des Gehirns von Patienten zeigen sich Veränderungen und der Abbau der weißen Hirnsubstanz, im EEG lassen sich langsame Delta- und/oder Thetawellen nachweisen, was auf die Energiedefizite des Gehirns hindeutet. Kleinste Bagatellen im Alltag verschlechtern das Energielevel umgehend, und man fühlt sich saftlos und kraftlos wie eine E-Gitarre ohne Strom.

Jede Zelle des Körpers reagiert sensibel, wenn die Energie schwindet. Nervenzellen sind dabei besonders abhängig von Energie aus den Kraftwerken der Zelle, den Mitochondrien. Werden die Kraftwerke durch zu wenig Fett schlecht gefüttert, kommt es bekanntlich rasch zu Symptomen: Konzentrationseinbußen, schlechte Merkfähigkeit, Sensibilitätsstörungen und auch chronische Schmerzen, die den Alltag empfindsam stören. Die aktuellen Therapieempfehlungen des CFS der *Deutschen Gesellschaft für Allgemeinmedizin* (DEGAM) lauten: «mehr Bewegung und Psychotherapie». Zwar kann man durch psychotherapeutische Ansätze und Entspannungsverfahren die Situation bessern, körperliche Defizite und die «Gesundheit der Zellen» bleiben jedoch auf der Strecke. Es werden leider erneut nur Symptome fokussiert.

Und noch ein Puzzlestück ist bedeutend: Chronischer Schmerz ist kein rein psychisches Problem. Es lohnt sich auch hier, genauer hinzuschauen. Beim chronischen Schmerz, wie er auch bei FMS und CFS auftritt, zeigen sich nachweislich Veränderungen der anatomischen und physiologischen Struktur in Gehirn und Rückenmark.[183] Die Emotion und Psyche ändern sich, Betroffene reagieren ängstlich und sorgen sich um die Zukunft. Außerdem werden Nervenzellen durch Entzündungen, Viren oder Bakterien aktiviert. Das entspricht einer systemischen Immunreaktion im Gehirn, so werden pro-entzündliche Botenstoffe freigesetzt und der Schmerz vom «Botenstoffgewitter» losgetreten. Schmerz, wie er auch bei FMS und CFS quält, darf also niemals als «Psycho»-Problem abgewertet werden! Wohl wird er aber durch psycho-emotionale Komponenten wie Stress, Angst und Unsicherheit gezündet.[184]

Was also tun? Um FMS, CFS und chronischen Schmerz mit Erfolg zu lindern, bedarf es eines ganzheitlichen Ansatzes. Dazu gehört auch die antientzündliche Heilkraft des Fettes. Ernährungs-Empfehlungen für diese Krankheiten sind leider noch nicht etabliert. Dabei gibt es zwar wenige Beweise, aber es gibt sie: Beweise, die eindrucksvoll belegen, dass eine moderne Ernährung positiv wirkt. Meine Erfahrung zeigt, dass Betroffene von einer kohlenhydratarmen Ernährung deutlich profitieren. FMS-Patienten erleben unter Verzicht auf Weizen, Mais und Zucker einen «signifikanten Rückgang der Schmerzen».[185] Zudem vermutet die Forschung einen Zusammenhang zwischen oxidativem Stress und zellulären Schäden auf Mitochondrienebene als Krankheitsauslöser von FMS und CFS, und genau hier verspricht das gesunde Fett Linderung. Die Wissenschaft zum Thema «fettreiche Ernährung» und deren Wirksamkeit bei FMS, CFS und chronischen Schmerzen steht am Anfang einer spannenden Reise. Jüngste Daten durchleuchten imposant, dass sich unter einer fettbetonten, noch nicht-ketogenen (also unter 80 % Fettanteil) und kohlenhydratarmen Ernährung Schmerzen und Energielevel signifikant verbessern.[186]

Falls Sie oder einer Ihrer Lieben unter diesen schwer therapierbaren Krankheiten leidet, kann ich Ihnen nur eindringlich raten: Lassen Sie sich durch diese Erkenntnisse und Anregungen in diesem Buch ermutigen. Es ist möglich, sogar unter diesen widrigen Umständen erfolgreich in Richtung Gesundheit zu steuern und ein Stück Lebenslust und -qualität zurückzuergattern. «Ran-an-das-Fett!» Es gibt hier absolut nichts zu verlieren …

## Hautkrankheiten (Akne, Schuppenflechte, Neurodermitis, Rosazea, Altersflecke): Die Haut – Spiegel der Seele? Und der Fette!

Glatte, reine Haut gilt als Ideal von Schönheit und inzwischen auch als zuverlässiger Seismograph für einen gesunden Organismus. Unsere Haut ist mit einer Fläche von zwei Quadratmetern unser größtes Sinnesorgan. Und nicht nur das. Die Haut ist eines der unvergleichlichen Multitalente des menschlichen Körpers. Sie ist das Kontaktorgan, der Greifarm, der Brückenbauer und der Abwehrspieler, der vor negativen Attacken von außen schützt. Mit der Haut fühlen, tasten, spüren wir unsere Umwelt und grenzen uns mit ihr nach außen ab. Die Haut ist unser Schutzschild, unser zarter, sensibler Kokon. Nicht wenig vermag diese feine, unscheinbare Hülle zu leisten. Die Haut schützt uns vor UV-Strahlung, Kälte und Hitze und vor gefährlichen Krankheitserregern. Sie bunkert unermüdlich Wasser und Nährstoffe für schlechte Zeiten. Ihre riesengroße Oberfläche ist Abladestelle für Gifte sowie Landebahn und Aufnahmestation für wertvolle Nährstoffe. Über die Haut sondern wir beispielsweise Abbauprodukte des Stoffwechsels ab und nehmen Wirkstoffe aus Salben auf. Diese fragile Hülle ist viel mehr als ein unsichtbarer «Taucheranzug», der die riesige Zellformation, den Körper, zusammenhält: Sie ist Merkmal, nein vielmehr Mahnmal des Gesundheitszustands. Sie demaskiert, wie es um uns bestellt ist: körperlich wie seelisch.

Stellt man sich das breite Aufgabenportfolio der Haut vor, wird deutlich, wie stark auch die Haut den Zustand der Seele und deren feine Schatten spiegelt: Was juckt Sie? Wovon oder von wem grenzen Sie sich ab? Was oder wen wehren Sie ab? Packt man eine

Krankheit offen und ehrlich an, will man die Ganzheitlichkeit in der Therapie, um den Ausweg, den Weg zur Heilung zu finden und zu bahnen. Dann gehört der seelische Aspekt bei *jedem* Betroffenen mit aufs Parkett. Sorry, aber Ehrlichkeit zählt! Nichts geschieht ohne Grund. Wer den Mut hat, auch diese kleinen oder großen Abgründe aufzudecken, zu thematisieren und anzugehen, der hat exzellente Chancen auf Heilung! So sieht's aus: Nirgendwo lässt sich innerer Stress so offensichtlich ablesen wie auf der Haut.

Doch noch mal zurück auf Anfang. Wir waren bei der Haut, als Spiegel der Seele und viel mehr … Juckreiz, Ekzeme, Schuppenflechte, Akne, Falten, Pigmentierungen – das sind demnach nicht nur unbeliebte banale Erscheinungen des Alters oder der Haut. Mittlerweile ist belegt, dass vor allem oxidativer Stress, Entzündungen und Mineral- und Vitalstoffdefizite das äußere Hautbild und die Funktion des Organriesen Haut demolieren. Um die Gesundheit der Haut zu hegen, bedarf es offenbar doch mehr als Wasser, Seife und Cremes. In meiner Arbeit erlebe ich seit Jahren, wie eine individuelle Ernährung, die den Kohlenhydraten auf die «Finger klopft» und das (noch) unbeliebte Fett aus der Schmollecke holt, nicht nur den Allgemeinzustand, sondern «nebenbei» das Hautbild drastisch verbessert. Eine ausreichende Flüssigkeitszufuhr mit Wasser, Tee und ungesüßten Getränken tut dabei ihr Übriges. Denn unsere Haut will auch von innen gewässert und gecremt werden, optimal mit reinem Wasser und mit gutem Fett – von innen *und* von außen. Lassen Sie uns gemeinsam unter die Haut gehen.

## Wenn es schuppt und juckt – Volkskrankheiten Schuppenflechte und Neurodermitis

Die **Schuppenflechte** *(Psoriasis vulgaris)* ist eine chronisch entzündliche Erkrankung der Haut mit vielen Gesichtern. Sie zählt zu den Autoimmunkrankheiten, bei denen das Immunsystem körpereigenes Gewebe, in diesem Fall Hautzellen, attackiert und potenziell zerstört. Durch diesen plötzlichen Angriff auf gesunde Hautzellen gerät die Produktion neuer Hautzellen außer Rand und Band. Frische Zellen werden in Turbo-Geschwindigkeit und wie am Fließband massenhaft zusammengebastelt. In der Folge regnet ein Monsun von neuen Hautzellen als «Schuppen» über die Haut. Benötigt normalerweise eine gesunde Oberhaut durchschnittlich vier Wochen, um sich zu regenerieren, rattert bei der Schuppenflechte dieser Prozess gehetzt in etwa drei bis vier Tagen durch. Durch diese chaotische Explosion neuer Hautzellen wird die normale, «geschmeidige» Hautfunktion gestört. Statt einer gesunden, glatten Hautfläche bilden sich die typischen Schuppen-«Inseln» aus. Diese sind in der Regel unregelmäßig begrenzte, rötliche Plaques der Haut, die mit den typischen silbrig-weißen, trockenen Schuppen bedeckt sind *(Psoriasis vulgaris)*, oder sie zeigen sich als unansehnlich gelblich-verkrustete Areale *(Psoriasis exsudativa)*, die durch starke lokale Entzündungsprozesse provoziert werden.

Will man der Schuppenflechte entgegenwirken, braucht es vor allem hochwertiges Omega-3-Fett als antientzündliches Nahrungsmittel. Bei den Eskimos ist die Schuppenflechte eine unbekannte Größe. Studien beweisen dabei den Zusammenhang mit einer Omega-3-reichen Ernährung und den wertvollen langkettigen Fettsäuren (DHA/EPA) aus fettem Fisch. Psoriasispatienten, die zusätzlich zur klassischen Therapie Omega-3 einnehmen, kommen eindeutig besser zurecht: weniger lästiger Juckreiz, weniger Rötung der Haut, und auch die Aktivität der Krankheit und das Ausmaß des Nagelbefalls wandeln sich überzeugend positiv im Vergleich zur «Nicht-gefetteten-Patientengruppe».[187] Diese Studienarbeit zeigt wunderbar, dass Omega-3 allein kein Wundermittel ist, sondern dass sich gesundes Fett vor allem in harmonischer Zusammenarbeit mit anderen therapeutischen Strategien bestens entfaltet. Der komplementärmedizinische Einsatz von mehr Fett beißt sich in keiner Weise mit klassischer Medizin. Im Gegenteil!

Quasi nebenwirkungsfrei etwas Gesundheit dazugewinnen? Was gibt es da zu verlieren?

Es reicht, als behandelnder Arzt einmal einen schweren Krankheitsfall von Psoriasis zu begleiten. Man erlebt die eindrucksvoll heilende Dynamik der Reduktion von Symptomen und Komorbiditäten durch gesundes Fett. Die größte Belohnung für den Einsatz sind die dankbaren Augen der Patienten und das Wertschätzen der Arbeit. Neben den Omega-3-Bomben aus DHA und EPA und Vitamin-E-reichem Weizenkeimöl hat sich bei Psoriasis auch der Einsatz von Kokosöl (Kokosfett) und das ayurvedische Ghee (reines Butterfett) bewährt. Meinen Psoriasispatienten empfehle ich täglich, neben den «mimosenhaften» hochdosierten Omega-3-Fetten, zusätzlich Weizenkeimöl als Haut-Vitamin-E-Spender und Kokosöl oder Ghee zum Backen oder Braten. Auch äußerlich angewendet sind die oben genannten Fette, vor allem Weizenkeim- und Kokosöl, exzellente Verbündete einer erfolgreichen Therapie. Als natürliche Heilmittel ohne Zusatz- und Konservierungsstoffe eignen sie sich hervorragend zur Hautpflege. Es empfiehlt sich, täglich das Öl auf die betroffenen Hautareale zu geben und vorsichtig einzumassieren. Kokosöl mögen die meisten wegen des angenehmen Duftes. Es taugt darüber hinaus nicht nur für die Psoriasisherde, sondern als kostengünstige Körperpflege von «Kopf bis Fuß».

Die zweite wichtige chronische Hautkrankheit, die quälend juckt, ist die **Neurodermitis**. Sie wird auch als atopisches Ekzem oder atopische Dermatitis bezeichnet von griechisch *atopía* – «Ortlosigkeit», «nicht zuzuordnen», und *ekzema* – «Aufgegangenes». Die frühe Bezeichnung der Neurodermitis stammt aus dem 19. Jahrhundert, damals vermutete man als Ursache eine Nervenentzündung. Hierzulande leiden geschätzt 3,5 bis 5 Millionen Menschen unter den leidvollen Symptomen mit massiv juckenden Hautrötungen – Tendenz steigend. Die nicht ansteckende Krankheit tritt meist im Säuglings- und Kleinkindalter auf, etwa jedes achte Schulkind ist betroffen. Meist verschwinden die lästigen Symptome bis zur Jugend. Manchmal aber auch nicht. Im Erwachsenenalter sind etwa 3% betroffen. Die Krankheit verläuft in Schüben und sehr individuell. Diese facettenreiche Krankheit dümpelt gerne im Hintergrund, auch wenn sie äußerlich scheinbar verstummt ist. Im Schub ist die Haut meist extrem trocken, gerötet und überempfindlich. Charakteristischerweise sind Ellenbogen, Kniekehlen, Nacken und Kopfhaut betroffen, aber auch die Stirn, Augenlider oder Arme und Hände können involviert sein. In dramatischen Fällen kann sie sich auf der ganzen Hautoberfläche ausbreiten.

Als Ursache vermutet man eine erblich bedingte Überreaktion des Immunsystems. Die völlig überdrehten Immunzellen springen auf äußere Reize an, die für jeden Gesunden harmlos sind. Plötzlich heizen Stoffe wie Hausstaub oder Nahrungsmittel eine lokale Entzündungsreaktion an und provozieren eine Immunglobulin E (IgE) vermittelte Aktivierung von Mastzellen. Die Folge ist eine Histaminausschüttung. Dieser Botenstoff verschärft die Entzündung und löst den heftigen Juckreiz aus. Das juckende Monster Neurodermitis bringt Betroffene nicht selten dazu, sich in Juckreizkrisen sogar blutig zu kratzen. Ein Albtraum. Gleichzeitig ist die Barrierefunktion der Haut hochgradig gestört. Denn: Die schützende Barriere besteht unter anderem aus übereinandergelagerten Hornzellen, die durch Fette (epidermale Lipide) zusammengehalten werden. Bei der Neurodermitis werden diese wichtigen Fette nicht ausreichend produziert. Dadurch fehlen der Haut Fette, die Wasser binden. Zu wenig gutes Fett in der Hornschicht und der folgende Wasserverlust führen zu einer extrem trockenen Haut ohne soliden Barriereschutz. Alarmsignal. Die Wüste lebt. Das begünstigt Infektionen und pusht die lokale Entzündung noch weiter. Die Hautentzündung lässt Mikroben ungehindert in die Blutbahn eindringen, die dort die hochspezialisierten Abwehrzellen des Immunsystems, die lokale «GSG9», auf den Plan rufen. Allerdings provoziert dieses Gefecht neue kleine Entzündungsherde. Wo gehobelt wird, da fallen Späne.

Sogar ohne Schub leidet die Haut der Neurodermitiker unter einer latenten, diskret verlaufenden Entzündung. Völlig unsichtbar an der Hautoberfläche tobt also der kleine Entzündungssturm im Untergrund. Die Haut ist ständig in einer Entzündungswarteschleife, in der irgendein Auslöser («Trigger») von außen oder innen das Schlamassel jederzeit entfachen kann. Inzwischen sind solche Auslöser, die eine schlafende Erkrankung wieder aufwecken oder bestehende Symptome zuspitzen, konkret bekannt. Als klassische «Trigger» gelten Umweltfaktoren wie Pollen, Hausstaub, Chemikalien, zum Beispiel Waschmittel, Hautpflegeprodukte oder synthetische, enge Kleidungsstücke, Ernährung (individuelle Reaktion auf bestimmte Lebensmittel oder Zusatzstoffe), klimatische Faktoren (trockene, überheizte Zimmerluft, Kälte), bakterielle Infektionen, die die körperliche Belastungstoleranz schwächen, Federn und Tierhaare (Katze, Hamster, Pferd, Meerschweinchen) und psychische Faktoren wie innerer Stress, vor allem Konflikte. Oft macht sich Neurodermitis gemeinsam mit Heuschnupfen und allergischem Asthma bronchiale bemerkbar, die sogenannte «Atopische Trias». Allerdings gibt es auch Allergien, die verborgen und zeitversetzt auftreten. Manchmal wird es knifflig, gerade wenn es gilt, allergische Reaktion mit Nahrungsmitteln in Verbindung zu bringen. Daher empfehle ich, auf Lebensmittel mit stark allergischem Potenzial zu achten und diese nur nach Verträglichkeit zu verzehren. Zu den «Allergie»-Kandidaten zählen vor allem fruchtsäurereiche Obstsorten, saures Obst wie Zitrusfrüchte, Erdbeeren oder Kiwis sowie Kuhmilchprodukte (außer Butter). Andere Nahrungsmittel, die im Verdacht stehen, Neurodermitis anzufeuern, sind zum Beispiel Tomaten, Nüsse, Fisch, Ei, Hartkäse oder Salami sowie Farb-, Konservierungs- und Aromastoffe. Um herauszufinden, auf welche Nahrungsmittel man empfindlich reagiert, hilft ein Ernährungstagebuch als Detektiv-Spürnase.

Neurodermitis ist als chronisches Leiden nicht heilbar. Dennoch können Betroffene mit «Zutaten» der ganzheitlichen Medizin ein normales Leben führen und die Notwendigkeit von Medikamenten wie Kortisonsalben/-cremes auf ein Minimum begrenzen oder komplett davon loskommen. Eine Therapie, die eine Ernährung mit gesundem Fett vorsieht, Darmmilieu und Stressfaktoren betrachtet und umprogrammiert, hat dabei die besten Chancen. Ist es möglich, dieser schuppend-juckenden Hautkrankheit mit mehr Fett im wahrsten Sinne des Wortes liebevoll auf die Pelle zu rücken? Nach Meinung der Ernährungswissenschaft ist die sogenannte «Western Diet», also die «moderne» Zivilisationskost der Industrienationen, ein strammer Risikofaktor für die Hautkrankheit. Die Erklärung dafür liegt auf der Hand: Der im Vergleich drastisch reduzierte Gehalt an Omega-3 und die Aufnahme von entzündungsförderndem Omega-6 in der täglichen Nahrung sind die geheimen Entzündungsraketen der Neuzeit.

Wie sieht es mit wissenschaftlichen Beweisen aus? In einer Studie wurde Patienten mit mäßig oder schwerer Neurodermitis über acht Wochen Omega-3 verabreicht. Im Ergebnis besserten sich bei mehr als 80 % der Fälle die Symptome.[188] Und auch bei Säugetieren zeigen sich ähnlich gute Erfolge. In einem Versuch mit Hunden mit Neurodermitis zeigte sich unter Omega-3 eine signifikante Verbesserung der ekzematösen Hautveränderungen. Stellte man die Tiere wieder auf eine Omega-3-arme Diät um, verstärkten sich die entzündlichen Hautstellen deutlich.[189] Interessanterweise erinnere ich ähnliche lustige Berichte von Patienten: «Frau Doktor, die Haut meines Hundes hat sich so gebessert, ich gebe ihm jetzt Ihre Frühstücks- bzw. Spätstücksempfehlung mit gutem Öl.» Nicht nur die Haut von Vierbeinern wird gesünder, nicht selten habe ich auch von einer erstaunlichen Besserung von Arthrose und Krebs oder anderen Krankheitssymptomen der Haustiere erzählt bekommen, die manch «guten Fettrest» von Herrchen oder Frauchen aufschlecken. Kurios! Aber gute Frage, wie wirkt gesundes Fett bei Tieren? Vermutlich ähnlich wie bei den menschlichen «Säugetieren». Nun, ich sollte mich vielleicht mal mit einem Tierarzt austauschen. Vielleicht liest das ja gerade einer? (Doch zurück zur Spezies Homo sapiens.)

## Von Hautflecken und roten Nasen (Rosazea, Altersflecke)

Altersflecken, Muttermale, Rosazea – nahezu jeder kennt sie, auch aus eigener Erfahrung. Ich persönlich, als Pigmentschwächling und Hauttyp 0, kenne das Phänomen, wenn man dem Wachsen eigener Sommersprossen und sogar langlebiger Muttermale im Sommer in Zeitlupe zuschauen kann und sie sich in den verschiedensten Größen, Farben und Formen auf der Haut ausbreiten.

Altersflecken – nicht zu verwechseln mit Muttermalen oder Sommersprossen – sind absolut harmlose Vertreter von Pigmentstörungen der Haut. Diese hellbraunen, Café-au-Lait-artigen Flecken auf Handrücken, Gesicht, **Dekolleté** und Armen machen uns keine Sorgen – außer vielleicht ästhetische – und tauchen erstmals in den Vierzigern und später auf.

### Pigmentflecken – versteckte Warnsignale

Ein **Altersfleck** entsteht durch Sonneneinstrahlung, die unter der Haut zu einer lokalen Anhäufung des Pigments Lipofuszin, «Alterspigment», führt. Lipofuszin bildet sich nicht, um die Haut vor zu starker Sonneneinstrahlung abzuschotten, im Gegensatz zum braunen Hautpigment Melanin, das für die klassische Sonnenbräune sorgt. Lipofuszin ist vielmehr ein Marker für unterschwellig ablaufende Oxidationsprozesse. Es entsteht als «Abfall» genau dann, wenn wertvolle ungesättigte Fettsäuren in der Zellmembran von freien Radikalen attackiert werden. In jüngeren Lebensjahren wird Lipofuszin als «Zellmüll» noch ausreichend entsorgt. Im Alter geht die Müllentsorgungs-Kapazität jedoch verloren. Deshalb werden Altersfleckchen sichtbar und demonstrieren, dass der Körper nicht mehr optimal mit oxidativem Stress «umgehen kann» bzw. der Körper damit chronisch überlastet ist. Dem Organismus fehlt es offenbar an Antioxidantien, die Oxidationen in Schach halten und Fette der Zellmembran protegieren. Dass der Antioxidantienspiegel im Alter sinkt, ist völlig normal. Jedoch sollte man übermütig sprießende Altersflecken als Anstupser annehmen, sich um eine bessere, nicht übertriebene Antioxidantienzufuhr zu kümmern. Eines der wichtigsten Antioxidantien für die Haut ist bekanntlich Vitamin E. Es verhindert die unerwünschte Oxidation von Fettsäuren, auch in Hautzellen. So ist Mangel an Vitamin E oft die geheime Ursache, warum sich unbeliebte Altersflecken tummeln. Gegen Altersflecken hilft eine bessere Versorgung mit gesundem Fett und Vitamin E. Im Alltag empfiehlt sich dazu die tägliche Einnahme von Weizenkeimöl.

In den Sommermonaten, in Zeiten von Shorts, T-Shirts, Minirock, Sonnenschirm und Strandurlaub, lassen sich die **Muttermale**, die sogenannten Hautnaevi (von lateinisch *naevus*, «Muttermal») allseits in den verschiedensten Formen und Größen blicken. Die Haut mancher Menschen ist wie ein Sternenhimmel übersät davon. Den wenigsten ist bewusst, dass die Anzahl und Größe der Naevi nach Infektionen wie grippalen Infekten oder nach Antibiotikatherapie sprunghaft zunehmen kann. Hautärzte beobachten Naevi wie ein Forscher das Insekt unter dem Mikroskop, zu Recht. Denn maligne, bösartige Entartungen der per se gutartigen Muttermale gilt es früh zu erkennen und gefahrenvolle Folgen wie Hautkrebs zu vereiteln. Vorsorge ist die beste Medizin. Wer extrem viele Naevi ausbildet, hat ein unterschätztes Problem. Nicht nur die Gefahr für Krebs steigt. Sprießen die bleibenden Naevi auf der Haut – so wie Unkraut im Garten – nach einem Nachmittag in der Sonne, ist das ein ernstzunehmender Hinweis auf massiven oxidativen Stress im Körper. Die überschießende Naevus-Produktion ist ein im Dunkeln aufblitzendes Warndreieck.

Wer eindrucksvoll viele Muttermale hat, sollte sich Gedanken machen über seinen Ernährungs- und Lebensstil! UV-Lichtexposition, der Einsatz von Medikamenten, Kosmetika und Haushaltschemikalien sollte überdacht werden, genauso wie die Nahrungsmittel. Verzehren Sie oft Fertigkram mit Transfetten? Oder viele

Genussgifte wie Kaffee, Tee, Alkohol oder Nikotin? Da überschießende Oxidationsprozesse auch immer etwas mit der Qualität der verwendeten Fettsäuren und dem sicheren Umgang mit Fett zu tun haben, sollten Sie auch hier kräftig nachfassen. Ran-an-das-Fett, im Rahmen einer antioxidantienreichen Ernährung kann und soll Ihr Rettungsanker werden. Setzen Sie auf mehr hochwertiges Omega-3-Fett und Vitamin E als Zellschutz, verkneifen Sie sich Fastfood-Exzesse und vor allem auch ungesundes, unbedachtes «Fuchteln mit der Pfanne im Haushalt» (siehe Teil 3 im Kapitel Der Tod steckt in der Bratpfanne).

## Rosazea – die ungeliebte Rose

Rosazea klingt wie ein wunderschöner Name einer exotischen Blüte. Für Betroffene ist die Erkrankung weniger schön, denn die Rosazea – auch «Gesichtsrose» – lässt das Gesicht hellrot wie bei einer echten Rose aufblühen. Nach Angaben des *National Institute of Arthritis and Musculoskeletal and Skin Diseases* leiden allein in den USA ca. 14 Millionen Menschen unter einer Rosazea, in Deutschland sind etwa 2 bis 5 % der Erwachsenen betroffen. Meist tritt die Rosazea zwischen dem 30. und 60. Lebensjahr auf. Vor allem Frauen mit heller Haut- und Augenfarbe sind anfällig für die Rosazea. Den wenigsten ist klar, dass leicht rötliche Flecke in der Gesichtshaut, bevorzugt auf den Wangen, bereits die erste Zündstufe dieser chronischen Krankheit bedeuten. Diese wundersame, unerwünschte «Blüte» im Gesicht bildet sich aus feinen Äderchen der Haut, die sich erweitern und die Rötung hervorkitzeln, Teleangiektasien. Häufig sorgen lokale Entzündungen der Haut für lästige Knötchen (Papeln) oder eitrige Pickel (Pusteln), von daher ähnelt Rosazea nicht selten dem Bild einer Akne. Die Erkrankung bleibt meist in der Gesichtsmitte, selten sind auch Hals, Dekolleté und Augen betroffen (Ophthalmo Rosazea) – mit trockenen Augen, Bindehaut- und Regenbogenhautentzündungen, dies erfordert eine augenärztliche Mitbehandlung. Bei Männern kann es oft zu einer knotenartigen Verdickung der Nase kommen, der sogenannten «Knollennase» *(Rhinophym).*

Rosazea lässt sich nur schlecht verstecken, macht sich mitten im Gesicht breit und stigmatisiert. Betroffene leiden oft massiv seelisch. Die Ursachen für Rosazea sind aktuell Gegenstand der Forschung. Man diskutiert Immunreaktionen gegen Haarbalgmilben *(Demodex folliculorum)*, die bei der Haut von Rosazea-Patienten stärker angesiedelt sind als bei Gesunden. Des Weiteren vermutet man neben einer genetischen Veranlagung eine gestörte Temperaturregulation; auch ein gestörter Stoffwechsel der Leber wird diskutiert. Ein schwaches Nervensystem der Gefäße und eine gestörte Immunabwehr im Sinne einer autoimmunen Reaktion führen außerdem dazu, dass sich die feinen Hautgefäße erweitern und es zu einer Entzündungsreaktion kommt. Die Haut wirkt stellenweise großflächig, gerötet, grobporig und verdickt. Wird die Entzündung dauerhaft, brütet man unansehnliche Pusteln und Papeln aus.

Klar ist, dass bestimmte Faktoren die «Rose» besonders zum Blühen bringen: heiße Getränke, scharf gewürzte Speisen, Kälte, Wind, Hitze, UV-Strahlung, Kosmetika oder Medikamente. Untersuchungen von Daten der *Nurses Health Study I* konnten bei Frauen, die sich regelmäßig Weißwein und Likör gönnen, ein erhöhtes Risiko nachweisen. Das Risiko nimmt mit der Menge des konsumierten Alkohols zu. Meine Erfahrung zeigt, dass nicht nur Weißweintrinker, sondern Menschen mit großer «Liebe» zu Zucker, Brot und «entzündlichen» Nahrungsmitteln allgemein – wie klassische «Zuckerschnecken- & Wurstbrotesser» – tendenziell eher gefährdet sind, eine Rosazea zu düngen. Um der Gesichtsrose die stigmatisierenden Stachel zu ziehen, empfiehlt sich ein multifaktorielles, behutsames Herangehen. Mit einer Strategie, die Triggerfaktoren ausschaltet, UV-Lichtexposition, gefäßerweiternden Alkohol und scharf gewürzte Speisen limitiert und entzündungsfördernde Speisen wie Fertigprodukte, Wurstwaren, Schweinefleisch und

Omega-6-reiches Getreide reduziert, ist ein perfekter Anfang gemacht. Dass eine gigantische Verbesserung der Rosazea keine absurde Wunschphantasie ist, sondern «einfach machbar», konnte ich in verblüffend erfolgreichen Verläufen vielfach demonstrieren.

Um die entzündliche, autoimmune Erkrankung erfolgreich zu therapieren, empfehle ich ausdrücklich die bewährte Kombination meiner Heilmethode aus antientzündlicher und darmgesunder Ernährung. Die gesunde Darmflora profitiert von ballaststoffreicher, gemüsebetonter Kost. Die antientzündliche Strategie umfasst die Reduktion von schnell verdaulichen Kohlenhydraten und Zucker und setzt auf reichlich Omega-3-Fett aus fettem Fisch und qualitativ hochwertigen Pflanzenölen mit DHA/EPA-Zusatz. So werden der Darm als Immunorgan und die Zellmembranen von kleinsten Gefäßen und Nerven systematisch gestärkt – und die Gesichtsrose verwelkt.

## Akne

Einzelne Pickel(chen) kennt nahezu jeder von uns. Fast 85 % der Menschen nervt irgendwann im Leben ein Pickel. Hierzulande und weltweit ist Akne die am meisten verbreitete Hautkrankheit überhaupt. Vor allem als Jugendlicher kennt man Mitesser und Pickel als lästig-vertrautes Phänomen. Akne (von griechisch *akmḗ*, «Spitze, Schärfe, Zenith, Höhepunkt, Reife) kann jeden treffen, sogar – und das mag manchen verwundern – weit über 50-Jährige. Sind manche Pickel und Mitesser harmlose Eintagsfliegen, verläuft die Erkrankung des Talgdrüsenapparates leider bei etwa 40 % der Betroffenen nicht so harmlos. Denn aus den primär nicht-entzündlichen Mitessern (Komedonen) können im späteren Verlauf entzündliche, sogenannte Sekundärgewächse auftrumpfen. Dann kommt es zu dem ausgeprägten Erkrankungsbild mit harten, roten Knoten, schmerzhaft berührungsempfindlichen Papeln, Pusteln, Pickeln. Im Gesicht, vor allem an der empfindlichen

«Stresszone» um das Kinn, aber auch am Hals und am Rücken oder sogar über den gesamten Oberkörper können sich diese entzündlich veränderten Monster-Pickel breitmachen.

Zwar ist Akne per se nicht lebensgefährlich, Akne ist kein gefürchteter Krebs, keine unumkehrbare Beinamputation. Bei größerer Entzündungsfläche kann aber auch Akne mit der Drohkulisse Fieber und Infektionsrisiko mehr Aufmerksamkeit bekommen, als uns recht ist. Und – Akne hat andere unterschätzte Komplikationen im Schlepptau. Die starke psychosoziale Belastung und der Verlust von Lebensqualität darf nicht unterschätzt werden. Das Stigma Akne schmälert den Selbstwert, schnitzt das seelische Gleichgewicht klein. Nicht wenige Menschen leiden brutal unter lebenslangen Narben, die in 2 bis 7 % der Fälle als Relikt zurückbleiben. Viele werden unsicher, verlegen, ziehen sich sozial zurück. Job und Privatleben, die Lebensfreude bröselt. Angststörung, Neurose, gestörte Beziehung, frustrierendes Mobbing am Arbeitsplatz quälen. Viel zu oft heißt es für Aknepatienten: Endstation Depression.[190]

Akne ist also viel mehr als ein gutmütiges, «nur» hässliches Pickelchen: Sie ist ein ernstzunehmendes Problem. Grund genug, etwas tiefer in die Materie einzutauchen. Akne ist eine komplexe Krankheit mit verstärkter Talgproduktion und Entzündungsreaktion als Ausdruck einer Immunantwort des Körpers. Sind die Gene «an allem schuld»? Mal wieder nicht ganz. Das Genkorsett prädisponiert zwar zur Akne, der individuelle Verlauf aber wird erheblich durch Umwelt- und Lebensstilfaktoren wie Stress, Rauchen und Alkohol beeinflusst. Und sonst so?

Viel stärker als ursprünglich angenommen prägt unser Essen die Krankheit. Anstatt jedoch die Augen kritisch über die Teller in der Kantine und zu Hause fliegen zu lassen, setzt man immer noch mehr auf Cremetöpfchen hier und duftende Peelings da. Gigantische Summen von geschätzt 2,2 Milliarden Dollar werden beispielsweise in den USA jährlich für Akne-Produkte auf den Ladentisch gelegt, ohne mit der Wimper zu zucken.[191] Nicht wenige dieser Mittel und Mittelchen scheinen jedoch eher ein stumpfes als ein scharfes Schwert gegen Pickel zu sein. Mich treibt es immer, eine Krankheit bei der Wurzel zu packen, die «Causa», den tiefen Grund, die Ursache auszubuddeln und zu kurieren. Die heimlichen Brandstifter der Akne bleiben erfahrungsgemäß bei dem gut gemeinten Zupinseln und Zucremen unerkannt und in der therapeutischen Strategie leider unberücksichtigt: die falsche Ernährung. Rums! Statt mit dem Pickelstift über das Gesicht zu zirkeln, einfach anders essen, das wäre doch mal was, oder?

Denn: Treiber für Akne sind die herkömmlichen Mahlzeiten der Industrienationen, also das Essen, das wir an nahezu jeder Ecke mühelos zu fassen kriegen: Muffin, Plunderstücke, Streuselkuchen, Laugenbrezel, Donut, Bagel, Käsesandwich, Salamibaguette, Schoko- und Eiweißriegel, Chips, Cracker, Butterkekse, Gummibärchen, Lakritze, (Husten-)Bonbons, Eiscreme ... Die Liste der Nahrungsmittel, die durch viel Zucker und schnell verdauliche Kohlenhydrate beeindrucken, ist endlos lang. Die Gesellschaft ertrinkt in der Flut überall verfügbarer kohlenhydratdichter Fressalien. Interessant ist aber Folgendes: Schaut man sich Gesellschaften an, in denen Zucker und raffinierte Kohlenhydrate deutlich weniger gegessen werden, ärgern sich Menschen weniger mit Pickeln herum. Akne scheint dort ein exklusiver Quälgeist mit Seltenheitsfaktor.[192] Solche Daten belegen den klaren Zusammenhang zwischen dem Verzehr von schnell verdaulichen Kohlenhydraten und Akne. Ernährungsphysiologisch bringen Süßigkeiten, Getreideprodukte oder zuckerreiche Fruchtjoghurts die Bauchspeicheldrüse (Pankreas) in Wallung und treiben sie zu akrobatischen Meisterstücken an. Der Hormonausstoß von Insulin steigt in schwindelerregende Höhen. Und auch Zuckerarten, die wie sympathische Kumpels klingen, zum Beispiel Fruchtzucker (Fruktose) oder Agavendicksaft, bergen Risiken. Fruktose begegnet uns nicht nur in Obst und Fruchtsäften, sondern peppt als kostengünstige Geschmacksrakete – da Fett ja aus den Produkten verbannt wurde – industrielle Produkte auf. «Glukose-Fruktose-Sirup» strahlt in winziger Schrift auf farbenfrohen Etiketten, ist aber ungemein kritisch, denn ein fruktosehaltiger Sirup landet schnurstracks in den Zellen der Leber.

Und jetzt wird es Pickel-gefährlich: Je schneller und höher der Blutzuckeranstieg, umso stärker antwortet der Körper und schüttet umso mehr Insulin und IGF-1 (Insulin like Growth Factor, insulinähnlicher Wachstumsfaktor 1) aus. Ein saftiges Problem, was vielen nicht bewusst ist. Nicht nur ein Zuviel an Kohlenhydraten, auch ein Zuviel an Protein zum Beispiel stimuliert das Freisetzen von IGF-1. Schwirrt zu viel IGF-1 im Blut, gerät der harmonische Tanzrhythmus der Hormone aus dem Takt. Tschatschatscha vor – und nicht mehr zurück. Das Sexualhormon Testosteron zum Beispiel erlaubt sich dann einen verstolperten Boogie-Woogie und unzählige pickelförderliche Kapriolen. Das «männliche Geschlechtshormon», das sich bei Männern und Frauen in Konzentration und Funktion unterscheidet, becirct die Talgdrüsen dazu, mehr Talg abzuscheiden.

Der so vermehrt durch Insulin und IGF-1-Ausstoß produzierte Talg stiftet seinerseits akneauslösende Bakterien zu Krawallen an. Dazu lockt der Talg die in der natürlichen Bakterienflora der Haut wohnenden Propioni-Bakterien an und schafft damit das ideale Mikroklima, das perfekt eingerichtete Wohnzimmer für das unbekümmerte Wachstum von Mitessern und Pickeln. Und der verstärkte Ausstoß von IGF-1 vermag noch andere fiese Kunststücke: Die den fetthaltigen Talg produzierenden Drüsen münden fast immer in Haarfollikeln, die von hornbildenden Hautzellen, den Keratinozyten ausgekleidet sind. IGF-1 lässt die Keratinozytenproduktion ungezügelt weiter sprudeln, sodass die normale «Müllabfuhr», der Abtransport von abgestoßenen Zellen nach außen, nicht mehr richtig funktioniert. Ein solcher Keratinozyten-Boom und die neue Mülldeponie von toten Zellen animiert die Haut zu neuen Pickeln.

*Du bist, was du isst.* Mal wieder. Insbesondere bei Akne liegen mittlerweile stichhaltige Beweise vor, dass eine Ernährung, die

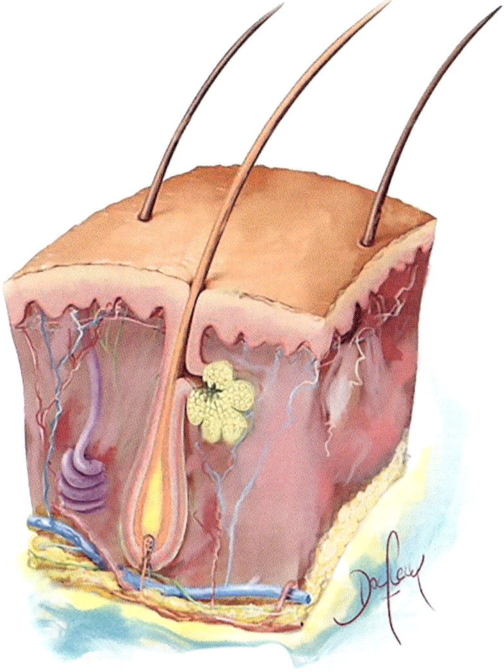

modernen wissenschaftlichen Standards entspricht, mit geringer Blutzuckerreaktion (niedrig-glykämisch), also arm an kohlenhydratdichter, zuckerreicher Nahrung, Entstehen und Erscheinungsbild von Akne signifikant bessert. Auch die Reduktion von Milchprodukten und Koffein wirkt sich bei vielen Betroffenen günstig aus. Eine Publikation aus dem renommierten *American Journal of Clinical Nutrition* demonstriert etwa bemerkenswerte Erfolge durch Anders-Essen: Junge Männer im Alter von 15 bis 25 Jahren mit Akne zeigten unter einer 12-wöchigen niedrig-glykämischen Ernährung, also Mahlzeiten, die den Glukose- und nachfolgend den Insulinspiegel nicht zu stark nach oben peitschen, eine Milderung der Akne und eine Besserung der Insulinsensitivät.[193] Ähnlich markante Resultate berichten koreanische Forscher aus den Daten einer randomisiert-kontrollierten Studie mit niedrig-glykämischer Ernährung. Dabei zeigte sich eine überragende Reduktion der entzündlichen Hautareale bereits nach zehn Wochen unter Drosselung von Kohlenhydraten.[194] Die jüngste Wissenschaft beweist also eindrücklich, wie Akne und die «klassische» Ernährung, die gesundes Fett in Schranken weist und Kohlenhydrate verherrlicht, verbandelt sind. In einer ausgereiften Ernährung nach modernen Kriterien entspannt Fett die gesamte Stoffwechselsituation, da es keinen ungünstigen Blutzuckeranstieg mit nachfolgender Insulinantwort befeuert. Erfreulicherweise gehen auch neue Leitlinien für Hautärzte auf diese Erkenntnisse und die Kritik an Kohlenhydraten ein.[195]

Kleiner Einwurf von mir an dieser Stelle: Es geht hier nicht darum, die Kohlenhydrate per se zu steinigen und zu verbannen. Es gibt wie immer im Leben die Guten und die Bösen. Qualitativ schlechte Kohlenhydrate, die perfiden, die Akne fördern, sind raffinierte aus Weißmehlprodukten mit Zucker oder etwa die Glukose-Fruktosesirup-Bomben in der bunten Welt der Supermarktregale. Ohne Frage gibt es auch per se gesunde Kohlenhydrate, die Akne nicht züchten. Das sind etwa Kohlenhydrate aus Gemüse, Blattsalaten, zuckerarmem Obst wie Beeren oder Hülsenfrüchten. Also lieber einen Berg voll Grünzeug oder einen Teller Linseneintopf als Pizza, Pasta, Proteinriegel, Fruchtjoghurt und «Zuckerli». Und vielleicht wird es auch bei dem ein oder anderen von Ihnen persönlich oder bei einem Ihrer Lieben heißen: Pickel adé – scheiden tut hier nicht weh!

## Fettes und anderes Futter für die Haut

Es ist kein Geheimnis, dass eine Ernährung, die hochwertiges Fett liefert und eine mineral- und antioxidantienreiche Kost mit viel Gemüse, Blattsalaten und zuckerarmen Obstsorten den Stoffwechsel der Haut optimiert und sie vor negativen Einflüssen durch oxidativen Stress schützt. Wie stark der oxidative Stress ist und wie viele freie Radikale sich im Körper tummeln, entscheidet unser Lebens- und Ernährungsstil. Wählt man statt «ehrlichen» Lebensmitteln eher Fertiggerichte oder Nahrung, die fast vor Zusatzstoffen und Konservierungsmitteln platzt, gibt das freien Radikalen den perfekten Auftrieb, genauso wie Rauchen und Alkoholexzesse. Ein perfektes Futter für Haut und Antioxidans ist *Vitamin E*. Eines der Vitamin-E-reichsten Lebensmittel ist bekanntlich Weizenkeimöl. Die Zufuhr dieses Vitamin-E-Helden hat sich aus meiner Erfahrung bei *allen* Hautleiden bewährt. Es zeigt sich, dass das Zusammenspiel von hochwertigem Fett mit Mineralien, Spurenelementen und Vitaminen den Körper in ein heilungsförderndes Gleichgewicht bringt.

*Jeder Mensch ist anders und is(s)t anders.* Pardon, wenn ich mich mit diesem Satz wiederhole. Jede Therapie muss daher *individuell* zugeschnitten werden. Das gilt auch für die Ernährungstherapie. Und doch gibt es ein paar allgemeine Regeln für chronische Hautleiden. Schnell resorbierbare Zucker aus Süßigkeiten und Weißmehlprodukten sollten reduziert werden, ebenso Alkohol, Kaffee und starke Gewürze, die die Hautdurchblutung steigern und dadurch den Juckreiz anfeuern. Mit Zucker sollte generell kritisch umgegangen werden, dazu gehören auch Zuckersorten wie Dicksäfte oder Honig, da sie ebenso wie Haushaltszucker vorwiegend aus Saccharose bestehen, und Zuckeraustauschstoffe.

Und gutes Fett? Es kristallisiert sich neben Omega-3 und der Antioxidans-Rakete Weizenkeimöl die seltene Gamma-Linolensäure (GLA), aus der Familie der mehrfach ungesättigten Fettsäuren, als besonders fettes Talent heraus, das Hautkrankheiten besänftigt. Diese exquisite Fettsäure findet sich rar in Pflanzen wie Borretschsamen-, Nachtkerzen- oder Johannisbeersamenöl und ist alternativ nur noch in der wertvollen Muttermilch anzutreffen. Die hochbegabte GLA wirkt ausgleichend auf «Immunsystem, Haut und Psyche». Sie greift in die hormonellen Abläufe der Stoffwechselregulation ein, reduziert das Stresshormonlevel und ist Spezialistin in der Entzündungsabwehr. Das macht sie zum fetten Partner in der Therapie von Hautleiden. Nicht nur das: Auch bei anderen chronischen Hautleiden sowie stressbedingten Symptomen, miese Laune, «Wenn-die-Nerven-blank-Liegen» und chronisch entzündlichen Krankheiten sind GLA-haltige Öle mein absoluter Geheimtipp. Und noch ein aromatisches Fett besticht durch den hohen Anteil an mehrfach ungesättigten Fettsäuren, die gemeinsam mit ätherischen Ölen das Immunsystem stärken: das Schwarzkümmelöl, welches manchem allerdings sehr würzig vorkommt. Neben der inneren Einnahme sind Hanf- und Weizenkeimöl auch für die äußere Therapie bei Neurodermitis ausgezeichnete Pflegeöle. Sie ziehen rasch ein und sind insbesondere für empfindliche, zu Entzündungen und Juckreiz neigende Haut geeignet. Nach Bad oder Dusche sollte die Haut mit solchen regenerierenden Fetten gepflegt werden, dies gilt insbesondere für die symptomfreien Intervalle bei Neurodermitis.

Fokussiert man bei chronischen Hautleiden gleichzeitig die ausreichende Versorgung mit Vitamin D, das als fettlösliches Vitamin die Anwesenheit von Fett braucht, um im Körper resorbiert zu werden, erntet man mit diesem weltmeisterlichen Doppelpass aus Fett und Vitamin D einen riesigen gesundheitlichen Mehrwert. Bei Psoriasis wird ein ungezügeltes Wachstum neuer Hautzellen gedämpft, das überschießend wild agierende Immunsystem beruhigt und die Produktion entzündungsfördernder Botenstoffe gedrosselt. Bei Neurodermitis vermutet man einen klaren Zusammenhang zwischen Vitamin-D-Mangel und Schwere der Hautkrankheit. Der Vitamin-D-Mangel steht im scheußlichen Verdacht, Neurodermitis enorm zu verstärken und das Risiko für Nahrungsmittelallergien zu erhöhen. Unter einer optimalen Vitamin-D- und Fett-Zufuhr lassen sich Krankheitssymptome lindern und Infektionen reduzieren. Auf diese charmante Art und Weise wird die Entzündungsdauerschleife endlich zum Stillstand gebracht.

Trauen Sie sich. Ran-an-das Fett!

# Krebsleiden – den richtigen Feind erkennen und besiegen!

Krebs ist einer der bekanntesten Killer unserer Zeit. Jeden Tag sterben geschätzt etwa 21 000 Menschen weltweit an Krebs, der in vielen Fällen vermeidbar gewesen wäre. Die Wahrscheinlichkeit, dass Sie im Laufe des Lebens an diesem Biest von Krankheit erkranken oder einer von Ihren Lieben, ist unglücklicherweise verdammt hoch. Jüngste Zahlen schockieren: Etwa 40 % von uns werden irgendwann im Leben mit dieser Diagnose konfrontiert sein.[196] Die Medizin feiert beachtliche Fortschritte, nur in puncto Krebs wursteln wir auf einem frustrierenden Niveau mit Millionen von Toten. Mittlerweile ist mir bewusst, dass wir den Kampf gegen Krebs *so gar nicht gewinnen können*. Mission impossible! Noch immer kapitulieren wir viel, viel, viel zu oft im Kampf gegen Krebs, verharren in Ohnmacht. Dieses Ungeheuer von Krankheit lässt sich nicht so einfach verscheuchen, da wir noch immer dem falschen Ansatz hinterherhecheln. Mit dicken Scheuklappen auf den Augen klebt man seit über einem Jahrhundert an der These, dass Krebs durch Schäden an der DNA im Zellkern verursacht wird. Aber ist das wirklich so? Bei jeder Krebskrankheit ist es nötig, kritisch zu hinterfragen, welche Faktoren im Einzelnen oder in zerstörerischer Kombination das Unheil heraufbeschworen haben. Identifikation der Ursachen und gezieltes Ausschalten – so wäre die kluge Marschroute. In der klassischen Krebsmedizin herrscht das «Trio» der Therapie aus Operation, Chemotherapie und/oder Strahlentherapie vor. Aber trifft dieses Trio überhaupt die Ursachen von Krebs? Zweifel sind angebracht!

Schauen wir uns mal kurz um und fragen uns, welche Erkrankungen ein deutlich erhöhtes Risiko für Krebs mit sich schleppen. Vorhang auf für die echten Schurken und Gefahrenbringer: Adipositas, Insulinresistenz, Diabetes Typ 2, chronisch entzündliche Krankheiten, Psoriasis vulgaris, Depression etc. Beäugt man diese Barbaren von Krankheiten einmal pathophysiologisch genauer, wird schnell offensichtlich, dass auch Krebs mit Störungen des Stoffwechsels, Entzündungen und Zellgesundheit zusammenhängen muss – das heißt, indirekt selbstverständlich auch mit unserem Essen.

Innovative Thesen rütteln an der bisherigen Krebstheorie und schlussfolgern, dass Krebs wie fast alle chronischen Leiden durch fehlerhafte Stoffwechselprozesse in den Zellen mitverursacht wird. Analysiert man die Abläufe des Zellstoffwechsels, zeigt sich nämlich, dass Zellen unter chronischem Dauerbeschuss etwa durch oxidativen Stress über einen veränderten Stoffwechsel eine unglückliche Transformation zu Tumorzellen auslösen.[197] Die gestresste Zelle wird mit der Zeit knurrig und bösartig. Und was stresst die gesunde, friedvolle Zelle? Der normale Zellstoffwechsel gerät zum einen durch die Insulin- und Leptinresistenz ins Straucheln, also ein Schwerhörigwerden der Zellen auf Hormonreize, das durch übermäßigen Kohlenhydratverzehr verschuldet ist. Bei einem so irritierten Stoffwechsel funktionieren die angeschlagenen Zellen nicht mehr richtig, Krebszellen formen sich aus.

Die Natur der Krebszelle wurde jahrzehntelang intensiv beforscht. Es dauerte lange, bis man ihr Geheimnis dechiffrierte. Endlich, im Jahr 1924, lüftete die Wissenschaft ein kolossales Geheimnis. Die bahnbrechende Entdeckung: Die Krebszelle unterscheidet sich prinzipiell in ihrem Energiestoffwechsel von dem einer gesunden Zelle. Diese Erkenntnis ist unter dem Namen *Warburg-Effekt* bekannt. Professor Otto Warburg wurde für seinen wissenschaftlichen Durchbruch 1931 sogar mit dem Nobelpreis für Medizin und Physiologie ausgezeichnet. Der Warburg-Effekt schlussfolgert, dass die gestörte Funktion der Mitochondrien in den Krebszellen *der* Hauptgrund für das Auftreten von Krebs ist. Denn die beschädigten Zellen und geschwächten Mitochondrien können Sauerstoff nicht adäquat nutzen, um Energie effektiv zu verbrennen, und steigen fatalerweise auf «Zuckerverbrennung» um. Gerät der Zellstoffwechsel zunehmend ins Stottern und werden immer mehr Mitochondrien funktionsunfähig, verlieren die Zellen letztlich den gesunden, überlebenswichtigen Biorhythmus, bei dem eine fürsorgliche Müllabfuhr geschädigte Zellteile entsorgt. Bei der kranken, entarteten Zelle unterbleibt die gesunde Müllabfuhr, der magische Prozess der **Autophagie.**

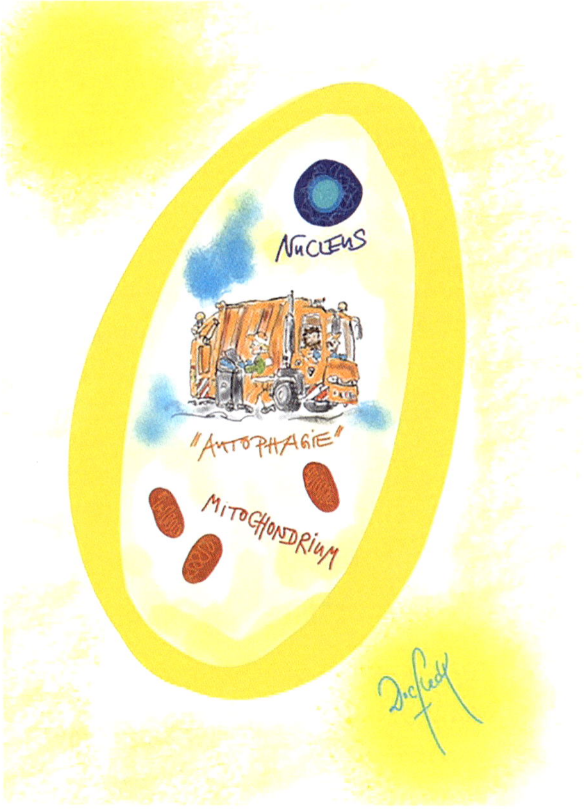


Selbstheilung der Zelle: Autophagie – gesunde Müllabfuhr im Zellinneren

**Autophagie**, von altgriechisch *autóphagos*, «sich selbst verzehrend», bezeichnet den Prozess in Zellen, bei dem sie angesammelten «Zellmüll» von einzelnen Proteinen bis hin zu geschädigten Zellorganellen recyceln. Die Autophagie spielt sich in den Mitochondrien der Zellen ab. Wird dabei ein lädiertes, unbrauchbares Mitochondrium entsorgt, nennt man diesen Prozess «Mitophagie»; das Kraftwerk der Zelle futtert sich selbst auf, um der Zelle die Chance auf Heilung zu geben. Diese wunderbare Art der *Selbstheilung* der Zelle ist eine der wichtigsten Einrichtungen des Körpers, um seine Gesundheit zu sichern. Entdeckt wurde das sensationelle Faszinosum der Autophagie von dem japanischen Wissenschaftler und Zellbiologen Yoshinori Ohsumi, der für diese wegweisende Forschung 2016 den Nobelpreis für Medizin erhielt.[198]

Im Gegensatz zur gesunden Zelle liebt die Krebszelle Zucker und Kohlenhydrate in allen Variationen und verlangt nach: Süßigkeiten, Brot, Nudeln, Reis, stärkereichen Kartoffeln, Mais etc. Studien legen den Schluss nahe, dass man die Krebszelle ihrerseits unter tüchtigen Stress setzen kann, indem man ihr den vergötterten Brennstoff aus Zucker und Kohlenhydraten entzieht und stattdessen auf mehr gesundes Fett setzt.[199] Auf diese Weise dreht man den Krebszellen konsequent den «Saft» ab, wie man einer qualvoll dröhnenden Musikanlage den Stecker zieht. Die moderne Forschung belegt: Qualität *und* Quantität der Nahrungsfette haben eine frappierende Wirkung auf die Zellgesundheit, schützend oder schädlich, je nachdem. Zahlreiche Störungen des Stoffwechsels gehen zurück auf den Mangel an hochwertigen essenziellen, mehrfach ungesättigten Fettsäuren und den «Overkill», die übermäßige Zufuhr von chemisch oder physikalisch hochverarbeiteten Fettsäuren und perfiden Transfetten. Auf diesen feingliedrigen Zusammenhängen basierend hat die Wissenschaftlerin Dr. Johanna Budwig eine «Öl-Eiweiß-Kost» entwickelt, um chronische Krankheiten wie Krebs zu lindern. Warum Öl und Eiweiß? Da alle *Zellmembranen* aus Fett und Eiweiß aufgebaut sind, werden diese

Makronährstoffe besonders benötigt, um eine intakte Zellmembran zu pflegen und chronischen Krankheiten wie Krebs vorzubeugen oder sie zu beeinflussen. Fett und die *richtige* Dosis Eiweiß sind exzellente Partner, die sich festhalten, nicht im Stich lassen und auch in der ernährungsmedizinischen Praxis überzeugen. Es passt einfach!

Vergessen Sie nie, dieses Buch bereitet Sie darauf vor, Ihre kleinsten Einheiten des Körpers, Ihre Zellen zu pflegen, um Sie vor Dreckskerlen wie Krebs und anderen Krankheitsscheusalen möglichst zu schützen. Das ist mein Wunsch für Sie! Deshalb: Harmonie für den Stoffwechsel der Zelle sollte das Ziel jeder sinnvollen Krebstherapie und moderner Prävention sein – und ab jetzt auch Ihr Ziel werden. Wenn Sie es umsetzen wollen, ist eine wichtige Anmerkung angebracht. Zu oft wird Eiweiß inflationär und in zu hohen Dosen empfohlen, fast schon vergöttert. «Reichlich» Eiweiß heißt es fast überall, und dieses Eiweiß-Mantra wird derzeit (noch) in Medien und Beratungen breitgetreten. Eiweiß ist ohne Zweifel ein lebensnotwendiger Makronährstoff. Ohne Eiweiß ist kein Leben möglich! Und selbstverständlich ist Eiweiß auch notwendig, um gesundes Fett in den Körper zu katapultieren. Es gibt jedoch ein großes ABER. Sie brauchen weniger Eiweiß, als Sie denken! Der gewissenhaft prüfende Blick auf Ihren täglichen Eiweißkonsum ist dringend notwendig, auch weil man einen Zusammenhang zwischen übertriebener Eiweißzufuhr und vorzeitigem Altern sowie Krebs vermutet. Das ist angemerkt auch ein gewaltiger Knackpunkt, warum ich die unkontrollierte Einnahme von Eiweiß, auch von Proteinshakes, sehr kritisch sehe, neben der oft irren Belastung mit Zucker oder künstlichen Süßungsmitteln.

Wenn es Ihr Ziel ist, chronischen Krankheiten wie Krebs effektiv vorzubeugen und möglichst lange und gesund zu leben, sollten Sie es vermeiden, vor allem im jungen bis mittleren Erwachsenenalter dauerhaft zu viel Eiweiß in sich hineinzuschaufeln. Eine Ernährung mit zu viel Eiweiß und Kohlenhydraten provoziert im Körper einen Zustand «wilder Überaktivität»: Es kommt zur schnelleren, «hemmungslosen» Zellteilung. Verantwortlich für diesen überaktiven Kick-off ist die geheimnisvolle Eiweißsubstanz mTOR (englisch für *mechanistic Target of Rapamycin*), die erst Ende des vergangenen Jahrhunderts entdeckt wurde. Dieses faszinierende Eiweiß findet sich bei allen Säugetieren und ist die entscheidende Substanz auf Ebene des Zellkerns, die Wachstum und Zellteilung und damit das Überleben regelt. Wird mTOR aktiviert, etwa durch hohen Eiweißkonsum, hat das eine verstärkte Zellteilung zur Folge, und das Altern einer Zelle und damit eines Organsystems wird angeheizt. Auch weniger sympathische Zellen können im Wachstum stimuliert werden. Das Einwirken auf mTOR über unsere Ernährung ist ein bisher nicht ausreichend bekannter Ansatz, den Körper bzw. die Zelle in die ideale Naherholung zu schicken und zu regenerieren. Das regelmäßige «Abschalten» von mTOR schickt die Zellen in die verdiente «Hängematte» und ist eine der stärksten Waffen gegen Alterung, Krebs und degenerative Krankheiten. Neben der Begrenzung der Eiweißmenge hilft dabei auch das Drosseln der Kohlenhydrate und Mahlzeitenfrequenzen (maximal drei Mahlzeiten pro Tag). Außerdem ist das «zeitbegrenzte» Essen, also eine Art «kleines Fasten», zum Beispiel als Intervallfasten, ein wichtiger Schlüssel, um Krankheiten wie Krebs möglichst in die Schranken zu weisen.

Auf dem Boden dieser neuen Erkenntnisse und meiner jahrelangen positiven Erfahrungen bin ich überzeugt, dass eine fettreiche Ernährung, die reichlich Vitalstoffe und eine individuell passende, nicht übertriebene Dosis Eiweiß bietet, eine Ernährung, die den Blutzuckerspiegel wenig nach oben jagt, eine der effektivsten Strategien ist, um chronischen Krankheiten wie Krebs vorzubeugen. Fett hat erfreulicherweise keinen stimulierenden Effekt auf mTOR-Proteine und auf die Insulinreaktion. Außerdem liefert Fett den besten Baustein für eine stabile Zellmembran und möbelt Ihre Mitochondrien auf. Fett sichert die Zelle zur Umwelt ab und sorgt für den regen Austausch und vergnügtes Schnattern gesunder Zellen untereinander.

Und wenn Sie oder einer Ihrer Liebsten bereits an Krebs erkrankt sind? Gerade dann bringt gesundes Fett immensen Nutzen. Durch mehr Fett, wenig Kohlenhydrate und moderate Eiweißmengen hungern Sie Krebszellen potenziell langsam aus. Mit viel Fett entreißen Sie den Krebszellen ihre liebsten Delikatessen, die schnell verdaulichen Kohlenhydrate und Zucker. Im Kerker bei «Brot und Wasser», pardon, bei «Fett», sitzen die Krebszellen trübselig eingebuchtet und werden empfindlich in ihrem finsteren Treiben gestört. Krebszellen lieben eher Zucker, gesunde Zellen eher Fett. Also, worauf warten Sie?

**Fett!** Es bietet Ihren gesunden Zellen den optimalen Brennstoff, der sauber und besser als Glukose im Körper verbrannt wird. **Fett!** Weil es den oxidativen Stress als Krankmacher der Zellen mindert, die Funktion der gesunden Mitochondrien stärkt und Entzündungen lindert. **F-E-T-T!** Auch weil Krebs pathophysiologisch mit Entzündungen in Verbindung gebracht wird. Denn: Eine chronische Entzündung im Körper fördert nicht nur das Entstehen, sondern auch das widerliche Ausbreiten eines Tumors. Von daher hat die Ernährung mit hochwertigem Fett, das sich gegen Entzündungen richtet, *immer* auch einen Anti-Krebs-Effekt.

Und welches Fett wirkt antientzündlich? Genau! Omega-3-Fett. In Studien, in denen Krebszellkulturen mit Omega-3 behandelt wurden, zeigte sich, dass der Zelltod der Krebszelle, die Apoptose, ausgelöst werden konnte. Wird dadurch die Krebszelle so in den natürlichen Tod geschickt, ist das ein elementarer Schritt, Krebs zu lindern und wenn möglich zu heilen.[200] Die Wissenschaft belegt: Eine gute Versorgung mit Omega-3-Fett schmelzt das Risiko für Brustkrebs[201], Gebärmutterkrebs[202], Melanom[203] und Prostatakrebs[204] um mehr als die Hälfte bis zu zwei Drittel. Das ist enorm! Und noch etwas soll nicht unerwähnt bleiben: Viele Krebspatienten werden aus meiner Beobachtung im Laufe der Krankheit depressiv. Die nachgewiesene antidepressive Wirkung von gesundem Omega-3-Fett sollten Sie nicht unterschätzen. Fett gehört deswegen mit an Bord, nicht nur wegen einer besseren Laune und Akzeptanz der Krankheit. Auch lästige Erschöpfung wird gemildert, und Überlebensraten werden gesteigert. In einer Untersuchung mit Lungenkrebspatienten demonstrierte die Therapie mit reichlich Omega-3-Fett ein größeres Überleben: 60 % der «Fettgruppe» überlebten ein Jahr der Krankheit. In der Nicht-Fett-Gruppe überlebten weniger als 40 % der Probanden ein Jahr.[205]

Wie kann man erfolgreich gegen Krebs angehen? Wenn wir diese Frage ernsthaft stellen, beeindruckt ein Lebensmittel besonders: der Leinsamen. Diese kleinen, bescheidenen Freunde sind seit langem bekannt als Omega-3-reichstes pflanzliches Lebensmittel in unseren Breiten. So weit, so gut. Aber es gibt noch einen anderen Grund, warum Leinsamen berechtigt als Geheimtipp in Sachen Krebsabwehr gelten: der hohe Gehalt an Lignanen. Lignane sind Naturstoffe der Pflanzenwelt. Sie finden sich zwar auch in Sesamsamen, Baldrianwurzel, dunklen Beeren und grünem Blattgemüse, aber im Vergleich liefern Leinsamen das Hundertfache davon.[206] *Lignane* sind Phytoöstrogene und greifen in den hormonellen Haushalt ein, in dem sie die Wirkung des körpereigenen Östrogens dämpfen können. Aus diesem Grund empfiehlt sich der Verzehr auch gegen Brustschmerzen während der Menstruation.[207] In puncto Krebszellen abwimmeln ist der Leinsamen eine echte Geheimwaffe. Studien beweisen: Der regelmäßige Verzehr von etwa einem Esslöffel gemahlenen Leinsamen pro Tag bringt enorm viel (mehr zum Leinsamen in Teil 3).[208] Diese Menge kann bereits den Menstruationszyklus der Frau um etwa einen Tag hinauszögern. Neue Forschungen führen zu der Annahme, dass eine geringere Anzahl an Perioden im Leben mit einer mutmaßlich geringeren Östrogenexposition und einem kleineren Brustkrebsrisiko verbunden ist.[209]

Außerdem gilt: *Kau dich gesund!* Das ist auch in der Krebsabwehr das Motto. Broccoli und Kohlgemüse, die als Anti-Krebsfutter wegen des hohen Gehalts an Sulforaphan hoch gelobt werden, enthalten per se keine Sulforaphane, sondern *nur* die Vorstufen, die sich erst durch ausgiebiges Kauen – «bis es im Mund sabbert» – in das heißbegehrte Sulforaphan verwandeln. Genauso wichtig ist das Kauen für den gesundheitlichen Wert der Leinsamen. Denn die sympathischen Samen enthalten keine Lignane, sondern nur Lignan-Vorstufen, die durch die fleißige Arbeit von guten Bakterienkumpels im Darm aktiviert werden müssen. Noch ein paar imponierende Fundstücke sollten Sie begeistern: Vor allem die Kombination des Leinsamens aus Omega-3-Fett und Lignanen sollte den Winzling zu einem Hauptdarsteller bei Ihrem Frühstück, das ich gerne «Spätstück» (da sich ein späteres Frühstück empfiehlt) benenne, machen. Ein paar wenige Teelöffel pro Tag reichen für einen riesigen gesundheitlichen Sprung nach vorne. Und das Schöne dabei: Leinsamen kosten wenig, sind überall erhältlich und bieten damit ein hervorragendes gesundes Plus, das für jedermann greifbar und realisierbar ist.

Fazit: Es gibt haufenweise exzellente Argumente, warum jeder Gesunde wie Krebskranke auf eine Ernährung mit gesundem Fett und Phytonährstoffen achten sollte. Nur mal ab und zu etwas mehr Lignane und Fett bringt wenig. Die Dosis macht das Gift, aber auch den Effekt. Viele Krebskranke klammern sich in ihrer Verzweiflung an dubiose und kostenintensive Strohhalme nicht fundierter Therapieverfahren. Im Vergleich dazu bietet der Einsatz von Omega-3-Fett und der bescheidene und kostengünstige Leinsamen einen nachweislich sicheren, nebenwirkungsfreien und seriösen Ansatz, der sich hervorragend in alle Formen konventioneller und wissenschaftlich valider Komplementärmedizin schmiegt. Nachsicht mit den Wölfen ist Unrecht an den Schafen! Kämpfen Sie für Ihre gesunden Zellen, die viel zu oft ungeschützten, unbehüteten «Schafe», und geben Sie ihnen, was sie zum Überleben brauchen. Sagen Sie den «Wölfen», den Krebszellen, endlich den Kampf an!

# Kranke Seele

## Depression und Psyche

Die schlimmste Form der Traurigkeit ist die, die man niemandem erklären kann. Nicht einmal sich selbst. Leben zwiebelt – jeden von uns. Dabei ist jedes Leben wie jeder Mensch einzigartig. Doch: Jedes Leben ist auch schwierig. Nicht wenige Klippen warten darauf, umschifft zu werden. Probleme und Sorgen, Schicksalsschläge tauchen unvermutet auf. Sie gehören zum Leben dazu wie der winzige Wassertropfen zum großen Atlantik. Schreckliche Verluste – der Tod geliebter Menschen oder der Verlust des Arbeitsplatzes, Existenzängste, nagende Selbstzweifel, schwere Krankheiten – sind ein Teil unseres Daseins. Leben ist nicht nur einfach Spiel, Spaß, Spannung, Sonnenschein und Schokolade. Es platzen Ereignisse von außen ins Leben. Ereignisse, die uns wie ein ungestümes Lasso einfangen. Und es gibt Probleme, die uns die gute Laune verhageln und wohlgeformte Mundwinkel mit Schwergewichten nach unten ziehen. Probleme, die wir uns leider auch oft selbst erschaffen und unbewusst zusammenbacken. So wie eine Backmischung, voll von «künstlichen Aromen» aus unseren selbst produzierten Gedanken, die zweifelsfrei irren können. Eine geballte Sorgen-Backmischung, die einen faden, unglücklichen Beigeschmack hinterlässt. Durch Gedanken, «Hirngespinste» und innere Bewertungen, die sich zu einem unberechenbaren Lavastrom an Problemen auswachsen, züchten viele von uns ihre Depression.

Fühlen Sie sich ertappt? Jedes Problem hat auch eine positive Seite. Es liefert die Möglichkeit, sich damit auseinanderzusetzen und einen neuen, konstruktiven Ansatz zu suchen. Dazu ermutige ich uns alle an dieser Stelle, allen Widrigkeiten zum Trotz! Oft mahne ich meine Patienten: «Des Glückes Tod ist der Vergleich.» Wir Menschen denken einfach zu oft in «Schwarz oder Weiß», in «Ach wäre ich doch nur so begabt wie XY», «Wäre ich doch so schön wie Gisele Bündchen», «Hätte ich doch so volles Haar wie der Nachbar», «Hätte ich mal dies», «Könnte ich mal das» ... Diese ungesunde Denkweise malt das eigene Leben grau und düster. Wahr ist: Wenn wir in einer anderen Haut stecken würden, hätten wir zwar tatsächlich nicht die gleichen Probleme, vermutlich nicht unsere jetzigen. Aber andere. Jeder Mensch hat Tiefpunkte und Probleme. Das Leben pikst jeden mit seinem tiefen, scharfen Stachel.

Und dennoch gibt es Menschen, die scheinbar glücklicher sind als andere. Menschen, die ein harmonisches Leben in Balance führen und deren Mund noch im Alter positiv optimistisch nach oben geschwungen ist. Egal ob arm oder reich, mit Familie oder ohne. Alle haben Niederlagen, Schwierigkeiten und Frustrationen erlebt. Doch auf stürmischer See scheinen manche Menschen die rauen Klippen des Lebens unbekümmerter und sicherer umsegeln zu können. Widrige Schauer perlen an ihnen eher ab, schwarze Wolken ziehen an ihnen scheinbar blitzschnell vorüber. Wie kann man in diesen erstrebenswerten Zustand gelangen? Gut gelaunt, stressresistent, mit einem Lächeln auf den Lippen widrigen Situationen begegnen, als wären sie ein Kinderspiel im Sandkasten des Lebens mit dem Lieblingsförmchen? Beneidenswert sind diese Menschen, die auf *äußeren Stress*, den jeder von uns kennt, nicht mit *innerem Stress* reagieren. In den letzten zwanzig Jahren habe ich dazu beispiellos spannende Einsichten durch meine Arbeit gewinnen können. Eine davon will ich Ihnen hier sofort verraten. Das Gute am Leben ist: Man lernt aus allem, egal was einem passiert. Schönes, Gutes, Wahres, Graues, Düsteres, sogar Böses, das es ohne Frage gibt! Vielleicht hilft es Ihnen, sich eine schlimmere Alternative auszudenken?! Mit dieser Haltung lässt sich mancher Stress herunterdimmen. Und das ist notwendig. Denn die mit innerem Stress verbundenen seelischen Blitzeinschläge wie Depression und Angst sind bedeutend. Die stetig wachsende Zahl an psychisch bedingten Krankheitsfällen lässt alle Alarmglocken klingeln.

Studien kommen zu dem Fazit, dass hinter nahezu 75 % *aller* Arztbesuche chronisch anhaltender innerer Stress steht.[210] Krasser Fakt: Stress stellt inzwischen in Bezug auf die Sterblichkeit einen größeren Risikofaktor als das Rauchen dar. Unverarbeiteter Stress mündet de facto in Angst und Depression. Hierzulande durchläuft jeder Zweite in seinem Leben mindestens eine depressive Phase. Jeder Zweite! Jeder Zehnte erleidet pro Jahr eine depressive Episode, und jede fünfte depressive Phase endet in einer chronischen Depression. Wurden viele andere chronische Krankheiten dank der Fortschritte in der Medizin erfolgreich eingedämmt, steigen die Krankheitsfälle durch Depressionen kontinuierlich an. Anders als bei Hundebiss, Zahnschmerz oder gebrochenem Bein nach einer Skitour kann man Depressionen nicht auf eine einzige Ursache zurückführen. Sie wachsen aus einem Zusammenspiel verschiedenster Einflussfaktoren. Die Depression als Krankheit hat zwei Seiten: die psychosoziale und die körperlich-neurobiologische. Denn Körper und Seele sind eine untrennbare Einheit, ein Strickpullover, der aus diesen beiden «dicken Fäden» unauflöslich zusammengestrickt ist. Bislang setzt man in der gängigen Behandlung der Depression stark auf Medikation und Psychotherapie. So weit – so gut?

Der Verbrauch und die Verordnung an Medikamenten, insbesondere an Psychopharmaka steigt dramatisch. Dennoch sind diese sicherlich wirksamen Medikamente keine unbedenklichen Wundermittel für emotionale Stabilität und seelische Gesundheit. Der Behandelte kauft sich potenziell einen vollen Sack an Nebenwirkungen ein: Appetitlosigkeit, Übelkeit, Erbrechen, Verdauungsprobleme, Mundtrockenheit, Karies, trockene Augen, Sehstörungen, Kopfschmerzen, Unruhe, Schlaflosigkeit, sexuelle Funktionsstörungen wie Erektionsstörungen und Probleme beim Orgasmus.

## Eine neue Medizin für die Seele

Frappierend ist, das hat mir die jahrzehntelange Arbeit mit Menschen gezeigt, dass die Stimmung jedes Einzelnen durch recht simple Dinge positiv und heilend beeinflusst wird: echte, gute Beziehungen zu Mitmenschen, erholsamer Schlaf, ausreichend Sonnenlicht und Vitamin D – und reichlich gutes Fett. Das sind meiner Erfahrung nach die idealen Bausteine eines stabilen Rettungsbootes für unsere Seele. Nicht jede Depression lässt sich dadurch abwehren, aber viele verhindern und/oder abmildern.

Ein neuer Ansatz in der Medizin, eine moderne «Stressmedizin» ist gefordert. Deshalb ist sie ein wichtiger Teil meiner Heilmethode, und ich wünsche mir sehr, dass diesem Aspekt im Gesundheitssystem mehr Raum und Bedeutung zugestanden wird. In kleinen Schritten sickert eine neue Medizin für die Emotion durch, die auch ohne Medikamentenkeulen erfolgreich ist und die seelischen Narben aus Schmerzen, Angst, Belastungen und Traumata lindert. In meiner Arbeit setze ich dabei auf wissenschaftlich solide Methoden der Stressmedizin in Kombination mit bewährten Entspannungstechniken wie autogenes Training, Progressive Muskelrelaxation nach Jacobson, EMDR (*Eye Movement Desensitization and Reprocessing*), Akupunktur, Lichttherapie, sanfte Bewegung – und moderne Ernährungsstrategien mit viel hochwertigem Fett. *Sehr viel Fett sogar!* Schließlich ist die revolutionäre Kraft von Omega-3-Fettsäuren wie eine heilende Wundsalbe für die gestresste Seele. Es gibt großartige Erkenntnisse, wie man Angst, Depression und psychischer Labilität mit innovativer Ernährung und gutem Fett sehr weit davonrennen kann. «Ernährungsbedingte und durch Ernährung gelinderte Depressionen», sind neue Zauberworte.

Ein Beispiel ist der sogenannte «Fastfood-Blues». Und den kriegt man recht einfach: Transfettbepackte Fertigprodukte erobern den Markt. Und wir Menschen sind verführbar. Selbst ein Besser-Esser hat die ein oder andere Bekanntschaft mit Junkfood und anderen Transfettbomben auf einer Party, dem Betriebsfest, dem Meeting oder im Urlaub gemacht. Der regelmäßige Beschuss eines gesunden Organismus mit minderwertiger, hochverarbeiteter, nährstoffarmer Nahrung bleibt nicht ohne Folgen. Die jüngste Wissenschaft hat bewiesen, dass eine «ernährungsbedingte Depression» durch den Konsum von Junkfood und industriellen, transfettreichen Backwaren entstehen kann.[211] Man geht sogar davon aus, dass der regelmäßige Verzehr solch transfettgeschwängerten Futters mit einem signifikant höheren Erkrankungsrisiko einhergeht, da industrielles Transfett über Entzündungsprozesse Depressionen anstoßen kann. Traditionelle Gerichte oder der «selbstgebackene Geburtstagskuchen» dagegen scheinen ohne Risiko. Das beruhigt. Die Qualität der Nahrungsfette entscheidet! Industrielles Transfett raus – mehr gutes Fett rein! Und das Schöne daran ist, es lohnt sich nachweislich.

In einer Übersichtsarbeit zeigen Forscher den eindeutigen Zusammenhang zwischen dem Verzehr der langkettigen Omega-3-Fettsäuren (DHA) und der Reduktion von Depressivität und Angstsymptomen. Mehr Fischfett bedeutet weniger Angst.[212] Eine kontrollierte, randomisierte und doppelblinde Interventionsstudie untersuchte Patienten mit Depression und teilte die Patienten in zwei Gruppen ein.[213] Eine Probandengruppe erhielt marine, langkettige Fettsäuren aus DHA und EPA (200 mg DHA und 900 mg EPA), die Kontrollgruppe nur Placebo. Beide Gruppen waren mit Medikation ausreichend antidepressiv eingestellt. Unter einer zeitgleichen Gabe von effektiven Medikamenten ist es ziemlich schwierig, die Überlegenheit einer zusätzlichen Therapie – wie in diesem Fall hochdosiertes Omega-3-Fett – «herauszukristallisieren». Und dennoch ließ sich bereits nach nur vier Wochen für die «geölte» Gruppe eine deutliche Linderung der Depression nachweisen, nach acht Wochen war der Unterschied noch bestaunenswerter. Das Omega-3-Fett heizte zudem der schnelleren Wirkung des Antidepressivums ein. Klasse!

Wenn Sie jetzt mit dem Gedanken spielen, eine schwere Depression allein mit Omega-3-Fett kurieren zu wollen, wäre das aber ein riesiger Fehler. Menschen, die unter einer schweren, potenziell lebensgefährlichen Depression leiden, müssen ausreichend, d. h. auch medikamentös und psychotherapeutisch, geführt werden. Der Selbstmord, die schwerste Folge einer psychischen Erkrankung, der höchste Akt der Aggression gegen sich selbst, ist ein hochsensibles Thema. Könnte «Ran-an-das-Fett», vor allem mehr Omega-3-Fett aber dabei helfen, die hohe Zahl an Selbsttötungsdelikten zu schmälern? Mit dieser Frage im Kopf analysierten akribische Forscher das Blut von rund 100 Menschen nach einem Suizidversuch auf den Gehalt von Omega-3 und verglichen deren Laborergebnisse mit dem Blut von psychisch gesunden Menschen. Die Resultate dieser Studie sind herausragend: Der Omega-3-Spiegel (EPA) lag bei der Suizid-Gruppe bei nur 0,74 % der Gesamtfettsäuren, bei der psychisch gesunden Gruppe bei 1,06 %. Beeindruckende Vergleiche demonstrierten außerdem, dass die «mies gefetteten» Menschen ein achtfach erhöhtes Risiko für Suizidversuche hatten.[214] Was für eine verhängnisvolle Korrelation dieses Ergebnis bedeutet, ist vielen gefährdeten Menschen nicht bewusst. Je weniger Omega-3-geölt der Mensch, desto höher sein Risiko für seelische Instabilität. Als extrem gefährdet gelten übrigens ältere Menschen und ehemalige Soldaten. Aktuell gibt es ein großes Interesse, die Wirksamkeit von Omega-3-Fett zum Verhindern von Selbstmord intensiver zu beforschen.

Vor dem Hintergrund dieser Ergebnisse empfehle ich allen Menschen mit Depressionen und psychischen Leiden die gezielte Zufuhr von Omega-3, insbesondere aus marinen Quellen (DHA/EPA), also fettem Fisch oder Algenöl. Und auch Menschen, die sich vor seelischen Schlaglöchern schützen wollen, rate ich dazu. Leider ist das Wissen um diese «neue Stressmedizin» kein üblicher Standard. Die Krankheitsbilder Depression und «kranke Seele» brauchen einen Paradigmen- und drastischen Öl-Wechsel, und so trommele ich an dieser Stelle laut für die Heilkraft des Fettes, in der tiefen Hoffnung, dass das Wissen aus diesem Buch vielen leidenden Menschen helfen kann und es sich in der gängigen Behandlungspraxis von Hausärzten, Psychiatern und Psychotherapeuten durchsetzt. Gesundheitspolitisch sollte dieser komplementär medizinische Ansatz unbedingt gefördert werden. Es ist auch hierfür allerhöchste Zeit! Mal wieder ein Gruß an die Gesundheitsminister.

## Plazenta frisst Hirn

Unser Gehirn ist die Kommandozentrale des Körpers. Und wie jedes Organ besteht das Gehirn aus Milliarden von Zellen. Die Besonderheit dabei: Unsere Gehirnzellen bestehen zu fast 70 % aus … F-E-T-T! Fette sind die elementaren Grundbausteine der Zellmembranen, die das Zellinnere schützen, die Kommunikation zwischen den Zellen verschalten, und der Energiemacher, der Mitochondrien. Tag um Tag, Sekunde für Sekunde erneuert der Körper seine Zellen, genauso wie das Gehirn die Nervenzellen ständig renoviert. Was wir verzehren, «landet» in den Zellmembranen, was wir «nicht verzehren», fehlt in dieser entscheidenden Schutzschicht.

Stellen wir uns bildhaft einmal eine schwangere Frau vor: Jeden Tag bildet die Mutter neue Zellen aus. Zum einen benötigt sie nonstop gutes Baumaterial für die neuen Zellen ihres eigenen Körpers. Zum Zweiten gibt es jetzt den «Neuzugang» der Familie, das Ungeborene. In jeder Sekunde des neuen, kleinen Lebens braucht der Fetus «Futter» für seine eigenen frischproduzierten Zellen. Nur so kann er sich optimal entwickeln. Und daher sprudelt die Zellproduktion. Der Wachstums-Marathon läuft. Eine Massenproduktion von Zellen beginnt inmitten der Höhle des Mutterleibs. Im Zeitraum von neun Monaten wächst aus einer einzigen Eizelle ein Mensch. Dafür müssen bis zum Geburtstermin etwa drei Billionen Zellen geformt werden. Unfassbares wird da geleistet: Während der Schwangerschaft werden pro Minute durchschnittlich etwa acht Millionen neue Zellen modelliert. Chapeau, Hut ab! Das ist grandiose Fleißarbeit, die der Mini-Körper des Ungeborenen und der selbstlose Kooperationspartner, die Mutter, leisten. Und nicht nur das! Es müssen hochpräzise, besondere Zellen mit spezifischen Funktionen entwickelt und ausdifferenziert werden: Blutzellen, Drüsenzellen, Gehirnzellen. Eine wahre Herkulesarbeit. Und sind die Zellen gewachsen, muss das billionengroße Zell-Orchester in sacht-präziser Abstimmung gemeinsam konzertieren. Nur so wächst das Ungeborene gesund heran und entwickelt sich in gewünschter Prachtform.

Ein Säugling braucht im Vergleich zu Erwachsenen, bezogen auf das Körpergewicht, etwa doppelt so viele Kalorien und Nährstoffe. Und jetzt wird es extrem spannend: Das Ungeborene braucht täglich seine besonders große Ration «gutes Fett». Immer hungrig wartet es auf diesen hochwertigen Baustein aus der Nahrung der Mutter, um sich ideal zu entwickeln. Mutter Natur ist nicht dumm. Im Gegenteil! Sie weiß, wie sehr der kleine Mensch Fett braucht. Isst die leibliche Mutter «fettarm» oder ernährt sich mit mangelhaftem Fastfood oder sonstiger ernährungsphysiologischer «Schrottware», dann zieht Mutter Natur die fürsorgliche, energische Notbremse und sorgt dafür, dass der Säugling das Wichtigste bekommt, was er für ein gesundes Zellwachstum braucht: Fett – aus bester Quelle. Und wo ist der exklusive Fett-Vorrat in der Mutter deponiert? Sie ahnen es: im Gehirn. Das Gehirn ist ein mustergültig prallgefüllter Fett-Tank. Eine Feinkost-Delikatessen-Oase für den immerhungrigen Fetus. Und so zapft das Ungeborene im Überlebenskampf gegen den Notstand «Fettarmut» den Fett-Tank unbekümmert an und saugt Omega-3-Fett aus den Gehirnzellen der Mutter ab.

Jeder Fetus, jedes Neugeborene, dessen Gehirn und gesamter Körper in unermüdlichem Wachstum steckt, braucht Fett wie die Luft zum Atmen und das Sonnenlicht. Ohne gesundes Fett kein gesundes Wachstum. Das Kind nimmt sich, was es braucht. Dieses alte Sprichwort gilt zweifelsfrei zeitlos. In den ersten zwölf Wochen wächst ein gesundes Baby meist sogar deutlich mehr als einen Millimeter pro Tag. Diese Wachstumsexplosion erklärt, warum Unmengen an Fett für das Basteln neuer Zellen elementar notwendig sind. Wird das Feinschmecker-Omega-3-Fett der Mutter genüsslich abgesaugt und sorgt die Mutter nicht für befriedigenden Nachschub aus den täglichen Mahlzeiten, driftet sie ungewollt ins emotionale Chaos, in eine fette Depression ab. Und das in knackigem Tempo und zum Leidwesen der ganzen Familie. Denn fehlen vor allem die langkettigen Omega-3-Fette, sind die Folgen für die Gefühlswelt alles andere als harmlos.

In meiner Praxis begegnete mir Louisa, die mit diesen schlimmen Folgen konfrontiert wurde. Sie ist 27 Jahre alt, als ihre zweite Tochter Paula gesund und propper zur Welt kommt, knapp drei Jahre nach der Geburt der ersten Tochter. Man freut sich unbändig über den neuen Nachwuchs. In den ersten Wochen nach der Geburt der süßen, kleinen Paula steigen jedoch finstere Wolken über dem Familienidyll auf. Robert wundert sich enorm über das kauzig-schrullige Verhalten von Louisa seit der Geburt. Der winzige Wonneproppen Paula ist sogar ziemlich pflegeleicht im Vergleich zum ersten Kind und für alle gut «lesbar» in seinen Bedürfnissen. Und trotzdem wirkt die junge Mutter sonderbar, nicht glücklich. Sie scheint nur noch schlecht gelaunt, weinerlich, dünnhäutig, gereizt und ist insgesamt ängstlich. Dieses seltsame Verhalten entspricht gar nicht Louisas Charakter. Über jede Kleinigkeit regt sie sich auf und streitet sich andauernd laut mit Robert, ihren Eltern, der Hebamme und der besten Freundin. Keiner kommt an sie heran. Am liebsten zieht sie sich zurück, liegt emotionslos im Bett oder kauert auf dem Sofa. Besonders irritiert Robert, dass sie sich kaum dem Baby zuwendet und sie sich offen-

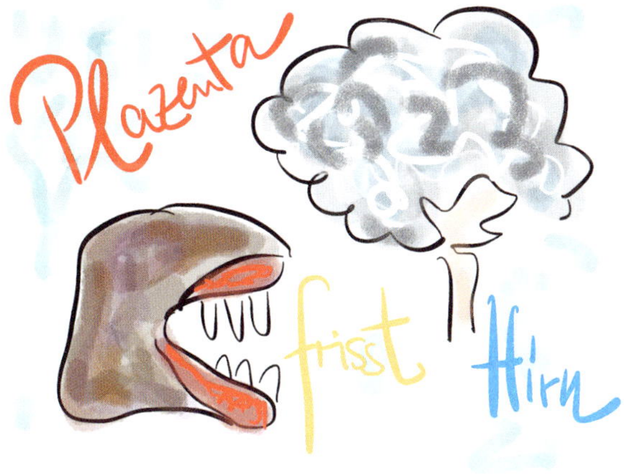


sichtlich für den Familienneuzugang nicht wirklich interessiert. Sogar Stillen, was ihr bei dem ersten Kind Freude gemacht hatte, scheint ihr jetzt nur qualvolle Last.

Was war passiert? Plazenta fraß Hirn! Louisa war wie «ausgewechselt» nach der zweiten Geburt. Ihre Lebensfreude und ihre Stresstoleranz wie «weggesaugt». Dass die beiden Schwangerschaften relativ dicht aufeinanderfolgten, machte die Flaute an guten Fetten umso dramatischer. Ein Fall von postnataler Depression. Wie leider so oft. Zu oft! Vielleicht haben nicht wenige von Ihnen diese elende Erfahrung selbst oder durch Partnerin, Tochter, Freundin, Bekannte miterleben müssen. Elend auch deswegen, da dieses belastende Szenario oft vermeidbar ist. Frauen, die in der Schwangerschaft genug Fett tanken, haben öfter Kinder mit gesundem Normalgewicht und neigen signifikant seltener zu gefährlichen Frühgeburten. Und noch ein kleines fettes Schmankerl gibt es für jeden, der mit Schwangeren oder Stillenden zu tun hat. Menschen, die nach der Geburt mindestens neun Monate gestillt werden und damit täglich hochwertige Fettsäuren aus den mütterlichen Reservoirs nuckeln, demonstrieren im Vergleich zu Nichtgestillten Jahrzehnte später spürbar stärkere intellektuelle Leistungen.[215] Louisa kam glücklicherweise wieder auf die Beine durch eine kurzzeitige Gabe von Medikamenten, Psychotherapie und fettbetonten Ernährungsempfehlungen.

Fettes Fazit: Fett macht also gesundes Hirn. Und gutes Fett macht nicht nur schlank, sondern zudem schlau. So wird aus dem Säugling möglicherweise ein sehr kluges Kerlchen. Die Qualität der Muttermilch entscheidet. In Ländern, in denen viel Fisch verzehrt wird, ist sie hochwertig und Omega-3-reich. Gut für Kind und Mutter. Dort leiden Frauen deutlich seltener unter postnatalen Depressionen.[216]

Die Bedeutung von gesundem Fett, speziell Omega-3-Fett, prägt nicht nur die Schwangerschafts- und Stillzeit. Das ganze Leben kann mit gutem Fett im Gehirntank und in jeder einzelnen Zelle des Körpers ein anderes sein und komplett anders verlaufen ... Das hat schon der irische Dramatiker George Bernard Shaw seinerzeit erkannt: *«Keine Diät kann dem Körper alles Fett entziehen, denn das Gehirn besteht größtenteils aus Fett. Ohne Gehirn sieht man zwar gut aus, kann aber bestenfalls ein öffentliches Amt bekleiden.»*

## Sie sind nicht krank, aber Sie könnten gesünder sein: Die besten Tipps für gesundes Anti-Aging, Schwangere, Stillende, Kinderwunschpatienten und Sportler

Weg vom meist jugendlichen Pickel, hin zum Altern. Das Alter und der Prozess des Alterns ist ein spannendes Themenfeld. Und in der Tat, die Menschen werden immer älter. Seit fast 200 Jahren steigt die Lebenserwartung kontinuierlich. Gar nicht so schlecht. Wer heute hierzulande geboren wird, hat die realistische Chance, deutlich über hundert Jahre alt zu werden und dank moderner Medizin bei besserer Gesundheit zu altern als unsere Ahnen.

In der Diskussion um Gesundheit dürfen wir die Kinder und die Alten nie vergessen, auch dafür hoffe ich mit diesem Buch viele Menschen anzurühren. Die Kinder sind unsere Zukunft, die Alten haben für unsere Gesellschaft Enormes geleistet. Altern in Gesundheit und Würde, das ist deshalb ein wichtiges Ziel, aus der Verantwortung für uns selbst und für den jungen und den alternden Mitmenschen. Ehrlich gesagt würde ich mir vor dem Hintergrund der demographischen Entwicklung das Thema mehr im kritischen Fokus der gesundheitspolitischen und medialen Debatte wünschen. Damit kein Missverständnis aufkommt: Altern ist selbstverständlich keine Krankheit! Aber mit dem Alter kleckern sich einige Krankheiten in den Alltag dazu. Mit fortschreitendem Lebensalter ist es völlig normal, dass unsere Zellen mehr geschädigt sind und weniger kraftstrotzend.

Manchem steht der Wunsch nach ewiger Jugend auf die Stirn(falten) geschrieben. Viele Menschen kommen mit dem Gedanken, älter zu werden, überhaupt nicht zurecht. Schade eigentlich. Denn egal wie jung oder alt wir uns fühlen, das ewige Leben gibt es nicht, zumindest nicht im irdischen Sein. Der Tod ist uns allen gewiss. Das steht todsicher fest. Leben ist immer lebensgefährlich. Aber der Lebensweg, bis wir irgendwann die Äuglein für immer schließen, sollte – soweit es überhaupt in unserer Möglichkeit liegt – mit Gesundheit gepflastert sein. Und dorthin will Sie «Ran-an-das-Fett» führen, in ein gesundes «Anti-Aging».

Wie und wie schnell wir mit grauen Haaren und Falten um die Ecke biegen – Lächelfalten sollten hoffentlich ohne Lupe in jedermanns Gesicht zu finden sein –, wie vital oder im Gegenteil wie gebrechlich wir mit wachsendem Alter sind, entscheidet zwar auch das genetische Mimikri, aber zum Glück nicht allein. Es ist extrem clever, den Körper und seine Zellkraftwerke, die Mitochondrien, lebenslang zu stärken, um Krankheiten im Alter zu verhindern, zu lindern oder gar zu heilen. Damit wir uns nicht missverstehen: Es ist kein erstrebenswertes Ziel, der «ewigen Jeunesse» hinterherzuhasten und mit runzelfreien, unnatürlichen Gesichtszügen beeindrucken zu wollen. Ist es nicht sympathisch, ja sogar besonders liebenswert, in einem Gesicht ehrliche Spuren des Lebens zu entdecken, durch das hoffentlich viele Lachfalten wie mimische Autobahnen zirkeln, sympathische Furchen, die die Millionen von Sekunden Lebenszeit in die Haut eingegraben haben?

## Anti-Aging beginnt in der Stunde null unseres Lebens

Der betrüblich zu oft geführte Kampf gegen das natürliche Altern sollte vielmehr einer fetten Liebeserklärung an das Leben und der ehrlichen Akzeptanz der Endlichkeit weichen. Und dann sei aber ohne Umschweife die direkte Frage erlaubt: *Wie wollen Sie altern?* Fit-vital-gut-gelaunt-dankbar-und-zufrieden für einen prächtigen neuen Tag, im Rahmen Ihrer Möglichkeiten, oder morbide-missmutig-frustriert-depressiv-energielos, ohne Aussicht auf einen besseren Tag?

Wer sich «fit» hält, sich bewusst, fettbetont und abwechslungsreich ernährt, etwas mehr bewegt, wer Dankbarkeit und Demut täglich als Ritual pflegt, wird vermutlich bei besserer Gesundheit altern, sofern nicht etwas Unvorhergesehenes, Schicksalhaftes den einzigartigen, bunten Lebensfaden beschädigt oder zerreißt. Die Zeiten ändern sich, und auch wir ändern uns in ihnen. Die neue Generation von älteren Menschen ist deutlich aktiver als ihre Vorfahren. Der Vorbild-Senior achtet stärker auf sich, ernährt sich besser, rafft sich vom Ohrensessel auf und kann so sogar das Risiko senken, im Alter pflegebedürftig zu werden. Wir können uns nicht auf den Genen ausruhen und ihnen jedes Zipperlein in die Schuhe schieben. Je eher man entspannt ohne ideologischen Dogmatismus und streberhafte Verbissenheit zu einem bewussten und genussvollen Lebensstil findet, umso besser. «Besser spät als nie», das ist ein cooles, lobenswertes Motto.

Im Prinzip fängt ein gesunder Lebensstil und ein Altern in Gesundheit optimalerweise bereits in der ersten Sekunde des eigenen Lebens an. Denn ab der Sekunde, in der wir gezeugt werden, formen sich unsere Persönlichkeit und Gesundheit aus. Die faszinierende Embryologie lehrt uns: Der winzige Mensch, mit einem schlagenden Herzen ab der vierten Woche, ist eben doch kein stumpfer, banaler Zellhaufen. Die Stunde eins unseres Lebens und damit die Stunde, ab der sich unsere Gesundheit ausprägt, beginnt in einem Moment der Frühschwangerschaft, während unsere Mütter noch nicht einmal ahnen, dass es uns gibt. Diese oft unterschätzte vorgeburtliche Entwicklungsphase ist entscheidend – auch für vitales Altern.

Apropos, in China zählt man diese sensible, kryptisch verborgene Zeitspanne im Mutterleib einfach zum Lebensalter dazu. Die neun Monate im Uterus werden auf das Alter angerechnet. Zu Recht, denn bereits in der geschützten Höhle der Gebärmutter «erlebt» und spürt das Ungeborene seine Umwelt, die Gefühle und den gesamten Lebensstil der Mutter. Ehrgeizig gesprochen beginnt cleveres Anti-Aging also in der «Stunde 0» unseres Seins. Während das Ungeborene nur scheinbar tief geborgen im «Kokon der Bauchhöhle» brütet, ist es hellwach und immer dabei, ungeschützt dem Verhalten der Mutter und ihres Umfelds ausgesetzt – auch dem Essverhalten. Das hat enorme Konsequenzen. Diese ersten Lebensmonate beeinflussen die späteren fundamental. Der Grundstein für chronische Krankheiten wie Bluthochdruck, Insulinresistenz und Diabetes Typ 2 wird potenziell in diesen ersten Lebenstagen und -wochen gelegt. Bislang quasi heimlich, still und leise und unbewusst. Das muss man erst mal verdauen. Auch darum dieses Buch, um Sie für das Thema zu sensibilisieren, ohne jetzt einen unseriösen Eifer in puncto Esskultur anzufachen.

Gesund Altern ist das Ziel. Wir altern vom ersten Tag unseres Lebens an. Aber wie läuft Altern im Körper ab? Im Laufe der Lebensjahre häufen sich in unseren Zellen mehr und mehr kleine Schäden an, die irgendwann nicht mehr ordentlich repariert werden. Bei manchen Menschen summieren sich diese Zellschäden schneller, bei manchen langsamer. Und je älter der Mensch wird, umso mehr verlangsamt sich der Reparaturmechanismus der Zellteilung. Die Zelluhr tickt langsam, aber unbeirrbar vor sich hin. Bei der komplexen Zellteilung «klonen» sich die Zellen, um alte Zellen durch frische zu ersetzen. Irgendwann, als wäre eine innere Stoppuhr in der Zelle plötzlich abgelaufen, hält dieser Prozess inne, und die «Wechseljahre» auf Zellebene werden eingeläutet. Jede normalsterbliche Zelle hat eine begrenzte Lebensdauer. Woher aber weiß die Zelle, wie oft sie sich schon lebenslustig geteilt hat? Die Weisheit der Natur hat zu diesem Zweck die sogenannten Telomere erfunden. Die Telomere (griechisch *télos*, «Ende», und *méros*, «Teil») sind die grazilen Enden der Chromosomen. Sie liegen wie ein schützendes Hütchen, eine Schutzkappe als Pufferzone vor der Zell-DNA und bewahren sie vor schädlichen Einflüssen bei der Zellteilung. Die Telomere werden allerdings nach jeder Zellteilung etwas kürzer. Bei jeder Teilung wird ein Telomeren-Schnipsel abgeschnitten. Schnipp. Schnapp. Zack! Sind alle Telomere verbraucht, ist die schützende Pufferzone passé. Das läutet das unwiederbringliche Ende der Zellteilung ein. Die Zelle geht in den Stand-by-Modus, oder es heißt: Game over. Zelltod. Aus. Ende.

Wie kann man diese zarten Zellschnipsel, die Telomere, vor der «Schere des Alterns» schützen und das Altern verlangsamen? Anti-Aging auf Zellebene gelingt – Sie ahnen es, hoffe ich zumindest – mit gutem Fett. In einer anspruchsvollen Studie wurde die Telomerlänge bei Probanden über einen Zeitraum von fünf Jahren gemessen. Zeitgleich bestimmte man die Spiegel der langkettigen Omega-3-Fette DHA und EPA im Blut. Das Ergebnis ist ein tosender Beifall für marine Omega-3-Fette: Die Teilnehmer mit der geringsten Telomereinbuße, also mit «Altern in Zeitlupe», waren jene, die am meisten Omega-3 konsumierten und höhere DHA- und EPA-Spiegel hatten. Ihre Telomere hatten sich nur um knapp zwei Prozent verkürzt. Während sich bei den Probanden mit der schlechtesten Fettversorgung die Telomere um satte acht Prozent verkürzten.

Altern im Schnelldurchlauf oder im Slow-Motion-Schneckentempo? Die Geschwindigkeit des Alterns lässt sich durch gesunde Omega-3-Fette reduzieren.[217] Nicht nur langsamer altern, *in Gesundheit* altern, das ist ein sinnvolles Motiv. Wenn wir uns immer wieder auf den Mikrokosmos, die Zelle besinnen, den kleinsten Baustein unseres Körpers, als Makrokosmos, verstehen wir: Hier liegt der Schlüssel für gesundes Altern begraben. Und nicht nur das: Die Ernährung, die auf gesunde Fette setzt, ist auch der perfekte Dünger für die Erfüllung eines langgehegten Kinderwunschs und traumhafte Sportlerkarrieren … Denn wie Sie in Ran-an-das-Fett gelernt haben, ist Fett der perfekte Baustoff und Brennstoff für gesunde Zellen.

## Es lebe der Sport!

Um im Sport Erfolg zu haben, muss alles stimmen. Auf den Punkt. Auf die Sekunde. Und das Quäntchen Glück darf nicht fehlen. Wie gut sich eine Sportskanone schlägt, hängt nicht allein von hartem Training und mentaler Fitness oder von den raffinierten Methoden eines begabten Trainers ab. «**Der Mensch ist, was er isst**», dieses zeitlose Zitat des Philosophen Ludwig Feuerbach gilt für jeden von uns. Und auch für Freizeit- oder Profisportler und Athleten mehr denn je. Denn was wir essen, beeinflusst unsere körperliche und mentale Stärke. Seit Jahren berate ich (Profi-)Sportler und Teams in puncto körperliche und mentale Fitness. Dabei konnte ich feststellen: Je mieser die Qualität der Mahlzeiten und Nahrungsergänzungen, je öfter Fastfood und nährstoffarmes Essen verschlungen wird, umso anfälliger ist der Athlet, sich zu verletzen oder einen Infekt auszubrüten. Und nicht nur das «Was-esse-ich» ist enorm wichtig, auch das «Wann-esse-ich»: Passt der Rhythmus der Mahlzeiten nicht optimal, verschießt man ein gigantisches Potenzial an Chancen, die beste Leistung abzurufen und gesund zu bleiben.

Wenn ich Schlagzeilen über verletzte Sportler lese, denke ich oft: «Was hat der oder die denn in der letzten Zeit wohl gegessen?» Fette sollten nicht verbannt, sondern Hauptdarsteller werden. Mahlzeiten sollten aus ehrlichen, unverfälschten Lebensmitteln schonend zubereitet werden. Der optimale Zeitpunkt der Nahrungsaufnahme muss evaluiert werden. Und eine inflationäre, unkritische Nahrungsergänzung mit bunten Wunderpillen – mit für die Darmgesundheit ungünstigen Zusatzstoffen –, mit Eiweiß-Shakes oder sonderbaren Getränken, die die Zunge der Sportler kurios in Schlumpfblau anfärben, sollte geprüft werden. In der Welt geheimnisvoller Fitness-Elixiere und Dominanz der wenig natürlichen Nahrungsergänzung im Sport kam ich mir oft mit meiner Heilmethode und Tipps à la «Ein Löffelchen Hanföl und Kokosöl hier und zwei Paranüsse da» wie ein Winzling vor ...

Dass in Sachen Ernährung im Mannschaftssport oft das grobe

«Gießkannenprinzip» angewendet wird, davon haben mir bereits Bundesliga-Profis und ein bekannter Keeper erzählt. «Ein guter Koch kocht für alle» – das ist die Regel. Dazu scheint es als Standard die «Extraportion Pillen» zu geben. Dass jeder Mensch aber andere Dinge zum Gesundsein braucht, dass Zusatzstoffe Allergien fördern und künstliche Süßstoffe aus Drinks und Shakes die Darmflora enorm schwächen, das ist wohl (noch) kein Thema. Mann, ist das schade! Verpasste Chancen, verpasste Siege. Gruß an alle Sportler, Trainer und Vereinsmanager!

Dabei gibt es glänzende Erfolgsbeispiele von Sportlern, die ihr Essen maßgeschneidert neu zusammensetzten und danach von Sieg zu Sieg zogen. Der Tennisspieler Novak Đoković, Zöliakie-Patient, etwa: Der Weltklassespieler schreibt seinen Aufstieg zur Nummer eins allein dem konsequenten Ändern seiner Ernährungsgewohnheiten zu, individuell auf seine Vorlieben und Verträglichkeiten zugeschnitten und mit mehr Fett. Anders-Essen mit Fett als ideale Energiequelle erklärt, wie er es schaffen konnte, zu einem der besten Tennisathleten zu werden. Drahtig, schnell, beweglich: ein Kraftpaket. Sieg durch gute Ernährung und gesundes Fett! Nicht zuletzt dank dieses triumphalen Erfolges hat sich die Reduktion von Kohlenhydraten inzwischen in der Profisportlerszene verbreitet. Das früher hochgelobte Carbo-Loading, «Nudeln-Fressen-bis-der Arzt-kommt», gilt als überholt. Trotzdem gibt es nicht wenige Sportler wie Trainer, die Fett als besten Sprit für den Körper weit unterschätzen.

Das Thema ist zu wichtig, um es zu bagatellisieren oder die Wirkung von gutem Fett zu verniedlichen. In den heutigen Zeiten sind Trainingsmethoden im Spitzensport derart ausgereizt, dass das Leistungslevel kaum weiter gesteigert werden kann. Deshalb gewinnen begleitende und regenerative Strategien in Zukunft mehr Respekt und werden zunehmend anerkannt. Moderne Ernährung ist für Erfolge unabdingbar. In Stein gemeißelte Prozentzahlen, die das Verhältnis der aufgenommenen Nährstoffe, Kohlenhydrate, Eiweiße und Fette festzurren, sind passé. Wer sich mehr im Kraftbereich auspowert, braucht mehr Eiweiß wie Fisch, Fleisch, Eier, Pilze, Nüsse und Hülsenfrüchte. Wer mehr Ausdauer trainiert, kann sich neben gutem Fett auch etwas mehr Kohlenhydrate gönnen. Die Entscheidung, einen für das Individuum passenden Ernährungsplan zu schmieden, ohne den automatischen Einsatz von fragwürdigen Präparaten der Klasse «Zusatzstoff-Überraschungsei», ist die beste, die Sportler und Trainer fällen können, um eine Top-Ernte einzufahren. Ran!

## Endlich! Damit es wie geschmiert läuft!

Milliarden von Umsätzen werden mit dem Verkauf von zusatzstoffbeladenen, zuckerreichen Eiweiß-Shakes, Eiweiß-Riegeln, Energie-Drinks etc. erzielt. Ich kann nur ermutigen, diesen verbreiteten Konsum mit Skepsis zu hinterfragen. Nicht nur der fragliche Nutzen für den Sportler sollte abgeklopft werden. Nicht selten sind die oftmals teuren Produkte auch ein erheblicher Posten in der Kostenbilanz. So ließe sich Geld sparen. Denn eine Paranuss ist günstiger als eine Selenkapsel. Von Sportwissenschaftlern, Personal Trainern oder Ärzten werden Eiweiß-Shakes als Must-have ausgerufen. Dass der übertriebene Einsatz von Eiweiß in den mittleren Lebensjahren bekanntlich über die Aktivierung des mTOR-Signalwegs aber vorschnelles Altern sowie ein übersteigertes Zellwachstum, auch weniger sympathischer Zellen, im Körper begünstigt, das scheint bei diesen euphorischen und unkritischen Ratschlägen außer Acht gelassen zu werden. Warum eigentlich? Inzwischen gibt es Fußballteams und Weltklasse-Athleten, die das kapieren und gezielt auf die Kraft von guten Fetten setzen. Langsam, aber spürbar ändert sich etwas. Denn: Mit gesundem Fett steigern sich Energielevel, Ausdauer- und Widerstandsfähigkeit, Erholungszeit, Sauerstoffaufnahme und -nutzung, Fettverbrennung und Proteinsynthese (Muskelaufbau), reduzieren sich Muskelkater, Gelenk- und Muskelschmerzen (durch die entzündungshemmenden Effekte von Omega-3-Fett), verbessern sich Reflexe und Konzentration, sportassoziiertes Asthma bronchiale, Heißhunger, Herzrhythmus, Schlafqualität etc.

Im Rahmen einer Studie zeigten Probanden, die vor dem Training mit ausreichend Omega-3 versorgt wurden, unter standardisierten Trainingseinheiten signifikant weniger Muskelkater als die Kontrollgruppe.[218] Eine andere Untersuchung an Ratten verglich die Wirkung von Omega-3-Fett aus Pflanzenöl mit der Wirkung von Omega-6-Fett aus Distelöl auf die Durchblutung der Muskulatur. Nach sechswöchiger Öl-Therapie überprüfte man die Durchblutung von Organen und Muskeln. Zwar wurden die Organe nicht mehr als vorher durchblutet, aber die Skelettmuskulatur der Omega-3-Gruppe war um fast 25 % besser durchblutet.[219] Dieser Fakt ist für jeden Kraft- und Ausdauersportler enorm bedeutend. Kleiner Kritikpunkt: Diese Studie wurde im Tierexperiment umgesetzt. Die Forscher gehen aber davon aus, dass die Ergebnisse auf den Menschen übertragbar sind.

Je stärker ein Muskel belastet wird, umso mehr besteht die Gefahr der kleinen Schädigung des Muskels. Als Marker dafür dient das Enzym Creatinkinase (CK), welches oft bereits bei langem Strampeln auf dem Hometrainer nach etwa 24 Stunden ansteigt. Studien an Probanden unter Omega-3-Fett belegen, dass Muskelschäden deutlich diskreter ausfallen und die CK messbar weniger steigt.[220] Dabei hilft der entzündungshemmende Effekt von Omega-3. Leichte Entzündungen finden sich nahezu immer nach starken sportlichen Aktivitäten in Muskeln, Gelenken und Bindegewebe, denn durch den größeren Sauerstoffumsatz fallen mehr freie Radikale an, die die Zellen lädieren.

Vergleicht man den Anstieg von Entzündungsparametern (CRP, BSG) bei Probanden unter Omega-3- oder Omega-6-reicher Ernährung 24 und 48 Stunden nach einer körperlichen Belastung, ist die Entzündungsreaktion unter Omega-3 deutlich geringer.[221] Durch die antientzündlichen Effekte von Omega-3 verkürzt sich auch die Regenerationszeit des Sportlers. Mir schildern Sportler, dass sie früher nach intensivem Training todmüde und schmerzempfindlich waren. «Auf Öl gesetzt fühle ich mich so, dass ich eine weitere Trainingseinheit bereits locker nach 15 bis 30 Minuten beginnen kann», erzählte mir erst kürzlich ein Sportler. Und auch gegen Gelenkschmerz, der die Leistungsfähigkeit von Sportlern schmälert, ist das entzündungshemmende Potenzial von Omega-3-Fett ein wahrer Segen. Omega-3-Fett pusht zudem Muskelaufbau und -regeneration durch eine vermehrte Produktion von Wachstumshormonen. Hinzu kommt, dass Omega-3-Fett das Andocken der insulinähnlichen Wachstumsfaktoren (IGF-1) an ihre Zellrezeptoren stimuliert. So verbrennt die Muskulatur Fett.

Und das Sportler*herz*? Auch das will gut gefettet sein. Bei körperlichen Aktivitäten steigt unsere Herzfrequenz. Als sportmedizinische Daumenregel gilt: Je weniger die Herzfrequenz beim Training nach oben jagt, umso besser ist das Trainingslevel. Die Leistung in Training und Wettkampf kann gewaltig potenziert werden – mit Fett! Studien demonstrieren, dass unter Omega-3 bei gleicher körperlicher Aktivität die Herzfrequenz um bis zu 20 Schläge absinkt. Das ist eine prägnante Reserve.[222] Und auch das Herzschlagvolumen verändert sich. Das Herzschlagvolumen, im medizinischen Fachjargon auch abgekürzt HSV (wie der Hamburger Sport-Verein), entspricht der bei jedem Schlag des Herzens in den Kreislauf eingepumpten Menge an Blut. Je höher das HSV, umso eindrücklicher wird die Zelle mit Sauerstoff und Nährstoffen aus dem Blut gefüttert. Gutes Fett mit viel Omega-3 steigert das HSV bei körperlicher Aktivität und maximiert so den Erfolg des Athleten.[223]

Langsam wird die Luft immer dünner für Fettarm-Apostel. An dieser Stelle noch ein letztes, luftiges Argument für gutes Fett im Sport. Eine beachtliche Anzahl von Sportlern leidet unter belastungsabhängiger Luftnot. Dieses anstrengungsbedingte Asthma bronchiale schnürt nicht nur den Atem, sondern auch die gesamte Performance in Training und Wettkampf ein. Mehr Fett lindert dieses Symptom spürbar und schnell. Bereits nach wenigen

Wochen bessert sich in kontrollierten Studienvergleichen anstrengungsbedingte Luftknappheit unter Omega-3-Gabe. Die nicht-gefetteten Sportler schnappen weiter nach Luft …[224] Damit es besser und wie geschmiert läuft, braucht es auch im Sport moderne Konzepte, die das Fett endlich in die verdiente Stürmerposition bringen. Das Individuum muss gesehen werden – maßgeschneiderte Ernährung ist das Zauberwort. Wenn der Mensch seine Ernährungs-«Wahrheit» auslebt, wird er aufblühen und jede Mannschaft beflügeln.

An alle Sportler, Athleten und Trainer, die uns so viele großartige Stunden geschenkt haben, die viele als tolle Vorbilder schätzen – Miroslav Klose, Steffi Graf, Andre Agassi, Dirk Nowitzki, Usain Bolt, Björn Borg, Nadia Comăneci, John McEnroe, Franz Beckenbauer, Zinédine Zidane, Jupp Heynckes, Thomas Tuchel, Jürgen Klopp, Carlo Ancelotti, José Mourinho, Giovanni Trapattoni und viele andere: Ran-an-das Fett! Ich habe fertig.

## Kinderwunsch, Schwangerschaft, gesunder kleiner Mensch Vergesst die Kinder nicht!

Fettarme Ernährung schadet: jedem Menschen – jeder Mutter, jedem Kind. Und jedem Paar mit unerfülltem Kinderwunsch. Wie viele unzählige Male haben mich in den vergangenen Jahren Frauen und Paare mit verzweifeltem Kinderwunsch aufgesucht, um Rat und Hilfe gebeten. Wie oft kam ich ins Staunen, wenn ich die Ernährungsprotokolle analysierte. Nicht wenige dieser Frauen oder Paare lebten strengst fettarm. Nun mal langsam. Wie – frage ich Sie – soll sich denn ein kleiner Mensch gut versorgt in einem mangelernährten Körper der Mutter einnisten? Einem Körper, der darbt und sich nach besserem Essen und gesundem Fett sehnt?

Mir kommt gerade spontan eine Patientin namens Greta in den Sinn, eine selbständige, bildhübsche Anwältin, die sich mit damals 37 Jahren endlich den Kinderwunsch erfüllen wollte. Trotz mehrfacher Versuche mit In-vitro-Fertilisation, kostenintensiver künstlicher Befruchtung, wurde sie partout nicht schwanger. Als ich Greta erstmals untersuchte, war sie in einem gutem Allgemeinzustand und normalgewichtig. «Es geht mir gut», meinte sie. «Nur abends fühle ich mich nach der Arbeit müde und ausgelaugt.» Ihre Anamnese war unauffällig. Greta bewegte sich im Alltag, die Beziehung zu ihrem Mann Karl lief bestens, ihr Beruf war anstrengend, aber ein Traumjob. Nur der nagende Wunsch, endlich ein Kind zu haben, belastete. All die frustrierenden künstlichen Befruchtungsversuche hatten sie ein Vermögen gekostet. «Wir haben unser Geld so verpulvert. Für nix!» Der große Frust brach aus ihr heraus, als sie mir davon erzählte. Ich versprach ihr, dass ich alles in meiner Macht Stehende versuchen würde, um ihr und Karl zu helfen, und suchte nach Ursachen: Laborwerte zeigten ein «Hochglanzlabor», die Gynäkologin bescheinigte ihr «beste Gesundheit». Alles schien in allerbester Ordnung. Aber war es das wirklich? Der Blick auf das Ernährungsprotokoll ließ mich stutzen: morgens Vollkornbrot, dünn bestrichen mit Margarine, Marmelade oder Honig, alternativ Fertig-Müsli. Mittags Sandwich mit Salami oder Käse oder einen großen Fruchtjoghurt, abends Pizza, Pasta oder ein Fertiggericht. Zum Trinken Milchkaffee, Light-Cola, Saft und Wasser. Bei Heißhunger «fettfreie» Gummibärchen, eine Tüte am Tag «musste sein». Dieses quasi «fettfreie und nährstoffarme» Ernährungsmuster wiederholte sich täglich. Am Wochenende ging sie mit Karl mal zum Italiener um die Ecke, dort gab es dann mal «was mit Fleisch, Fisch, Salat oder Gemüse» …

So ein Ernährungsprotokoll ist eine «Bankrotterklärung» für einen Kinderwunsch. Ein Fetus braucht zum Gedeihen in erster Linie gutes Fett, Eiweiß und Wasser sowie Vitamine und Mineralstoffe aus der Nabelschnur der Mutter. Wird fast nur kohlenhydratdichter, nährstoffarmer «Schrott» verzehrt, braucht es nicht viel Phantasie und Kombinationsgeschick, handfeste Gründe für einen gescheiterten Kinderwunsch auszumachen. Ohne Nährstoff ist kein Leben möglich. Und Gretas Körper bedurfte dringend mehr Nährstoffe. Höchste Zeit für eine Kehrtwende – und siehe da: Mit einer ernährungsmedizinischen Korrektur, mehr gesundem Omega-3-Fett aus hochwertigen Quellen, reichlich Ballaststoff aus Gemüse, Blattsalaten, Nüssen und Kernen besserte Greta binnen eines Jahres ihre gesundheitliche Kondition spürbar. Und nicht nur das war Grund zum breiten Lächeln: Nach etwa zwei Jahren wurde ihr erstes Kind, ein gesundes Mädchen, geboren.

Wie Gretas Fall sind viele spektakuläre Erfolgsgeschichten von Kinderwunsch-Patienten in meinem Gedächtnis eingebrannt. Dafür bin ich sehr dankbar. Leider wird das Wissen vom Nutzen des Fettes bei Kinderwunsch kaum beachtet. Es ist auch gesundheitsökonomisch wenig interessant, die Praxis der künstlichen Befruchtung ist sehr lukrativ. Das gesprochene Wort und «mehr Fett» werden gesundheitspolitisch nicht gewürdigt und nicht gefördert. Diese Medizin der Zuwendung ist unattraktiv für «Gesundheitsunternehmen» und heute Stiefkind der Medizin. Indem die Menschen gutgläubig und unbedarft über Jahrzehnte nach der Pfeife des allgemeingültigen Fettarm-Dogmas tanzten, haben sie nicht nur ihrer Gesundheit – wie im Fall Greta –, sondern unbewusst auch der Gesundheit der Kinder massiv geschadet. Nicht selten opfern überambitionierte junge Eltern ihre Gesundheit und die ihrer (ungeborenen) Kinder auf dem Altar der fettarmen Glückseligkeit, wie sie in der Hochglanzwerbung zu uns herüberschwappt. Dabei gibt es versteckte Hinweise darauf, dass eine fettarm ernährte Mutter, in der Feinstruktur ihrer Zellen, nicht fit ist. Leidet die Mutter an Diabetes mellitus, Migräne, Allergien, entzündlichen Erkrankungen und Ähnlichem? Dann lässt sich ein angeschlagener bis desolater Zustand der Zelle und ihrer Mitochondrien vermuten. Auch Probleme in der Schwangerschaft und Geburtskomplikationen warnen davor, dass es um die Gesundheit der Zellen nicht gut bestellt ist.

Ähnliches gilt für das Kind: Ist das Wunschkind endlich scheinbar «gesund» geboren, gibt es dennoch diffuse Symptome, die durch eine verkannte Schwäche der Zellgesundheit erklärbar sind. Nicht nur der Fall «hoffnungsloses Schreikind», das die Eltern an den Rand des Nervenzusammenbruchs bringt, macht mich misstrauisch und lässt mich einen Mangel an gesundem Fett vermuten. Auch Allergien und Nahrungsintoleranzen, insbesondere auf Milch und glutenhaltiges Getreide, Neurodermitis, wiederkehrende Infekte, vor allem der Atemwege, Mittelohrinfektionen, ständig verstopfte Nasen, Nasenpolypen, häufiges Fieber – all das sind nach meiner Erfahrung Indizien, die auf ein verstecktes Problem, mit dem die Zelle kämpft, verweisen. Genauso wie ein fehlendes oder verspätetes Krabbeln, Laufen oder Sprechen, unklare Bauchschmerzen, Blähungen, Durchfälle, Defizite bei der Aufmerksamkeit, der Einschulungsuntersuchung, ADS und ADHS, Autismus, schlechtes Konzentrationsvermögen in Kita und Schule, starkes Schlafbedürfnis, geringe körperliche Belastungstoleranz, Ängstlichkeit etc.

Mit zunehmendem Alter weitet sich das Problem aus. Oft werden Symptome in die Psychokiste gesteckt, anstatt die Ursache in der fettarmen und mangelernährten Zelle zu suchen. Der Jugendliche und junge Erwachsene leidet unter reduzierter körperlicher und geistiger Belastbarkeit, das Pensum in Schule, Lehre, Universität und im Job ist immer schwerer zu packen, das Energielevel sinkt, die Fehlerquote steigt. Man liegt am Abend erschöpft auf dem Sofa, «gargekocht» – todmüde, schnell unterzuckert, durch Heißhunger verführt, an Sodbrennen, Blähungen, schlechtem Schlaf, Muskelschwäche leidend – und mutiert zur Immun-Mimose. Zugluft und Klimaanlage bescheren Schnupfen und Bronchitis, kalte Eis-Füße den ärgerlichen Harnwegsinfekt. Die Stresstoleranz schwindet: Unangenehme Situationen, Termindruck münden in Stresssymptomen. Müdigkeit macht sich breit, die Muskeln verspannen, die Reaktionen werden unbeherrscht. Man wird zum nörgelnden Dünnhäuter, der alles als anstrengend empfindet: Zuhören, Haushalt, Bewegung, alles scheint zu viel. Das Gedächtnis schrumpelt vor sich hin, man vergisst Namen und Gesichter. Gedanken reißen plötzlich ein. Selbst im Sommer fröstelt man und braucht die Wärmflasche und warme Kuschelsocken im Bett. Nach einer kohlenhydratreichen Mahlzeit wartet eine horrende Müdigkeit, das «Fresskoma» bringt einen zu Fall wie die kreischende Motorsäge den Baum im Wald. Selbstverständlich gilt jeder von uns, der an solchen Symptomen mehr oder weniger leidet (wer nicht?), deswegen nicht per se als «krank». Aber man ist aus Sicht der modernen Präventiv- und Ernährungsmedizin, für die ich kämpfe, in latenter Gefahr – aus der Vogelperspektive der Ganzheitsmedizin, die die Gesundheit des einzelnen Menschen zwischen Zeilen und Laborwerten liest und auch auf *Ebene der Zellen* greifen und stärken will.

Lebt man weiter im nährstoff- und fettarmen Kosmos, dekompensiert der Organismus irgendwann. Topp, die traurige Wette gilt. Früher oder später kommt es nach meiner Erfahrung zu Krankheiten wie Chronic Fatigue Syndrom (CFS), Fibromyalgie, Autoimmunkrankheiten oder Tumorwachstum. Werden die Zellen als Bausteine des Lebens in Schwangerschaft, Stillzeit, Kindheit und Jugend langfristig durch wenig echte L-E-B-E-N-S-M-I-T-T-E-L und wenig gesundes F-E-T-T schikaniert, ist es nicht verwunderlich, wenn irgendwann der «Akku leer» ist und Krankheiten aufkeimen.

### Die Lösung? Gutes Fett macht gesunde, smarte Babys und gesunde Erwachsene

Die Lösung liegt darin, möglichst frühzeitig die «Pflege» der Zellen und ihrer Kraftwerke in den Fokus der Aufmerksamkeit zu stellen, so wie Sie es in diesem Buch lernen! Der «Same» der Gesundheit im Erwachsenenalter wird extrem früh gesät. Die Beschaffenheit der Zellen, wie gesund oder gestresst die Zellen unserer Mütter waren, auch dieses Kriterium wirkt sich aus. Der beste und einzige Dünger guter Gesundheit liegt in unserem Körper und unserer Seele, in unserer ganzheitlichen Natur selbst, in unseren Lebensmitteln, Wasser, Licht und Luft. Wird der Fetus, das Baby, das

Kind und der Jugendliche mit diesem Dünger des Lebens umsorgt und mit viel Liebe behütet, bildet sich in der Regel ein Organismus in normaler Gesundheit aus.

Insbesondere während der Schwangerschaft ist das Ungeborene bekanntlich komplett abhängig von der Mutter und deren Lebensstil, ihrem Verhalten, ihren Emotionen, ihrem Essen. Der Fetus isst mit, der Fetus fühlt mit. Jede Sekunde. Jede werdende Mutter, die sich das bewusst macht und für ihre eigene körperliche und seelische Gesundheit sorgt, d. h. sich ausgewogen ernährt, allergisierende Substanzen und toxische Zusätze meidet und nicht an Omega-3-Fett wie DHA, Vitamin D, Folsäure und Mineralstoffen spart, hat die besten Chancen, einen gesunden Menschen zur Welt zu bringen. Lebt die werdende Mutter jedoch «am Limit», konsumiert Fastfood und minderwertiges Fett, riskiert sie die Gesundheit des noch kleinen Menschen.

In kontrollierten Untersuchungen präsentieren sich einjährige Kinder, deren Mütter in der Schwangerschaft mit gutem Fett und reichlich Omega-3 versorgt waren, in entschieden überlegener Form im Vergleich zu den Kindern mit «fettarm lebender Mutter». Das kindliche Verständnis und die Wiedergabe von Wörtern waren signifikant besser, wenn die Mütter in der Schwangerschaft nicht am Fett knauserten.[225] Und noch andere Argumente fordern «Ran-an-das-Fett»: Schwangerschaften von «gut gefetteten» Müttern verlaufen besser, es kommt deutlich seltener zur Präeklampsie[226], einer lebensbedrohlichen Komplikation am Ende der Schwangerschaft. Außerdem konnte ein positiver Zusammenhang zwischen Omega-3-Zufuhr in der Schwangerschaft und weniger Frühgeburten und stabilem Geburtsgewicht demonstriert werden.

Und nicht nur das Kind profitiert enorm vom gesunden Fett, auch die Mutter. Sie wissen bereits, das Risiko der postpartalen Depression wird verblüffend gesenkt.[227] Rollt schon die Lawine der Depression, kann sie mit höherer Wahrscheinlichkeit unter hochdosierter Fettzufuhr sogar erfolgreich therapiert werden. Studien belegen, dass unter einer Dosis von 3,4 g Omega-3-

Fett – zugegeben ein fetter Batzen – doppelt so viele Mütter die Depression stoppen konnten wie in der fettarmen Placebogruppe.[228] Peng!

Und noch ein fettes Argument wird nachgeladen: das leidvolle Thema Allergien. Die Allergien nicht nur bei Kindern sind seit Jahren auf dem Vormarsch. Ist Ihnen auch schon mal aufgefallen, wie viele Kinder von Heuschnupfen und Nahrungsmittel-Intoleranzen geplagt werden? Die Wissenschaft hat längst bewiesen, wie die Wahrscheinlichkeit für Allergien beim Kind minimiert wird: Wenn die Mutter in Schwangerschaft und Stillzeit viel Omega-3-Fett konsumiert, ist die Allergieneigung des Kindes deutlich gemindert.[229]

Ist die dramatische Zunahme von Allergien also nicht allein der Zunahme an Allergenen in der Nahrung aus künstlichen Aromen wie Vanillin, Farbstoffen und Konservierungsstoffen, sondern auch dem eklatanten Fettmangel zuzuschreiben? Ich tippe ganz eindeutig auf: Ja! Auch Asthma bronchiale grassiert inzwischen bei Kindern, als wäre es eine ansteckende Infektion. Eine traurige Tatsache, die verhindert werden könnte durch gutes Fett auf dem Speiseplan der Mutter. Forschungen zeigen, dass sogar bei einer genetischen Disposition für Asthma das Risiko zu erkranken dadurch halbiert werden kann.[230] Jetzt kommt der paralysierende Punkt: Wenn also Fett, insbesondere Omega-3-Fett, nach moderner Forschung für Mutter und Kind absolut notwendig ist, wenn Fett lebensgefährliche Krankheiten, Frühgeburten, Allergien, Asthma bronchiale verhindern kann und offensichtlich auch im späteren Leben dafür sorgt, dass man ein gesundes, cleveres Kerlchen werden kann, warum wird dafür nicht laut getrommelt und protestiert? Erfreulicherweise empfehlen offizielle Leitlinien der Gesellschaft für Gynäkologie die zwingende Notwendigkeit einer sorgsamen Nahrungsergänzung für jede werdende Mutter, dennoch wird dieses Wissen viel zu halbherzig genutzt.[231]

## Läuft? Läuft! Wie geschmiert sogar!
## Muttermilch – Fettbombe der Natur

Fettarm? Davon will die Natur nix wissen. Mehr als 50 % der Kalorien der Muttermilch kommen aus Fett. Mutter Natur hat sich **niemals** dem «Fettarm-Dogma» unterworfen. Und gewiss hat sie den perfekten Überlebens-Cocktail für das Neugeborene in ihrer unendlichen Weisheit entwickelt. Fakt! Wie gut die Muttermilch zusammengesetzt ist, hängt jedoch von äußeren Faktoren, vor allem dem Nahrungsfett ab. Die Muttermilch, die etwa drei bis sechs Prozent Fett enthält, setzt sich in ihrem Fettsäureprofil nach dem von der Mutter verzehrten Fett zusammen. Fastfood-Burger, Chicken Nuggets, Butterkeks und raffiniertes Pflanzenöl bedeuten schlechtes Fett in der Muttermilch. Setzt die werdende Mutter oder die Stillende hingegen auf die *essenziellen Fettsäuren* in ihrer natürlichsten Form mit Omega-3-Fett aus fettem Fisch, unraffinierten Pflanzenölen mit DHA-Zusatz aus Algen oder aus Nüssen und Samen, gibt sie sich und dem Kind eine erlesene «zellschützende» Nahrung mit brillantem gesundheitlichem Nutzen. Dann ist eine Muttermilch optimal für die Bedürfnisse des Kindes. Passgenau und leicht verdaulich für das noch unausgereifte junge Verdauungssystem, das nach der Geburt erst langsam aktiv wird. Die clevere Muttermilch liefert sogar nicht nur das lebenswichtige Fett, sondern schenkt dem Kind im Doppelpack gleich notwendige fettspaltende Enzyme dazu, die die Verdauung der Muttermilch erleichtern.

In dieser frühen Kindheit formen sich der Geschmack und die Essgewohnheiten des Menschen für das spätere Leben aus. Ein bewusstes, gesünderes Essen einer hingebungsvollen und liebenden Mutter entscheidet über die späteren Eigenarten und Geschmacksvorlieben des kleinen Menschen. Um die beste Qualität der Milch zu brauen, braucht es die ideale Omega-3-Zufuhr. Aber was heißt das? Es gibt einen pragmatischen Weg. Ohne Bedenken kann *ein bis zweimal die Woche* eine moderate Portion (bis 200 g) schadstoffarmen Fisches aus Wildfang konsumiert werden. Die fetten Fische vom Ende der Nahrungskette wie Thunfisch, Schwertfisch, Königsmakrele oder Hai sind am meisten belastet und sollten gemieden werden. Belastet sind ebenfalls Heilbutt und Rotbarsch. Empfehlenswert, da am wenigsten mit Quecksilber belastet, sind Sardellen, Hering, Scholle, Wildlachs, Sardinen, Forelle, Seezunge, Jacobsmuscheln, Seehecht, Felchen etc. An den Tagen ohne Fisch auf dem Speiseplan empfiehlt sich die Einnahme von Omega-3 entweder aus Fischöl, wobei selbstverständlich von den entsprechenden Herstellern eine Schadstofffreiheit ausgewiesen sein sollte. Im Zweifelsfall zerschneidet man eine Fischölkapsel oder pikst sie mit einer Nadel ein: Schmeckt das Öl ranzig oder bitter, Finger weg. Eine vielversprechende, sorglosere Alternative sind die auf dem Markt etablierten Pflanzenöle wie zum Beispiel omegageschützt gepresstes Leinöl oder Olivenöle mit Zusätzen an DHA/EPA aus Bio-Algen.

Außerdem empfehle ich Schwangeren und Stillenden Hanföl, das mit einem optimalen Verhältnis zwischen Omega-3 und -6 sowie Gamma-Linolensäure punktet, und Leinöl als heimischen Omega-3-Spitzenreiter. Dagegen sollten minderwertige Margarine, (teil)gehärtete Fette und raffinierte Massenprodukte sowie minderwertige Frittierfette gemieden werden. Denn enthaltene Transfette und durch Raffination veränderte Fettderivate können Zellmembranen massiv beschädigen und zerstörerisch auf die verschiedensten Organssysteme wie Nervensystem, Herz-Kreislauf-System, Verdauung und Immunsystem einwirken. Das gilt für Mutter, Fetus, Kind und den erwachsenen Menschen.

Ran-an-das-Fett. Die optimale Ernährung in dieser delikaten Lebensphase gleicht einem Sicherungsnetz, das den feingliedrigen Wachstumsprozess in seinem von der Natur geplanten, normalen Ablauf bewahrt. Daher mein Appell: Die Ernährung nach dem neuesten Stand muss gefördert werden. Nicht nur Partner, Familie, Freunde und Kollegen, die gesamte Gesellschaft und Gesundheitspolitik sind hier aufgefordert. Vergesst die Kinder nicht!

Genauso wenig wie die Alten … Jede Zeit, jedes Engagement, jede Geldmünze, die in das Thema und gesundes Fett gesteckt wird, schützt die Gesundheit des Einzelnen und die Gesellschaft vor neuen Kosten mit irgendwann sozioökonomischer Sprengkraft. Das richtige Fett ist von großer Durchschlagskraft und nachhaltigem Effekt auf die Gesundheit. Dies sollte nie unterschätzt und endlich erkannt werden!

Teil III

# Fette Lebensmittel im Porträt

## Ölwechsel in der Küche

## Gutes Fett, das heilt – schlechtes Fett, das killt

Wenn Sie die Heilkraft des Fettes für die Gesundheit nutzen wollen, ist die alles entscheidende Frage: «Was ist ein gutes Fett?» Denn nur ein gesundes Fett verdient es, Ihre Zellen zu betanken. Ob Fett gesund ist oder nicht, hängt zum einen an seiner Zusammensetzung, die für ein optimales Verhältnis der Omega-3- und Omega-6-Fettsäuren im Körper sorgt. Zum anderen bestimmt die *Qualität* der Rohstoffe und deren *Verarbeitung* die gesundheitlichen Effekte, d.h. wie behutsam oder rabiat man die empfindlichen Rohwaren behandelt oder «misshandelt». Wenn Sie Ihren Körperzellen einen konsequenten Ölwechsel gönnen, also qualitativ miese Öle gegen hochwertige eintauschen, wird sich Ihr körperlicher und geistiger Gesundheitszustand innerhalb von wenigen Wochen merklich verbessern. Über die Gesundheit des Mikrokosmos Zelle modellieren sie auch die Gesundheit des Makrokosmos Körper. Ein innovativer Heilanstoß wird gezündet.

## Ölwechsel – im Alltag

Fette sind kein *Problem* für die Gesundheit, sondern die Lösung – wenn sie mit Bedacht gewählt sind. Sie werden enorm von Ran-an-das-Fett profitieren, wenn Sie *alle* minderwertigen Fette aus der Küche verbannen. Wie Sie im Alltag dabei klug vorgehen, dazu kommen wir jetzt! Die geheimen, kryptischen Botschaften auf Etiketten, die Informationen oder vielmehr die «fehlenden Informationen» müssen Sie interpretieren können. Das gilt nicht nur für die berüchtigten Transfette (TFA), sondern auch für Pflanzenöl. Wer das Etikettenlesen und Zwischen-den-Zeilen-Lesen beherrscht, ist fett im Vorteil für den erfolgreichen Ölwechsel im Alltag. Und es ist sogar einfacher, als Sie denken!

### Cleverness beim Auswählen und Etikettenlesen

**Meiden Sie raffinierte Pflanzenöle und (Fertig-)Produkte mit folgenden Aufschriften:** «teilweise gehärtete Fette», «pflanzliche Fette», «gehärtete Fette». Hinter diesen Begriffen verbergen sich gefürchtete Killerfette. Der Begriff «partiell hydrogeniert» bedeutet, dass während der Produktion Wasserstoff an die Fettsäuren angelagert wurde, um aus Doppel- Einfachbindungen zu machen und so die Fettkonsistenz zu festigen. Auch bei dieser chemischen Veränderung entstehen unbeabsichtigt ungesunde Transfette.

- **Reduzieren/meiden Sie Omega-6-betonte Pflanzenöle**
  vor allem Distelöl, Traubenkernöl, Maiskeimöl, Sonnenblumenöl.
- **Steigern Sie Omega-3-reiche Nahrungsmittel**
  Leinöl, Hanföl, Walnussöl, fetter DHA/EPA-fettsäurehaltiger Fisch (Wildlachs, Hering, Sardine). Setzen Sie Pflanzenöle ein wie etwa hochwertiges Leinöl (ca 60 % Omega-3-Fettsäuren) mit DHA/EPA-Zusatz. Wer es geschmacklich mag: Rapsöl liefert ebenfalls, wenn auch mit 9 % deutlich weniger Omega-3-Fettsäuren.
- **Nutzen Sie Fett** aus Nüssen, Mandeln, Samen, Oliven und Avocados. Natives Olivenöl extra vergine ist das wohlschmeckende perfekte Universalöl. Es ist zudem bei höheren Temperaturen wegen des hohen Gehalts an Ölsäure nach neueren Daten deutlich hitzestabiler als bisher angenommen.

- **Keine große Angst vor gesättigten Fetten:** Butter, Schmalz, Ghee, Kokosfett etc. Bei tierischen Fetten bevorzugen Sie Produkte von mit Gras gefütterten Weidetieren und Tieren aus nachweislich biologischer Haltung. Palmöl als gesättigtes Fett ist wegen des ökologischen Fußabdrucks kritisch zu sehen.

### Etikettenlesen – aufgepasst

Nur wer das Etikettenlesen beherrscht, kann kluge Entscheidungen treffen. Besonders akribisch sollten Sie die Lebensmittelkennzeichnung von Omega-3-Fett prüfen. Omega-3-reiche Öle sollten nicht nur bio und kaltgepressten Ursprungs sein. Denn der sympathisch klingende «kaltgepresst»-Verweis auf dem Etikett ist anders als bei Olivenöl leider kein Garant dafür, dass ein Öl einwandfrei ohne Hitzeeinfluss und nachfolgend gefährlichen Oxidationen produziert wurde. Vor allem bei den potenziell heilsamen, aber flippigen «Öl-Zicken», den mimosenhaften Omega-3-Fetten wie Spitzenreiter Leinöl, oder auch Walnuss- und Hanföl sollten Sie obligatorisch auf der Hut sein. Die natürlichen Feinde der Fette wie *Licht, Hitze und Sauerstoff* dürfen bei der Produktion unter keinen Umständen auf die gesunde Rohware eingewirkt haben, sonst hat das Öl seinen bestmöglichen gesundheitlichen Nutzen verspielt. Bereits die kleinste Oxidation auch im Pressvorgang bringt irreversiblen Schaden bei der Ölqualität. Rums.

Suchen Sie deshalb bei Omega-3-Fett gezielt auf dem Etikett nach Schlagworten wie etwa «unter Ausschluss von Licht, Hitze und Sauerstoff gepresst» oder «omega-safe»-Verfahren. Dann ist weitgehend ausgeschlossen, dass das Öl eine gefährliche Oxidation während des Pressvorgangs durchlaufen hat. Bekanntlich sind Oxidationsprozesse im Körper ein extrem unterschätztes Gefahrenpotenzial. Deshalb gilt es die gefährliche Oxidation von Fettsäuren, die heimlich, still und leise die Gesundheit ruiniert, absolut zu verhindern. Omega-3 bedeutet also nicht gleich gesund. Es gibt galaktische Unterschiede!

Viele Omega-Öle scheinen eher für die Haltbarkeit im Regal produziert zu werden als für den gesundheitlichen Nutzen. Diesen Qualitätsunterschied merkt man, wenn man mit Ölen heilt, in der täglichen Behandlungspraxis. Um eine heilende Wirkung zu erreichen, sollten Omega-3-haltige Öle wie Leinöl absolut frisch und innerhalb weniger Wochen, optimal zwischen einer bis maximal 12 Wochen nach Produktion, konsumiert werden. Faustregel: Je frischer, desto besser. Daher empfiehlt es sich auch, frisch gepresste Öle direkt vom Hersteller zu beziehen, anstatt auf Öle zu setzen, die bereits wochenlang im Regal oder in lichtdurchlässigen Glasbehältnissen vor sich hin dümpeln und oxidieren und so deutliche Qualitätseinbußen erleiden. Überprüfen Sie auf dem Etikett Herstellungsdatum und Haltbarkeitsdatum. Dies gilt genauso für jegliche Produkte mit Zusatz von Omega-3-reichen Ölen, vor allem mit Zusatz von Leinöl. Diese Strenge gilt aber vornehmlich nur für die Omega-3-reichen «Mimosen». Einfach ungesättigte Fettsäuren – wie in Olivenöl – oder gesättigte Fettsäuren sind deutlich «entspannter», stabiler und sehr viel länger haltbar.

### Sonderfall Olivenöl

Olivenöl ist das einzige Öl auf dem Massenmarkt, das wirklich naturbelassen ist, da die ölhaltige Olivenfrucht fast «kalt» gepresst werden kann und chemische Extraktionen nicht notwendig sind – im Vergleich zu anderen Ölsamen wie etwa Sonnenblumenkernen, die in der Ölproduktion mehr Druck benötigen. Nicht raffiniertes Olivenöl ist dank des Reichtums an einfach ungesättigten Fettsäuren sympathisch stabil. Es punktet jedoch nicht durch die Qualität der Fettsäuren, sondern durch den Reichtum an sekundären Pflanzenstoffen, Phenolen und antioxidativem Vitamin E (Tocopherole). Diese antioxidativen Inhaltsstoffe schützen das Olivenöl davor, ranzig zu werden. Und sie bieten den perfekten gesundheitlichen Pepp, den Oxidationsschutz für Fette in den Blutbahnen. Doch auch beim Olivenöl muss man der Qualität auf den Zahn bzw. die Olive fühlen. Seit dem Olivenölskandal 1988 hat das Olivenöl eine eigene *Qualitätsrichtlinie nach EU-Verordnung*, um uns Verbraucher zu schützen. Und diese Feinheiten beim Etikettenlesen sollten Sie kennen:

**Erste Pressung (Erste Kaltextraktion).** Diese Bezeichnung gilt seit 2003 für Olivenöle, die mechanisch bei maximal 27 °C gepresst wurden. Es handelt sich um ein reines, nicht erhitztes Naturprodukt.

**Natives Olivenöl extra.** Dieser Begriff steht in der Regel für höchste Qualität des Olivenöls. Es bürgt für ein Öl, das nicht behandelt oder zusammengemischt wurde. Ein so definiertes Öl enthält weniger als 1 % freie Fettsäuren.

**Natives Olivenöl.** Ein so deklariertes Olivenöl sollte einen einwandfreien Geschmack haben und darf 2 % freie Fettsäuren enthalten.

**Olivenöl.** Vorsicht! Hier verbirgt sich ein Mix aus raffiniertem und nativem Olivenöl. Hintergrund: Native Olivenöle, die geschmacklich weniger attraktiv sind, werden raffiniert, um entsprechende Geschmacks- und Bitterstoffe zu extrahieren. Ein solches nährstoffreduziertes Öl ist geschmacksneutral und hat seinen mediterranen und gesunden Charakter eingebüßt. Daher wertet man dieses nährstoffverarmte Öl mit typisch aromatisch nativem Olivenöl geschmacklich auf. Die Mischungsverhältnisse von raffiniertem und nativem Olivenöl können dabei extrem variieren, denn eine eindeutige Zusammensetzung ist nicht vorgeschrieben.

**Oliventresteröl.** Dieses extrem minderwertige Öl wird ausschließlich aus den Pressrückständen der Oliven im Trester durch Raffination und chemische Lösungsmittelbehandlung gewonnen.

Auf den letzten Metern der Fabrikation wird dann ein «besseres Öl» beigemischt, um Geschmack in die fade Fettplörre zu bringen. Im Labor sind Lösungsmittelreste und Wärmebehandlungen nachweisbar. Man schätzt, dass hierzulande in der Gastronomie pro Jahr etwa 600 Tonnen Oliventresteröl aufgetischt werden.[232] Aber auch von diesen Tresterölen abgesehen ist leider nicht jedes native Öl wirklich nativ. Auch bei Olivenöl gilt: Augen auf beim Ölkauf. Denn trotz der bislang einmaligen und strengen Qualitätsvorschriften für Olivenöl – die auch für Omega-3-Öle wie Leinöl absolut begrüßenswert wären – halten nicht alle Etiketten mit «Nativ extra» ihr gesundes Versprechen. Nach Ergebnissen der Stiftung Warentest haben sich auch eindeutig wärme- und chemisch behandelte Produkte in die «Königsklasse» der Olivenöle einzuschummeln versucht. Ölkauf ist definitiv immer eine Vertrauenssache. Informieren Sie sich genau über Herkunft und Produktion – auch des Olivenöls – und setzen Sie auf Händler Ihres Vertrauens.

**Tipp:** Wählen Sie ein gutes natives Olivenöl extra, das sich seit über Tausenden von Jahren im Mittelmeerraum als Gesundheitselixier bewährt hat, als Basis Ihrer gesunden Fettzufuhr. Auch kristallisiert sich Olivenöl bekanntlich in neuesten Studien als erfreulich wenig empfindlich beim Erhitzen heraus. Ein fetter, fetter Vorteil!

### Sonderfall Palmöl

Als gesättigtes Fett ist Palmöl rehabilitiert. Nachweislich schützt es die Blutgefäße, senkt den Blutdruck und das Risiko für Herz-Kreislauf-Krankheiten.[233] Zudem wirkt es positiv auf das Cholesterinprofil.[234] Wichtig ist, es gibt naturbelassenes Palmöl, das gesund ist, und stark verarbeitetes Palmöl, das ungesund ist. In der verarbeiteten, minderwertigen Form findet sich Palmöl mittlerweile nahezu überall, nicht nur in Nahrungsmitteln wie Margarine, Süßigkeiten, Eiscremes, Eiweißpulver, sogar in Lippenstift und Kerze.

Und es gibt die dunkle Seite des Palmöls. Mit der Herstellung der meisten Palmöle ist die Rodung von Land für Ölpalmplantagen verbunden. Das fördert das Aussterben vieler Tierarten wie Nashörner, Elefanten, Orang-Utans, Vögel und Tiger, denen das heimische Ökosystem zerstört wurde. Lassen Sie uns das Thema Palmöl etwas kritisch auseinanderdividieren.

**Rotes Palmöl.** Dieses reine, von Natur aus rötliche, unraffinierte Produkt stammt aus der *Frucht* der Ölpalme. Das orangerote, cremige Rohpalmöl (Crude Palm Oil, CPO) besticht als Füllhorn von Vitaminen und Antioxidantien, wie Vitamin E, Beta-Carotin (deutlich mehr als in Möhren oder Tomaten) und Coenzym Q 10, einem Schlüsselenzym für den Zellstoffwechsel. Wenn Sie Palmöl wählen, setzen Sie ausschließlich auf rotes Palmöl aus nachweislich (!) nachhaltigen Quellen. Fast das gesamte Palmöl auf dem Weltmarkt ist **raffiniertes Palmöl**. Dieses hochverarbeitete Öl (RBD Oil) besteht zu 50 % aus gesättigtem Fett, zu 39 % aus MUFA und nur zu etwa 11 % aus PUFA. Zwar ist ein solches Palmöl zum Hocherhitzen und Lagern bestens geeignet, jedoch verliert es nicht nur Farbe und Geschmack, sondern auch seine gesundheitlichen Effekte.

**Palmkernöl.** Stammt nicht aus der Frucht, sondern aus dem gemahlenen Samen der Ölpalme, den *Kernen.* Es ist sehr stark gesättigt (über 80 %) und enthält nur knappe 15 % MUFA und 2,5 % PUFA.

Tun Sie sich und der Umwelt den Gefallen und verwechseln bitte nicht frisches Öl der Palmfrucht (rotes Palmöl) mit Palmkernöl oder raffiniertem Palmöl, das in verarbeiteten Produkten grassiert. Weniger empfehlenswertes Palmöl versteckt sich gerne hinter den Bezeichnungen Palmkernöl, Palmitinsäure und Glycerylstearat. Halten Sie die Augen offen und meiden Sie Produkte mit solchen Zusätzen, die sich leider auch in Bio-Produkten finden.

**Tipp:** Der Mensch kann sich auch ohne Palmöl zweifelsfrei gesund ernähren und die Ökobilanz schonen. Wenn Sie aber nicht verzichten können oder möchten, achten Sie auf nachhaltige Palmölquellen und die Labels CSPO (Certified Sustainable Palm Oil, zertifiziertes, nachhaltiges Palmöl) oder RSPO (Roundtable on Sustainable Palm Oil). Ein kritischer Blick ist allerdings auch bei solchen Labels notwendig, um grobe Augenwischerei zu vermeiden.

### Ran-an-das-Fett! Woran Sie «gutes» Fett erkennen!

Das Etikett und der Hersteller Ihres Vertrauens helfen, ein «gutes Fett» zu finden. Es gibt noch eine weitere Größe, auf die Sie unbedingt setzen sollten! *Sie!* Vertrauen Sie auf sich – und Ihren Geschmackssinn. Werden Sie neugierig! Probieren Sie Fette und Öle, Nüsse, Mandeln, Samen aus. Ein Öl sollte *immer* nach der verwendeten Rohware, der Ölsaat riechen und schmecken, aus der es gepresst wurde. Ein Öl, das sich farblos, geruchlos und geschmacklos präsentiert, ist gesundheitlich nicht nur wertlos, sondern potenziell schädlich. Schlimmer noch, wenn Öle in billigen Plastik- oder Aluminiumflaschen dümpeln, können schädliche, fettlösliche Plastikinhaltsstoffe in das Öl übertreten. Jedes hochwertig produzierte Öl gehört in eine dunkelfarbige Glasflasche, die den «Schatz der Fette» vor Licht schützt. Nicht selten werden qualitativ hervorragende Omega-3-haltige Öle vorsorglich noch in Papierkartons verpackt. Enthalten Produkte mit Omega-3 wie Leinöl oder Fischöl zusätzlich Vitamin E, etwa aus Weizenkeimöl, sind sie besonders gegen Einfluss von Licht und Oxidation geschützt.

Genauso gilt es, mit Vorsicht und Feingespür Nüsse, Samen und Kerne zu knabbern. Achten Sie darauf, dass die Produkte frisch sind und auf keinen Fall ranzig schmecken. Das wäre ein sicherer Hinweis für eine Oxidation der wertvollen Fette. Und überprüfen Sie die Produkte auf Schimmelbefall. **Tipp:** Die Qualität hat gelitten, wenn beispielsweise in der Packung feiner «Nuss-Staub» rieselt. Pfoten weg!

## Selbst kochen und backen bringt Spaß und Gesundheit

Killerfette raus! Nach Empfehlungen der *Deutschen Gesellschaft für Ernährung* (DGE) sollten Transfette (TFA) grundsätzlich nicht mehr als ein Prozent der Nahrungsenergie ausmachen. Das bedeutet für den Alltag: Industrielle Fertigprodukte sollten Sie möglichst meiden. Um nicht streng auf Kekse, Kuchen, Pizza oder Croissants verzichten zu müssen, ist das eigene Zubereiten der Speisen am besten. Es gibt etwa wohlschmeckende kohlenhydratarme Varianten, zum Beispiel ein Low-Carb-Kuchen, die mit der besseren Fettwahl (z. B. Weidebutter, Kokosfett oder Olivenöl – mit dem übrigens in Italien gebacken wird) eine perfekte Alternative sind. Doch auch hier gilt es, die Etiketten der verwendeten Fette kritisch zu lesen. Wichtig sind der Hinweis «ohne gehärtete Fette» sowie die Hitzebeständigkeit der Fette. Sonst züchten Sie sich beim Braten und Backen die gefürchteten TFA selbst.

## Der kleine Tod steckt in der Bratpfanne

Leider begegnet uns der Tod nicht selten im Alltag, ohne dass wir ihn im Nacken spüren: beim täglichen Umgang mit der Bratpfanne! Ein ernstes Thema. Wenn ungesättigte Fette chemisch verändert, gehärtet oder erhitzt werden, entstehen Killerfette – egal ob das Öl in einer Ölfabrikation darbt oder bei Ihnen zu Hause in der Bratpfanne brutzelt. Ein Leben ohne Gerichte aus der Bratpfanne und Grillfest will man sich schwer vorstellen, obwohl man gesundheitlich darüber diskutieren kann, nicht jeden Tag der Bratpfanne einzuheizen. Vergessen Sie nie: Ein perfekt gesundes Öl kann durch falsche Handhabe in der Bratpfanne zum perfiden Krankmacher mutieren. So nach dem Motto: «Stirb langsam». Hocherhitzen von Ölen, Garen und scharfes Anbraten sind gefährlich. Insbesondere beim Erhitzen von Fleisch, aber auch von Fisch und Geflügel gibt es sperrige Klippen zu umschiffen. Ein

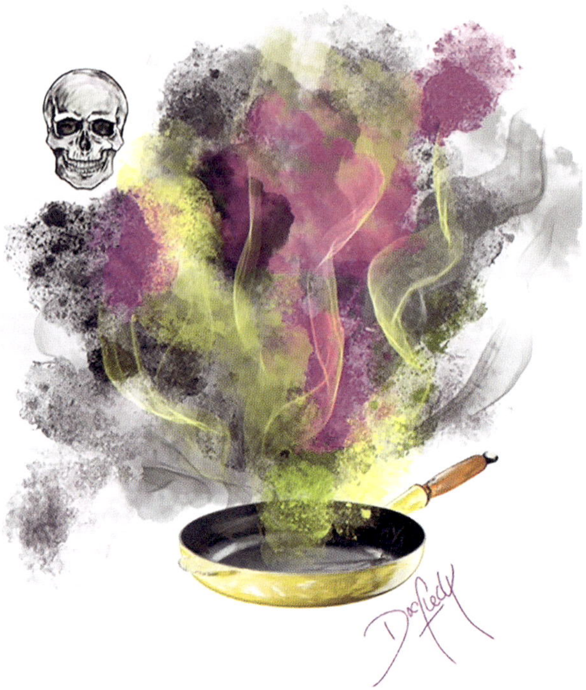

per se sinnvolles Lebensmittel kann nämlich durch zu hohe Temperaturen zur Gefahr werden. Die Polyzyklischen Aromatischen Kohlenwasserstoffen (PAK) und Heterozyklischen Aromatischen Amine (HAA), die beim zu scharfen Anbraten entstehen können, stehen im Verdacht, Krebs auszulösen.[235] Daher ist es aus präventivmedizinischer Sicht klug, diesen miesen Giftstoffen möglichst wenig Bühne zu geben. Doch das Erhitzen von Fleisch ist nicht die einzige Quelle der PAK. Studien demonstrieren überraschende Fakten: Die häufigsten PAK-Quellen sind – neben über offenem Feuer gegrilltem Fleisch – Gemüse und Getreide![236] Jetzt aber nicht verzweifeln und den nächsten Sommer verbittert und mit heruntergezogenen Mundwinkeln herumlaufen: Konzentrieren Sie sich lieber darauf, mit niedrigeren Temperaturen zu hantieren. Vermeiden Sie möglichst extremes Erhitzen und gehen Sie etwas strenger mit der Pfanne um. Sie müssen sie auch nicht gleich in den nächsten Fluss werfen. **Tipp:** Sie können die Bildung von PAK und HAA abfedern, indem Sie das Fleisch in einer sauren Marinade mit Zitronensaft oder Essig einlegen und den Fisch mit Zitrone beträufeln; das kitzelt die Geschmacksknopsen und reduziert die Schadstoffe um 90 %.[237]

Sie wissen: Die Dosis allein macht das Gift. Nichts spricht gegen ein mit Genuss verzehrtes, aber clever gebratenes Lebensmittel. Jedoch sollten Sie Ihre «Bratpfannen-Praxis» generell überdenken!

Als gefährliche Größe galt bisher zu starkes Erhitzen von Fett über den Rauchpunkt. Inzwischen betrachtet man nicht nur diesen als kritisch, sondern auch weitere schädliche Nebendarsteller, die beim Erhitzen auf die Bühne gebeten werden. Setzt man nämlich herkömmliche Pflanzenöle der Hitze der Bratpfanne aus, entstehen Nebenprodukte, veränderte Fettsäuren wie freie Fettsäuren und weitere sekundäre Oxidationsprodukte. Diese sind potenziell höchst gesundheitsschädliche, veränderte Fettmoleküle. *Jedes* Öl (!) wird sich bei lange andauernden hohen Temperaturen in seiner ursprünglichen chemischen Struktur verändern. Dabei bestimmt die Komposition der Fettsäuren nachweislich die Stabilität des Öls.[238] Studien belegen, dass mehrfach ungesättigte Fettsäuren instabiler sind als gesättigte.[239] Eine im Frühjahr 2018 publizierte Studie knöpfte sich die chemischen und physikalischen Veränderungen von handelsüblichen Ölen während des Erhitzens vor.[240] In dieser Arbeit wurden verschiedene Arten von Ölen überprüft: die ganze Bandbreite von Olivenöl wie natives Olivenöl extra vergine, natives Olivenöl, Olivenöl, außerdem Rapsöl, Sonnenblumenöl, Traubenkernöl, Erdnussöl und Avocadoöl. Die Öle wurden einmal auf 240 °C erhitzt und dann für satte sechs Stunden auf einer hohen Temperatur von 180 °C gehalten. Zeitgleich bestimmten die Forscher den Rauchpunkt, aber auch die oxidative Stabilität, das Auftreten von freien Fettsäuren und Fettsäureprofile. Das Ergebnis: Natives Olivenöl extra vergine hat nachweislich einen geringen Anstieg von oxidativen

Nebenprodukten – im Gegensatz zu Rapsöl, das deutlich schlechter abschnitt.

Rapsöl ist gerade wegen der anteiligen Omega-3-Fette problematisch, wenn es erhitzt wird. Dieser Aspekt gerät bei den Empfehlungen von Rapsöl gerade hierzulande leider in den Hintergrund. Warum? Gute Frage. Der international bekannte Fettforscher Dr. Udo Erasmus äußerte sich in einem Interview folgendermaßen: «Ich bin davon überzeugt, dass Rapsöl deswegen so häufig empfohlen wird, weil es so viel Raps gibt. Man hat in Europa riesige Rapsfelder für die Gewinnung von Bio-Diesel angelegt. Nachdem Bio-Sprit nicht mehr so nachgefragt wird, empfiehlt man Rapsöl für Salate und zum Braten. In meinen Augen ist das eine sehr schlechte Idee, denn Rapsöl enthält ca. 9–10 % Omega-3-Fette. Diese sollte man gar nicht erhitzen!»[241] Rapsöl enthielt früher Erucasäure. Erucasäure ist eine einfach ungesättigte Fettsäure, die ursprünglich für den Menschen als ernährungstechnisch sehr problematisch eingestuft wurde, da sie im Tierversuch bei Ratten pathologische Veränderungen des Herzmuskels, Herzverfettung und Wachstumsverzögerung triggerte. Erst durch Züchtung von Erucasäure-armen Rapssorten (0,1 bis 1,5 % Anteil), dem sogenannten 0- und 00-Raps, auch LEAR (low erucic acid rapeseed), wurde Rapsöl genießbar, und die Tür zur breiten Verwendung als Speiseöl für die Masse öffnete sich.[242]

Im Vergleich ist Leinöl mit einem Omega-3-Gehalt von rund 60 % der regional stärkste Lieferant für Omega-3 aus Pflanzenölen.[243] Für das Erhitzen in der Pfanne eignen sich am besten hitzebeständigere Fette mit viel gesättigtem Fett, wie Butterschmalz, Ghee, Kokosfett oder Öle, bei denen der Anteil von einfach ungesättigter, stabiler Ölsäure sehr hoch ist wie in Olivenöl. Natives Olivenöl extra vergine überraschte in den genannten Studien beim hohen Erhitzen und zeigt sich darin auch Rapsöl deutlich überlegen.

Extrem kritisch ist der Verzehr von frittierten Nahrungsmitteln in Fastfood-Restaurants und beim Imbiss. Junkfood wird dabei nicht selten in Frittieröl geschwenkt, das über Stunden dauererhitzt ist. Dadurch braut sich ein hochtoxisches Gemisch aus Transfetten und veränderten Fettsäuren zusammen. Auch das Braten und Backen mit Margarine, die reich an mehrfach ungesättigten Fetten (PUFA) ist, muss man diskutieren. Margarine ist höchst anfällig für Oxidationen. Oxidierte Fette greifen bekanntlich wie eine Infektionskrankheit auf gesunde Zell- und Fettstrukturen im Körper über. Vorsicht ist für die zum Braten und Backen «maßgeschneiderten» Margarinen mit höherem Schmelzpunkt angesagt. Die festen Produkte sind stark gehärtet und enthalten demzufolge deutlich mehr TFA. Bevor Sie sich eine solche Back- oder Bratorgie gönnen, bedenken Sie: Studien belegen, dass das Herzinfarktrisiko unter TFA-Einfluss deutlich ansteigt.[244] Zudem wird das Blutfettprofil durch «harte» Margarinesorten negativ beeinflusst.[245] Das HDL-Cholesterin kann absinken, insbesondere wenn Sie größere Mengen davon verzehren. Stattliche Mengen kommen bei manchem veganen Rezept mit Margarine leider fix zusammen. Butter schneidet im Vergleich besser ab. Viele Backmargarinesorten zeigen einen hohen TFA-Gehalt. Diese Kategorie von Fett braucht die Welt nicht! Ranziges Fett, oxidiertes Fett und TFA sind Katastrophen für Ihre Zellgesundheit und damit für den ganzen Körper. Ähnliches gilt für braun gewordene Butter. Merken: *Was wie Rost aussieht, wirkt wie Rost!* Wenn Sie trotzdem mal in einen «rostigen Fettnagel» getreten sind, keine Panik. Nicht verzweifeln. Für diesen Fall empfehle ich Ihnen als antioxidativen Ausgleich einen Esslöffel Weizenkeimöl. Der hohe Anteil an Vitamin E aus dem Weizenkeimöl wirkt wie ein antioxidativer Schwamm.

**Tipps zum gesunden Umgang mit der Bratpfanne**

- Wählen Sie sicher beschichtete Bratpfannen.
- Verwenden Sie hitzebeständigere Öle wie Butterschmalz, Ghee (geklärte Butter), Olivenöl extra vergine, Kokosöl, Sesamöl.
- Heizen Sie die Pfanne nicht zu stark auf.

- Spülen Sie die Pfannen immer direkt nach dem Braten aus und nutzen Sie kein Fett zweimal.
- Keinesfalls sollten Sie zum Erhitzen Öle mit einem Anteil an mehrfach ungesättigten Fettsäuren wie Leinöl, Hanföl, Walnussöl oder Weizenkeimöl nutzen. Wenn Sie sich nicht sicher sind, ob ein Öl erhitzbar ist, achten Sie auf Hinweise des Etiketts.

Je einfacher, unverarbeiteter und «ehrlicher» ein Lebensmittel, umso besser. Dieser simple Grundsatz gilt auch für Ihre verwendeten Fette und Öle.

Ihre Gesundheit sollte Ihnen ein wichtiges Lebensziel sein. Setzen Sie deshalb auf natürliches, gesundes Fett – und behandeln Sie es immer liebevoll, wie sich selbst!

## Fette Lebensmittel im Porträt – Lupe raus!

Mit der folgenden, bewährten Auswahl an Lebensmitteln gelingt ein einfacher, gesunder Ölwechsel.

### Öle

#### Algenöl

Leider geistert das Gerücht umher, dass man die wichtigen langkettigen Omega-3-Fettsäuren ausreichend selbst im Körper bilden kann, aus pflanzlichen Quellen wie Leinöl. Aber dem ist nicht so! Wer lebenslang keinen Bissen Fisch verzehrt, aus welchen Gründen auch immer, der wird bekanntlich die Defizite an langkettigen Fettsäuren mit Leinöl nicht glattbügeln können. Wer sich präventionsmedizinisch klug ernähren will, kommt um irgendeine Art der Zufuhr von DHA/EPA nicht herum. Heißt: An einem Verzehr von Kaltwasserfisch kommt niemand vorbei. Aber die allgemeine Empfehlung, «mehr Fisch» zu essen, hat auch Haken: Zuchtfarmen setzen dem Futter artfremde Zusatzstoffe zu. Zuchtlachs kann im Vergleich zu Wildlachs mehr mit Giftstoffen aus PCB (Polychlorierte Biphenyle), Dioxinen, DDT (Dichlordiphenyltrichlorethan) belastet sein, das bewusst als Fraßgift eingesetzt wird und sich wegen der Fettlöslichkeit im Fettgewebe anhäuft. Der regelmäßige Konsum solcher Fische ist eher nicht ratsam. Was tun?

Mutter Natur hat eine kluge Lösung: Algen. Sie enthalten extrem hohe Mengen an langkettigem Omega-3-Fett. Eine besonders innovative Variante, sich schadstofffrei mit DHA und EPA zu versorgen, ist pflanzliches Algenöl, d. h., hochwertigen Ölen wie omega-safe gepresstem Leinöl werden Bio-Algen zugesetzt. Solche Mikroalgen sind nicht die großen schleimigen Algen, die uns die Zehen am Strandspaziergang kitzeln. Sie stammen zwar aus dem Meer, werden aber in «künstlichem Meerwasser» unter kontrollierten Bedingungen ohne Zusatz von Schadstoffen und Antibiotika gezüchtet. Deshalb sind Algenöle in puncto Reinheit die optimale Omega-3-Quelle für jedermann. Vor allem für Vegetarier, Veganer und Schwerkranke sind sie uneingeschränkt empfehlenswert und eine Alternative zu Fischölkapseln mit fragwürdiger Qualität. Diese werden durch Algenöl in den Schatten gestellt, und das lästige «fischige Aufstoßen» ist auch abgewählt! Ein weiterer Pluspunkt: Ethisch und ökologisch sind solche Algenöle ohne Pferdefuß, da für ihre Produktion weder aussterbende Meerestiere getötet werden müssen, noch ihnen die Grundlage der Nahrung entzogen wird. Die überfischten Weltmeere haben viel gelitten, und nicht wenige Fischbestände sind ernsthaft gefährdet.

Ein weiterer Vorteil: Im Gegensatz zu den limitierten Fischbeständen lassen sich Algen sehr gut nachzüchten. Keine Angst vor dem Geschmack! Ein hochwertiges Pflanzenöl mit Algenzusatz schmeckt nussig-mild und nicht nach Algen. Aber ein Aspekt ist unterhaltsam: Genau genommen schmeckt der Fisch nicht nach Fisch, sondern nach Algen. Denn alle Omega-3-Fette aus Fisch kommen ursprünglich aus Algen, die über die Nahrungkette im Fisch landen.[246] Seit 2003 sind Mikroalgenöle in der EU zugelassen und als innovative *Nahrungsergänzungsmittel* auf dem Markt.

Wichtig ist, dass solchen Produkten Vitamin E zugesetzt sein sollte, z. B. aus Weizenkeimöl, das durch natürlichen Gehalt an antioxidativem Vitamin E besticht und die Qualität des Öls absichert. Falls dies nicht der Fall ist, sollten Sie unbedingt zusätzlich

Vitamin E als Schutz für die hochempfindsamen Omega-3-Fettsäuren einnehmen, zum Beispiel aus Weizenkeimöl, um den bestmöglichen Oxidationsschutz zu gewährleisten.

### Avocados und Avocadoöl

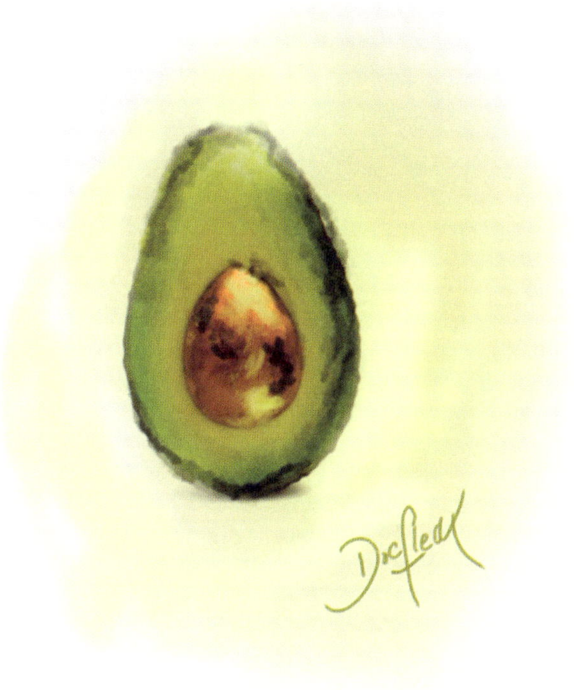

Avocados und das aus ihnen hergestellte Öl zählen zu den fettesten und gesündesten Lebensmitteln überhaupt. Sie sind eine hervorragende Quelle für einfach ungesättigte Fettsäuren, die der Körper effizient als Energie verbrennen kann. Die birnenförmige Frucht ist in Mittel- und Südamerika beheimatet und gelangte erst spät nach Europa und Nordamerika. Die bekannteste und wohlschmeckendste Variante ist die kleinere Hass-Avocado mit ihrer unruhig glänzenden Schale, die je nach Reifegrad schwarz oder dunkelbraun ist.

Die Avocado ist ein perfektes Fastfood, das problemlos in jede Handtasche passt und von jedermann auf einfachste Art und Weise mit etwas Zitrone, Pfeffer und Salz zu einem wohlschmeckenden kleinen Mahl zubereitet werden kann. Der Geschmack des butterähnlichen, gelblich-grünen Fruchtfleischs ist leicht nussig und passt zu vielen Gerichten und Salaten als dezente «Beilage».

Aber noch mehr faszinieren die gesunden Wirkungen. Avocados liefern nicht nur gesundes Fett, sondern auch reichlich Kalium, Folsäure, Carotinoide sowie Vitamin B1, B2 und B6; zudem viel Vitamin A, C, D, E, Magnesium, Kupfer, Eisen und Zink.[247] Trotz des hohen Fettgehaltes ist die Avocado leicht verdaulich, da sie reichlich Enzyme mitliefert, die die Fettverdauung aktivieren. Zudem bietet sie gesunde Ballaststoffe als Futter für die guten Darmbakterien. Untersuchungen demonstrierten, dass die Aufnahme von Antioxidantien um das Drei- bis Fünffache gesteigert wurde, wenn man einem Salat eine Avocado beigefügt hatte.[248] Andere Studien zeigen: Wer zum Mittagessen regelmäßig eine halbe Avocado verspeiste, war drei Stunden nach der Mahlzeit um 40 % gesättigter als ein Mensch, der zu Mittag keine Avocado verdrückte. Außerdem zeigte sich bei den «Avocado-Essern» ein optimierter Blutzuckerspiegel.[249] So ist die Avocado ein Gesundmacher und Füllhorn an gesundem, schlankmachendem Fett und Vitalstoffen. Einen Makel hat sie aber: der hohe Wasserverbrauch, der für den Anbau notwendig ist.

Beim Einkauf sollte die Avocado möglichst schwer in der Hand liegen, nicht extrem hart sein und möglichst keine dunklen Stellen und Druckstellen haben. Man kann auch ein paar unreife Früchte zu Hause in Ruhe durchreifen lassen oder im Kühlschrank bunkern, wo sie sich in fester Form über zwei bis drei Wochen halten. Wenn Sie die Reifung beschleunigen wollen, packen Sie die Früchte einfach in eine Papiertüte, so kann das enthaltene Äthylen, das für die Reife verantwortlich ist, nicht entweichen. Wenn Sie die Reifung ausbremsen wollen: Avocados reifen nicht mehr weiter, wenn man sie einmal in den Kühlschrank gepackt hat. Sie sind zum Verzehr geeignet, wenn sie auf zarten Druck mit den Fingerspitzen leicht nachgeben. Reife Früchte halten sich im Kühlschrank zwei bis drei Tage frisch, halbiert sind sie unter Oxidationsschutz (Zitrone/Cellophanpapier) etwa einen Tag haltbar. Zum Tiefgefrieren pürieren Sie die Avocado am besten mit etwas Zitronensaft, so hält sich das kleine Fettwunder bis zu einem Jahr.

Für gesunde Entscheidungen müssen Sie nicht auf die teureren Bio-Avocados zurückgreifen. Die dicke «Alligator-Schale» schützt zuverlässig vor Schadstoffen. Die Früchte sollten Sie direkt nach dem Einkauf oder spätestens kurz vor dem Verzehr mit etwas warmem Wasser abwaschen, sodass sich beim Aufschneiden mit dem Messer später keine eventuellen Rückstände von Schadstoffen auf das Fruchtfleisch verteilen. In der Regel halbiert man die Avocado mit einem Messer. Man kann die beiden Hälften einfach gegeneinanderdrehen, bis sie sich leicht voneinander lösen. Der große Kern verfärbt sich bei Luftkontakt rötlich und kann Flecken auf dem Lieblingspulli hinterlassen. Der Kern der Avocado erfährt aktuell als «Avocadokernpulver» einen gewissen Hype, d.h., man reibt sich etwas Avocadokern über die Mahlzeiten. Inzwischen wird Avocadokernpulver auch als Nahrungsergänzung für Smoothies oder Dressings gelobt. Doch Vorsicht: Zu diesem Produkt gibt es derzeit keine solide Datenlage. Nach aktuellem Stand fällt es unter die Novel-Food-Verordnung. Derzufolge dürfen in der EU Produkte, die vor dem 15. Mai 1997 nicht in nennenswertem Umfang verzehrt wurden, nicht ohne Prüfung und Zulassung vertrieben werden. Aus Sicht des *Instituts für Risikobewertung* reichen die aktuellen Daten nicht für eine abschließende Einschätzung aus.

Das Öl der Avocado lässt sich universell einsetzen, innerlich wie äußerlich. Es ist wegen des hohen Gehalts an Ölsäure (69%) lange haltbar und besticht wie die Frucht durch wertvolle Fettbegleitstoffe wie Lecithin, Vitamin A und E sowie Carotinoide. In der Hautpflege ist es fast unübertroffen, insbesondere bei trockener, «reibeisenartiger» Haut. Da es extrem fett ist, lässt es sich gut mit anderen Ölen wie etwa Sonnenblumenöl oder Traubenkernöl im Verhältnis von ca. 1:5 mischen, so wird es geschmeidiger und lässt sich gut auf die Haut auftragen. In der Hautpflege hat es sich auch mit Kokosöl gemischt bei meinen Patienten mit Psoriasis und Neurodermitis bewährt (siehe auch Teil 2). So ist die Avocado die perfekte Hautcreme, die von «innen und außen» wirkt.

Falls Sie unter einer Latexallergie leiden, sind beim Verzehr von Avocados Kreuzallergien möglich. Auch sind manche Menschen mit Fructoseintoleranz und starken saisonalen Pollenallergien etwas empfindlich. Probieren Sie Ihre individuelle Verträglichkeit einfach aus.

### Butter, Butterschmalz und Ghee

Oft wurde Butter verteufelt, wegen ihrer Transfettsäuren (TFA). Wissenschaftlich ist belegt, dass TFA des Wiederkäuers keinen Schaden am Herz-Kreislauf-System anrichten. Sie sind biochemisch anders zusammengebastelt und gelten bereits seit 2015 als gesundheitlich absolut ungefährlich.[250] Kühe würden eher Butter kaufen … Auch kommen die Forscher nach einer umfassenden Analyse zu dem Schluss, dass Butter in puncto Sterblichkeits-, Herz-Kreislauf- und Diabetesrisiko eher neutral zu bewerten ist. Die Wissenschaftler betonen, dass die eindeutig schädlichen Effekte von verarbeiteten Getreideprodukten, stärkehaltigen Nahrungsmitteln wie etwa Brot, Kartoffeln, Reis, Mais und Pasta sowie Zucker ausgehen, nicht von Butter.[251]

Es scheint also eindeutig, dass Butter allein gesünder ist als das Weißbrot oder die Kartoffel, auf die man sie üblicherweise streicht. Aber die Kombination von gesättigtem Fett mit Kohlenhydraten ist ein finsteres Duo für die Gesundheit. Diese Entdeckung ist nicht neu: 1996 zeigten Harvard-Forscher in einer Langzeitstudie mit 43 757 Teilnehmern, dass gesättigte Fette in keinem Zusammenhang mit Herzkrankheiten stehen, wenn man sie mit wenig

Kohlenhydraten und Zucker verzehrt und reichlich Ballaststoffe zufüttert.[252] Der Ruf von Butter und gesättigten Fetten ist dennoch schlechter als verdient. Denn in der Methodik eher vor Mängel strotzende Studien brachten die Butter in Misskredit. Aber das Gegenteil scheint der Fall zu sein: Butter könnte mutmaßlich sogar Herzkrankheiten vorbeugen.[253] Im historischen Rückspiegel hat der Verriss der Butter den Konsum des einst beliebten Nahrungsmittels eingestampft: Er ging pro Person innerhalb von 100 Jahren um fast 6,2 kg zurück. Seit dieser Zeit sind die Krankheitszahlen für Übergewicht, Diabetes Typ 2, Herz-Kreislauf-Krankheiten und Krebs explodiert. Klar ist das evtl. eine Koinzidenz und beweist noch keine Ursache oder Wirkung.[254] Fakt ist jedoch: Wer sich ballaststoffreich, ausgewogen und kohlenhydratreduziert ernährt, dem kann eine Butterflocke mehr oder weniger nichts anhaben.

Für den gesunden Körper ist eben entscheidender, wie es um Ihre Omega-3-Bilanz bestellt ist. Wenn die gut ist, sei Ihnen Butter in Maßen absolut gegönnt. Aber die Qualität ist entscheidend: Das Fett der Butter hängt davon ab, was das milchgebende Tier zum Fressen bekommt. Wie viel mehrfach ungesättigte Fettsäuren (PUFA) die Butter in petto hat, wird dadurch bestimmt, ob die Kuh einen Grashalm oder Getreide käut. Empfehlenswert sind Produkte biologischen Ursprungs von auf Weiden gehaltenen Tieren, die ein Milchfett in idealem Omega-Verhältnis liefern. Je mehr Getreide eine Kuh kaut, umso größer ist der Gehalt an Omega-6-Fett.[255] Butter von Weidetieren hat einen dunkelgelben Farbton, denn sie bietet mehr Carotin und Vitamin A.[256] Außerdem liefert sie Vitamin D und Butyrat, eine Fettsäure, die Entzündungen im Körper entgegenwirkt und das Herz-Kreislauf-System schützt.[257]

Dann gibt es noch das gute alte Butterschmalz oder Ghee, eine indische Variante des Butterschmalzes. Diese Art geklärte Butter ist vor allem in der asiatischen Küche beliebt. Butterschmalz und Ghee sind wegen der besseren Erhitzbarkeit ideale Freunde zum Braten und vorsichtigen Frittieren. Der Rauchpunkt, bei dem Rauch in der Pfanne beim Erhitzen entsteht, liegt für Ghee und

Butterschmalz bei 200 °C bis ca. 250 °C. Die Butter ist dagegen sensibel und eignet sich für das vorsichtige Erhitzen bis zu ca 160 °C. Ghee ist ein wunderbares Beispiel, wie die Medizin verschiedener Kulturen voneinander lernen kann. Probieren Sie das Kochen mit Ghee aus. Ich persönlich habe es sehr zu schätzen gelernt. Bei der Herstellung von Ghee aus Weidebutter gehen keine wertvollen Nährstoffe verloren.

### Borretschsamenöl

Zwischen Lebensmitteln und Heilmitteln lässt sich keine scharfe Grenze ziehen. Es gibt dabei ein paar «Spezialöle», die seit Jahrhunderten als besonderes Therapeutikum gezielt und sehr erfolgreich eingesetzt werden. Eines dieser Heilöle ist Borretschsamenöl. Der Borretsch wird auch Gurkenkraut genannt, wegen seines aus den Blättern entströmenden typischen Geruchs von Gurken. Ihren Ursprung hat die Pflanze im Mittelmeergebiet. Um Borretsch ranken sich viele Mythen und blumige Erzählungen. «Ein aus den Blüten des Borretsch hergestellter Sirup ist gut für das Herz, befreit von Melancholie und beruhigt rasende oder unzurechnungsfähige Personen», so rühmt der Engländer John Gerard 1597 in *the Herball, or Generall Historie of Plantes* den Borretsch.[258] Das klingt erst mal nicht schlecht. Das Besondere an Borretschöl: Es enthält bis zu 24 % Gamma-Linolensäure (GLA) und ist damit Klassenprimus unter den GLA-haltigen Ölen. In der Regel kann der menschliche Organismus die GLA aus der essenziellen Linolsäure selbst herstellen. Unter gewissen Umwelteinflüssen, durch genetische Faktoren oder mangelhafte Ernährung kann dieser wichtige Umbau jedoch limitiert sein. Dann kommt es zu funktionellen Defiziten, denn die GLA hat Mammutaufgaben im Körper zu leisten: Sie ist wichtige Vorstufe zahlreicher Hormone und Botenstoffe und kann sich deshalb als Nahrungsergänzung auf zahlreiche Symptome sehr positiv auswirken.

Mit Hilfe der enthaltenen GLA lindert Borretschsamenöl etwa chronische Hautkrankheiten wie Neurodermitis, stressbedingte, autoimmuninduzierte, entzündliche Erkrankungen sowie hormonelle Dysbalancen wie rheumatische Beschwerden, Störungen im Hormonhaushalt wie Prämenstruelles Syndrom, Wechseljahrbeschwerden oder Depressionen während und nach der Schwangerschaft, Immunschwäche mit wiederholten Infekten und Herz-Kreislauf-Beschwerden. Auch in der Therapie von Kindern und älteren Menschen hat sich es sich sehr bewährt, bei ADHS und stressassoziierten Leiden wie Unruhe oder Infektlabilität. Innerlich wie äußerlich ist es ein treuer Helfer in der Hautpflege, es lindert Juckreiz, regeneriert die Haut und reduziert ihren Wasserverlust. Tipp: Sie können Borretschsamenöl mit einem Basisöl (zum Beispiel Mandelöl oder Avocadoöl) im Verhältnis 1:5 zu mischen und auf die Haut auftragen.

Wichtig: Borretschsamenöl wird wegen des hohen Anteils an mehrfach ungesättigtem Fett schnell ranzig. Zudem enthält Borretsch sekundäre Pflanzenstoffe – Pyrrolizidinalkaloide (PA), um Fraßfeinde abzuwehren. PA zeigten bei übermäßigem Genuss im Tierversuch leberschädigende Wirkungen. Diese Pflanzenstoffe kommen auch in Kräutertees, Rooibostee, schwarzem und grünem Tee sowie Honig vor, und das Bundesinstitut für Risikobewertung (BfR) hat sie bislang ohne akutes Risiko für die Gesundheit eingeschätzt. Außerdem enthalten vornehmlich die Blüten und Blätter die PA, nicht die Samen. Also, keine Panik. Analysen haben zudem gezeigt, dass *kaltgepresstes* Borretschsamenöl frei von PA ist.[259] Achten Sie daher beim Einkauf auf die Herstellerangaben. Für den maßvollen, kurmäßig gezielten Einsatz dieses kraftvollen Heilöls über wenige Wochen bestehen dann keine Bedenken.

Hanf, ursprünglich aus Zentralasien, zählt zu den ältesten Kulturpflanzen der Welt. Das älteste textile Gewebestück besteht aus Hanf, man datiert es etwa auf die Zeit um 8000 v. Christus. Bei Hanf zucken die meisten zusammen und denken weniger an die Nutzpflanze als an Drogenrausch. Dass Hanf ein Superfood ist, ging leider lange unter. Nutzhanf wird auf einen hohen Ölgehalt hin gezüchtet, medizinischer und Drogenhanf eher auf den Gehalt an Tetrahydrocannabinol (THC), der um vieles höher liegen kann. Mittlerweile gibt es in Europa Züchtungen, die frei von THC sind. Fakt: Weder Samen noch das daraus gepresste Hanföl sind im Hinblick auf eine Rauschwirkung problematisch.

Und sonst? Hanföl ist ein fein-nussig schmeckendes Kleinod und hat eine wunderschöne grün-gelbliche Farbe, die durch den Gehalt von Chlorophyll und Carotinoiden wie z. B. Beta-Carotin bedingt ist. Beta-Carotin ist als Vitamin-A-Vorstufe wichtig für die Gesundheit von Augen, Haut und Schleimhäuten. Zudem liefert Hanföl das wichtige Antioxidans Vitamin E und hochwirksame sekundäre Pflanzenstoffe. Einmalig ist Hanföl wegen seiner einzigartigen Fettsäurekomposition: Es liefert Linolsäure (Omega-6) und Alpha-Linolensäure (Omega-3) in einem sehr guten Verhältnis von ca. 3:1. Ähnlich optimale Omega-Bilanzen gibt es sonst nur in sehr wenigen Pflanzenölen wie Nachtkerzenöl. Auch finden sich in Hanföl aus Pflanzen unserer Breiten beeindruckende 2 bis 6 % der seltenen, entzündungshemmenden Gamma-Linolensäure (GLA) sowie die eher unbekannte **Stearidonsäure**. Stearidonsäure ist ein hochwirksames Omega-3-Fett, das sogar deutlich effektiver Entzündungen hemmt als Alpha-Linolensäure. Die Kombination von GLA und Stearidonsäure wirkt hervorragend antientzündlich. Diese einzigartige Power-Kombination macht Hanföl nicht nur zu einem Feinschmecker-, sondern auch zu einem Heilöl mit nachweislich exzellenten Wirkungen:[260] Innerlich wie äußerlich hilft Hanföl durch die GLA ähnlich wie Borretschsamenöl und

Nachtkerzenöl exzellent bei chronischen Hautleiden wie Juckreiz, Neurodermitis oder Schuppenflechte und als Ausgleich bei hormonellen Dysbalancen wie Prämenstruelles Syndrom (PMS) und Wechseljahren. Der hohe GLA-Gehalt wirkt leicht blutdrucksenkend und somit indirekt einer Arteriosklerose entgegen. Außerdem stimuliert das Heilöl die Funktion des Nervensystems und der Gehirnleistung. Hanföl heizt den «grauen Zellen» mächtig ein.

Und der Geschmack? Über Geschmack lässt sich streiten. Die einen lieben den würzig-nussigen Geschmack, die anderen sind zunächst wenig begeistert. Im direkten Vergleich zum Borretschsamenöl schmeckt Hanföl sehr fein und ist für die meisten die bekömmlichere Alternative zur Versorgung mit GLA und den sonst begeisternden Fettkomponenten.

Wegen dieser herausragenden Fettkombination sollten Sie Hanföl eine Chance geben. Achten Sie beim Einkauf auf das Etikett mit diesen Hinweisen: bio, kaltgepresst und omegageschütztes Verfahren. In der Küche ist es ideal für kalte Speisen. Zum Beispiel 1 bis 2 Esslöffel mit etwas Olivenöl gemischt zu Salaten, rohem Sauerkraut, Gegartem, Joghurt, Quarkspeisen, Chiapudding, Dips oder einem Smoothie. Sie können mit Hanföl auch gekochte Speisen vorsichtig verfeinern, indem Sie das Öl über die leicht abgekühlten Gerichte träufeln. Hanföl darf nicht erhitzt werden, da die wertvollen Omega-3-Fettsäuren extrem hitzeinstabil sind.

Erwähnenswert ist auch ein fetter Neuzugang aus Hanfextrakt, der aktuell die Regale erobert: sogenanntes CBD-Öl (Cannabidiol). Es ist frei von THC, also psychoaktiven Substanzen, und ist legal als Nahrungsergänzung erhältlich. Cannabidiol werden positive Wirkungen zugeschrieben, die durch eine stark antioxidative Power bedingt sind. Gewisse Effekte bei Schmerzen, entzündlichen Erkrankungen, Allergien, innerem Stress, seelischer Dysbalance und Schlafstörungen wecken Hoffnungen. Solide Studiendaten der Zukunft gilt es abzuwarten, die die Wirkung dieser Öle profunde beleuchten. Nach bisherigen Beobachtungen wird CBD-Öl von den meisten Menschen gut toleriert, selten kommt es zu milden Nebenwirkungen wie Unwohlsein, Übelkeit oder leichten Durchfällen. Die Einnahme von CBD-Öl sollte immer in Absprache mit dem behandelnden Arzt erfolgen, um potenzielle Arzneimittelinteraktionen abzuschätzen. CBD-Öle sind junge Hüpfer in der Familie der Fette, deshalb sind viele ihrer Effekte noch gänzlich unerforscht. Auch ist aktuell nicht bekannt, wie und ob CBD-Öl bei Kindern auf die Entwicklung wirkt. Deshalb empfehle ich es nicht in der Schwangerschaft und Stillzeit und derzeit nicht als universellen «Fettstandard». Noch ist sein Einsatz für spezielle Indikationen reserviert.

### Kakao

Jeder kennt ihn, (fast) jeder liebt ihn: Kakao – ein fetter Freund Ihrer Zukunftsküche, wenn es nach diesem Buch, dem «Fettfleck», geht. Die Kultivierung des Kakaobaumes begann vor mehr als 3000 Jahren. Aus der Frucht des Kakaobaumes, der bei den Mayas als heiliger Baum den Göttern geweiht war, sollte «Reichtum und Stärke» erwachsen – und aus ihr wird Schokolade produziert. Das Wort Schokolade ist abgeleitet von dem aztekischen Wort *tchocoatl*, «bitteres Wasser». Es bezeichnete ein kakaohaltiges, blutrot gefärbtes Getränk, das neben getrockneten Kakaobohnen, Paprikaschoten und Moschus noch Honig und Vanille enthielt und mit Saft angedickt wurde. Kakaobohnen waren bei Mayas und Azteken so geschätzt, dass sie sie nicht als Nahrungs- und Genussmittel, sondern als Zahlungsmittel und Aphrodisiakum nutzten.

Seit 1847 die erste Tafel Schokolade auf den Markt kam und die englische Firma *Fry and Sons* durch das Mischen von Kakaobutter, Kakaomasse und Zucker eine dunkle Schokolade «erfand», hat sich die komplexe Kunst der Schokoladeproduktion ausgefeilt. Schokolade gilt als antioxidativ wirksames, mineralienreiches Faszinosum. Dabei liegt ihr gesundheitlicher Nutzen im **Kakao**. Und nur darin! Die Ummantelung mit Zucker und sonstigen Zusätzen braucht es nicht. Im Gegenteil: Positive Eigenschaften des Kakaos können durch komplexe Verarbeitung geschmälert werden. Es ist höchste Zeit, dass wir uns dem Kakao in seiner puren Form annähern, ihn besser kennenlernen und für unsere Gesundheit nutzen.

Kakao sollte die Welt verändern, denn er ist nicht nur Nahrungsmittel, sondern Medizin. Kakao weist den höchsten Antioxidantiengehalt aller Lebensmittel auf der Erde auf: Polyphenole, Catechine und Epicatechine stapeln sich in einer Dichte, das selbst die geballte Kraft aus Rotwein, Heidelbeeren, Granatäpfeln, Acai-Früchten und Goji-Beeren diese Power nicht übertreffen kann. Die Antioxidantien schützen die Zellen vor oxidativem Stress. Doch nicht nur als Antioxidansrakete beeindruckt Kakaopulver. Kakaobohnen liefern gesättigte Fettsäuren und reichlich Magnesium, den basisch wirkenden Mineralstoff, der Herz-Kreislauf-, Nerven- und Verdauungssystem und Knochensubstanz (wichtiger Osteoporoseschutz, gemeinsam mit Vitamin D) stärkt und die Muskulatur entspannt.

Kakao als Premium-Multitalent liefert zudem Protein, Kalzium, Beta-Carotin, B-Vitamine, Schwefel und Eisen. Knapp 30 g liefern etwa 300 % der empfohlenen täglichen Eisenzufuhr. Außerdem enthält Kakao jede Menge an Spurenelementen wie Mangan für die Sauerstoffanreicherung des Blutes, Chrom für einen ausgeglichenen Blutzuckerspiegel und als Diabetes-Schutz, Zink für Immunsystem, Leber und Bauchspeicheldrüse, Sexualfunktion und Entgiftung. Dann noch Kupfer für Abwehr und Blutbildung. Man vermutet, dass etwa 80 % der Menschen unter einem signifikanten Mangel an Spurenelementen leiden. Kakao ist hier eine wertvolle Stütze, sogar als verkannter Vitamin-C-Spender. 100 g enthalten etwa 44 mg Vitamin C, das gilt für unerhitzten Rohkakao, denn die Ascorbinsäure (Vitamin C) in unserer Nahrung kann leicht durch Erhitzen zerstört werden.[261]

Roher Kakao enthält auch sogenannte Phenylethylamine (PEA) – sie werden im Körper gebildet, wenn wir zum Beispiel verliebt sind. Vermutlich liegt es daran, dass Schokolade und Liebe innig verbunden sind. PEA ist ein Stimulanz für Konzentration und scheint gemeinsam mit Magnesium appetithemmend zu wirken. Wach und konzentriert macht auch der Gehalt an Koffein, Theobromin und Theophyllin. Der Gehalt an Koffein ist jedoch im Vergleich zu Kaffee zwanzigmal geringer. Theobromin wirkt antibakteriell, insbesondere gegen den Kariesmacher Streptococcus mutans, und es weitet die Blutgefäße. So erklärt sich, warum Kakao als ernährungsmedizinischer «Herzschutz» gilt.

Und Kakao macht glücklich! Über Anandamid, ein Cannabinoid-Endorphin – ein echter «Glücksstoff», der im Körper etwa nach körperlicher Aktivität produziert wird und der bisher nur in einer einzigen Pflanze gefunden wurde: im Kakao. Kakao verlangsamt den Abbau des Glücksstoffs im Körper deutlich. Wenn wir Kakao genießen, dopen wir uns also nicht nur mit dem Glücksstoff von außen, sondern verlängern die eigene Anandamidkonzentration im Körper. Doppeltes Glück sozusagen. Außerdem wirkt Kakao durch die essenzielle Aminosäure Tryptophan stimmungsaufhellend. Da sich Tryptophan ähnlich wie Vitamin C leicht beim Erwärmen verflüchtigt, versorgt uns gekochte Nahrung schlechter mit dieser wertvollen Aminosäure. Ein Argument mehr für rohes Kakaopulver als «Soulfood». Und nicht nur Grünzeug, Kräuter, Samen und Nüsse, auch Kakao liefert viele lösliche Ballaststoffe, die das gesunde Darmmilieu fördern.

Wählen Sie möglichst wertige und fair gehandelte Rohkakao-Bioprodukte, wie z. B. Pulver, Bohnen, Butter oder sogenannte «Nibs», das sind kleine, grob gebrochene Kakaobohnen, die Sie in Drogerie, Bioladen und Reformhaus bekommen. Mixen Sie Kakao in Ihre Lieblingsgetränke. Streuen Sie die Nibs über Ihre Desserts oder mischen Sie sie mit Mandeln und Nüssen. Tipp: Rohe Kakaoraspel vor dem Verzehr mit einer kleinen Kaffeemühle mahlen; Ähnliches empfehle ich für Leinsamen (zu ihnen kommen wir noch), die sehr oxidationsanfällig sind.

## Kokosöl

Seit Jahrtausenden wird Kokosöl als Nahrungs- und Schönheitsmittel verwendet. Im Sanskrit, der antiken Schriftsprache Indiens, nennt man die Kokospalme *Kalpa vriksha*, was bedeutet: «Baum, der alles zum Leben Notwendige schenkt». Die Kokosnuss, Frucht der Kokospalme, liefert ein schmalzweiches, zu über 90 % gesättigtes Fett, das bei Außentemperaturen von 24 °C schmilzt. Der Name Kokosfett hat sich in unseren Breiten etabliert, in seiner heißen Tropenheimat kennt man es als Kokosöl.

Kokosöl enthält besonders viel **Laurinsäure**. Sie zählt zu den mittelkettigen Fettsäuren, MCT (medium-chain triglycerides) genannt. Hochwertige kaltgepresste Bio-Kokosölprodukte erreichen einen Laurinsäureanteil von etwa 50 %. Laurinsäure findet sich auch in Palm(kern)öl, in geringen Mengen in Milchfett von Kuh, Ziege und in der Muttermilch, abhängig davon, wie viel die Frau über die Nahrung aufnimmt. Dieser Fettsäuretyp wird schnell verbrannt und macht sich deshalb nicht leicht als Speckrolle breit (lesen Sie unbedingt auch das Kapitel MCT-Öl). Kokosöl ist bekömmlich und ideal bei Verdauungsstörungen. Es intensiviert die Verwertung anderer Fettsäuren und Phospholipide (wie Lecithin) sowie die Aufnahme fettlöslicher Vitamine und Aminosäuren. Auch deshalb wirken Kokosöl und Omega-3-Fett doppelt so gut, wenn man sie zusammen einnimmt. Kokosöl besitzt auch antioxidative Kraft, da es den Bedarf an Vitamin E reduziert und so ein optimaler Partner für die Vitamin E verbrauchenden Omega-3-Fettsäuren ist.

Es stabilisiert den Blutzucker und stärkt das Immunsystem Darm. Die enthaltene Laurinsäure wird im Körper zu Monolaurin verwandelt, ein Monoglyzerid. Dies kann potenziell Viren ausbremsen, indem deren schützende Lipidmembran zerstört wird. Das Virus-Innere kann freigesetzt werden, und das Virus (z.B. Herpes) löst sich langsam auf. Zudem kann Kokosöl gramnegative Bakterien und Pilze in ihrem Wachstum hemmen, zum Beispiel Helicobacter pylori, einen Hauptauslöser von Gastritis und Magengeschwüren.[262] Diese antimikrobielle Kraft macht Laurinsäure in der Muttermilch wertvoll, denn die Säuglinge profitieren vom schützenden Effekt der Fettsäure. Daher ist es sinnvoll, in der Schwangerschaft hochwertiges Kokosöl zu verzehren.

Äußerlich auf der Haut angewendet, ist Kokosöl idealer «Wohlfühlmacher». Es zieht blitzschnell ein und hinterlässt keinen speckigen Fettglanz. Besonders gut eignet es sich bei geröteter, entzündeter und warmer Haut, da es kühlend und beruhigend wirkt: sehr zu empfehlen bei Neurodermitis, Schuppenflechte und Sonnenbrand. Auch auf Haar und Kopfhaut wirkt Kokosöl pflegend, nicht nur bei Schuppenflechte. Die Kopfhaut ist nach ayurvedischer Medizin eines der stärksten Entgiftungsorgane. Kokosöl eignet sich auch bestens zur Pflege von Zahnfleisch und Mundraum, indem es das Ökosystem der Mundhöhle stabilisiert (werfen Sie auch einen Blick auf das Kapitel Ölziehen).

Oft wird Kokosöl unter schlechten Bedingungen produziert, stark verarbeitet und dann als billiges Fett in Massenware verwendet. Von Bio-Herstellern erhält man Kokosöl, das schonend gewonnen wurde und bessere Fettqualität bietet. Solche Produktionen und ein fairer Handel sind aufwendig und teuer, aber nur dieses Fett ist qualitativ überzeugend und auch zur äußeren Hautpflege empfohlen, da über die Oberfläche der Haut Schadstoffe aufgenommen werden. Kokosöl sollte wie jedes hochwertige Pflanzenöl in Glasbehältnissen abgefüllt sein. Nach Anbruch können Sie es in den Kühlschrank stellen, müssen aber nicht. Bei korrekter Lagerung ohne Einfluss von Licht, Hitze, Sauerstoff hält es sich über zwei Jahre.

In der Küche punktet Kokosöl durch den wenig aufdringlichen Geschmack. Sie müssen nicht befürchten, dass Ihr Essen nach einem Kokosriegel schmeckt. Durch die Hitzestabilität ist es ideal zum Hantieren mit höheren Temperaturen. Für den kleinen Hunger und als schnellen Energieschub zwischendurch passt ein Teelöffel Kokosöl. Sie können ihn einfach in Kaffee oder Tee als dezente Süße einrühren. Kokosöl ist ein solides gesättigtes Fett, kein «tödliches Gift». Es gilt zwar als Superfood, dennoch sollten Sie es nicht als «Wundermittel» idealisieren. Wer grundsätzlich auf Öl verzichten will, das lange Transportwege zurücklegen muss, dem sei als gesättigtes Fett alternativ Butter, Butterschmalz oder Ghee empfohlen, das sich auch als Fettpepp in Kaffee eignet.

### Leinöl

Der Lein, auch Flachs genannt, ist eine altbewährte, unterschätzte Heilpflanze. Sie ist Nährstoff, Medizin, Rohstoff, Baustoff, Schmiermittel – ein Tausendsassa. Das zarte Gewächs und sein immenser Nutzen haben die menschliche Ur-Zivilisation begleitet und groß gemacht. Die Geschichte der Menschheit ist quasi durchwoben von dem Talent der Leinpflanze: Leinen als Textilstoff, mit dem Segelschiffe die Welt erobern konnten, Linoleum als Bodenbelag, Farben, Firnis – und gesundes Leinöl.

Bereits Hippokrates von Kos (ca. 460 bis 370 v. Chr.), der Urvater der modernen Medizin, setzte Leinöl ein – nicht um ein Boot zu bepinseln, sondern zum Heilen. Ebenso wie die herausragenden Ärzte Paracelsus (1494–1541) und Hildegard von Bingen (1098–1179). Im vergangenen Jahrhundert kämpfte vor allem die Forscherin Dr. Johanna Budwig (1908–2003) für die wissenschaftliche Anerkennung des Leinöls und seiner praktischen Anwendung im Alltag. Kein leichtes Unterfangen. Früher hatte jeder Bauer ein Feld mit Lein vor der Haustür, Leinöl war ein naturbelassenes Grundnahrungsmittel, das im Nu gepresst und binnen weniger Tage ohne große Qualitätseinbußen und ohne langes Darben im Regal den Magen eroberte und die Zellen schmierte. Leinöl war allgegenwärtig, eine feste Instanz. Kulturgut und Tradition.

Und heute? Leidet die Bevölkerung an Omega-3-Mangel, Depression, Übergewicht, Diabetes, Demenz, Autoimmunkrankheiten und Krebs. Trotz seiner fabelhaften gesundheitlichen Wirkung erfreuen sich zum Frühstück eher Cornflakes, Müsli, Wurst-,

Käse- und Marmeladebrote größter Beliebtheit anstelle einer antientzündlichen (Lein-)Öl-Mischung mit Quark oder Chiabrei. Leinöl ist noch immer nicht der Liebling, weder des Marketings noch der Supermarktregale noch der Produzenten. Es gilt als sensible Mimose, die bei Licht-, Hitze- und Sauerstoffkontakt «eingeht», nicht lange haltbar und deshalb uninteressant ist. Deshalb führt Leinöl für die breite Masse ein noch unscheinbares Schattendasein, und die hellblau blühende Leinpflanze ist eine Unbekannte geworden. Die blauen Felder des Leins verschwanden peu à peu, derweil färbte Raps die Felder leuchtend gelb ein. Geblieben sind uns unzählige Worte und alte Sprichworte, die an die frühere Hochzeit des Leins erinnern: «eine Fahrt ins Blaue», «einbläuen», «den Faden verlieren», «haspeln», «spinnen» und «flachsen» etc.[263] Statt Leinöl wird heute in Kampagnen besonders Rapsöl als Omega-3-Lieferant ausgelobt. Auch die *Deutsche Gesellschaft für Ernährung* (DGE) empfiehlt ausdrücklich Raps- und Walnussöl zur Omega-3-Versorgung. Das verwundert! Denn Leinöl liefert ein Vielfaches mehr Omega-3 als beide empfohlenen Öle: 100 g Leinöl enthalten ca. 60 g, Walnussöl nur 13 g und Rapsöl nur 9 g Omega-3-Fettsäuren.

Doch nur qualitativ bestes Leinöl verspricht therapeutischen Nutzen! Achten Sie auf das Etikett (Hinweis: Omega-Schutz beim Pressvorgang) und die Verpackung, optimalerweise zusätzlich im Papierkarton (mehr dazu auch im Kapitel Etiketten lesen). Leinöl sollte nicht ungekühlt über Wochen und Monate in einem Regal verstauben, bis es endlich in Ihre Hände fällt. Die Qualität eines solchen Öls ist fragwürdig. Es sollte nicht bitter schmecken, sondern nur angenehm nussig und mild. Für die beste Qualität beziehen Sie frisch gepresstes Öl in Bio-Qualität und verzehren es rasch. Geöffnet ist Leinöl circa zwei bis sechs Wochen haltbar. Die Art der Pressung spielt eine dominante Rolle bei der Haltbarkeit.

Und dennoch – bei aller Begeisterung für Leinöl: Für eine optimale Omega-3-Blianz reicht es leider nicht, nur auf Leinöl zu setzen. Die Omega-3-Fettsäure ALA aus Leinöl (ebenso aus Leindotter-, Hanf-, Walnuss-, Rapsöl, Chiasamen etc.) wird nur in winzigem

Ausmaß in die langkettigen Fettsäuren DHA und EPA umgewandelt. Die Konversionsrate von ALA zu EPA liegt bei maximal 10 %, die von DHA nahe bei 0 %. Wenn Sie über Jahre mit so wenig DHA/EPA durch die Welt torkeln, geraten Sie, ohne es zu merken, in eine bedeutende gesundheitliche Schieflage. Zwar sollen Sie hochwertiges Leinöl als praktikable, regionale und famose Omega-3-Quelle nutzen, aber *nicht* ohne Ergänzung, wie zum Beispiel als Leinöl mit DHA aus Mikroalgen, alternativ mehrmals die Woche Fisch, hochwertiges Fischöl oder Krillöl (Erhellendes zum Krillöl finden Sie auf S. 337).

Um die Empfindlichkeit der mimosenhaften Omega-3-Fette im Leinöl zu reduzieren, sollten sie durch einen Zusatz von Vitamin E als antioxidativem Radikalfänger protegiert werden. Idealerweise empfiehlt sich daher die Kombination von Leinölmischungen (mit DHA) und Vitamin-E-haltigem Weizenkeimöl.

## MCT-Öl

MCT-Öl (Medium Chain Triglyceride) ist ein spezielles, weiterentwickeltes Ölprodukt, dessen Fettmolekül von mittlerer Länge und eine konzentrierte Verwandte des Kokosöls ist. Es hat gewisse positive, aber nicht zu überschätzende Effekte bei der Gewichtsabnahme und steigert die Insulinsensitivität, d.h., die Zellen reagieren besser auf das Anklopfen von Insulin. Eine randomisiert kontrollierte Studie zeigte, dass im Vergleich zu anderen Ölen Fettdepots (insbesondere Bauchfett) durch die Zufuhr von MCT-Öl besser abschmelzen. Zudem beschleunigt MCT-Öl den Stoffwechsel und ließ Probanden weniger hungrig sein[264] – und zwar durch einen faszinierenden Mechanismus: In der Regel wird Fett im Dünndarm mit Hilfe von Gallenflüssigkeit und Bauchspeicheldrüsenenzym (Lipase) abgebaut.

Die eigenwilligen, begabten MCTs können diesem normalen Ablauf entgehen. Sie diffundieren einfach ohne großes Verdauungs-Tamtam durch die Darmschleimhaut und erreichen durch die Pfortader direkt die Leber. Dort werden sie sofort in Energie (Ketone) umgewandelt und strömen als perfekter Kraftstoff extrem schnell in den Blutkreislauf, zum Gehirn und in die anderen Organe. MCT-Öle sind somit ein Superkraftstoff für die Zelle. Sie treten wie ein Trupp der schnellsten Formel-1-Fahrer der Fette auf. Dagegen werden Omega-6-Fette aus Samen und Getreideölen wie Maiskeimöl oder Rapsöl nicht direkt in den Blutkreislauf, sondern in das Lymphsystem geleitet. Deshalb – weil sie nicht so schnell verbrannt werden – können sie eher ins Fettgewebe aufgenommen werden.

Doch MCT-Öl hat potenziell einen winzigen Haken. Manche Leber ist mit dem rasanten Fettansturm etwas überfordert. Dann schubst sie das Fett zurück in den Darm, und das könnte anfangs zu sehr weichem Stuhl führen. Deswegen setzen es manche erfolgreich bei Verstopfung ein. Auch bei schweren Leberkrankungen (Hepatitis, Krebs, Lebermetastasen) ist MCT-Öl eventuell zu «fordernd» und sollte besser durch Kokosöl ersetzt werden. Wenn Sie die Dosis langsam steigern, erhöhen Sie Ihre Toleranz für MCTs. Die bisher gängig empfohlene Tagesdosis liegt bei circa 10 bis 20 g, also etwa ein bis zwei Esslöffeln. Starten Sie zunächst mit maximal einem Teelöffel täglich, zum Essen oder im Kaffee. MCTs machen extrem wach, da sie so fix als Energierakete zum Gehirn und Herzen düsen, daher MCTs nicht abends nutzen! Für die meisten Menschen reicht ein Esslöffel täglich.[265] Erhöhen Sie bitte zeitgleich auch Ihre Ballaststoffzufuhr (zum Beispiel mit ein bis zwei TL gemahlenen Flohsamenschalen zum Frühstück), das kann Blähungen oder Durchfällen vorbeugen. MCT-Öl wird normalerweise nicht als Speiseöl in der Küche genutzt, es ist eher ein «therapeutisches Öl», trotzdem können Sie es für gewisse Rezepte, z. B. in Salatdressings, über Gemüse etc. in Kombination mit anderen Ölen oder im Kaffee verwenden. Jedoch nie über 160 °C erhitzen! Wem das alles zu wild und exotisch scheint, keine Sorge. Auch ohne MCT-Öl können Sie den perfekten Ölwechsel in der Küche starten.

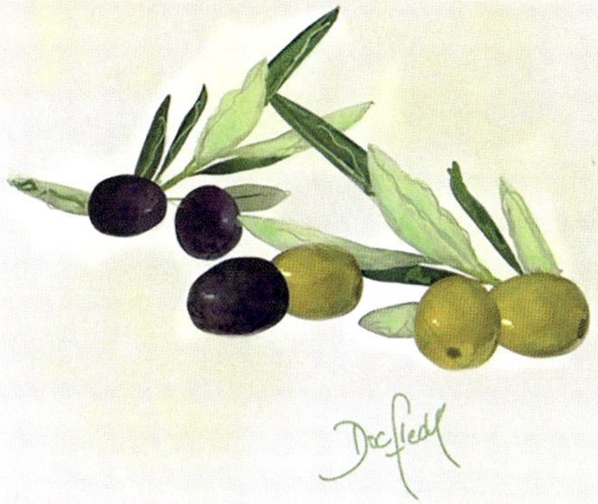

Oliven und Olivenöl, in guter Qualität, sind Wunder der Natur. Mit diesen gesunden Geschmacksbringern können Sie Mahlzeiten ideal aufwerten. Oliven liefern 77% einfach ungesättigte Fette (Ölsäure, MUFA), dazu ein Mix aus PUFA und gesättigtem Fett. Doch ist es nicht allein die Zusammensetzung der Fettsäuren, die das gesunde Kraftpaket schnürt. Es ist vielmehr die «rockige» Band aus sekundären Pflanzenstoffen, die vor den Fetten auf der Bühne steht. Und die verdient tosenden Applaus! Oliven sind antioxidative Kraftbündel. Nicht ohne Grund. Als wehrlose Olive am Olivenbaum unter Dauerbeschuss von reichlich Sonne, Hitze und Schädlingen, muss sie sich etwas ausdenken. Zur ihrer Selbstverteidigung legt sich die Olive den perfekten «Schutzanzug» aus antioxidativen Pflanzenstoffen zu, den Polyphenolen, die heilende Kräfte entfalten. Zwei besondere starke Polyphenole, die nur in Oliven zu finden sind: Oleuropein und Oleocanthal. Diese etwas seltsam klingenden Polyphenole färben den typischen Geschmack von Olivenöl. Oleuropein schmeckt bitter, Oleocanthal scharf, pfeffrig, «piksig», es sorgt dafür, dass ein gutes Olivenöl in der Kehle kratzt.[266] Die medizinische Wirkung dieses kratzig schmeckenden «Schutzanzugs» ist erstaunlich: Oliven übertreffen in ihrer antioxidativen Kraft sogar das Vitamin E. Die Ölsäure senkt das Risiko für Herz-Kreislauf-Krankheiten, indem sie LDL-Cholesterin und Blutdruck senkt. Die antioxidative Kombination mit Oleuropein sorgt dafür, dass die Oxidation des LDL-Cholesterins gedrosselt wird. Die Polyphenole wirken entzündungshemmend, nicht so stark wie eine Ibuprofen-Tablette, aber insbesondere Oleocanthal besänftigt ein chronisch überreiztes Immunsystem. Gerade wegen dieser entzündungshemmenden und antioxidativen Kraft zählen Oliven zu meinen Favoriten in der Prävention, vor allem von Krebs. Studien beweisen, dass Oliven(öl) das Tumorsuppressor-Gen und das den programmierten Zelltod auslösende Gen aktiviert.[267] Die kampferprobten Oliven treiben also die böse Krebszelle in den Selbstmord. Zeitgleich hemmen Oleocanthal[268] und Oleuropein[269] den mTOR-Signalweg (mTor haben wir in Teil 2, im Kapitel Krebsleiden kennengelernt). Das Protein mTOR stimuliert das Wachstum von Zellen, auch von Krebszellen. und das Altern. Damit präsentiert sich Olivenöl als schmackhafter Krebshemmer und Anti-Aging-Spezialist. Zudem hat Oleuropein eine direkte Wirkung auf die Haut gezeigt – es mindert UV-Licht-bedingte Hautschäden.[270] Deshalb macht der reichliche Olivenölkonsum im sonnenbetankten Mittelmeerraum auch Sinn. Und: Die Olive macht sogar die Knochen stark. Studien verblüffen: Der Konsum von Oliven(öl) im Rahmen einer olivenölreichen Mittelmeerkost mindert bei altersbedingter Osteoporose den Verlust gesunder Knochenmasse.[271]

Fazit: Olivenöl ist mehr als «nur ein gutes Fett». Charmant ist der Fakt: Im Alltag ist es leicht, qualitativ gute Oliven zu finden. Empfehlenswert sind zum Beispiel Oliven (mit Kern) im Glas. Bei Olivenöl ist die Suche schon etwas schwerer. Sie sollten auf «nativ extra»-Qualität setzen und das Etikett prüfen. Falls möglich, verkosten Sie Olivenöl. Dass Olivenöl ein echtes Qualiätsprodukt sein kann, ist ein noch recht junges Phänomen. Bis vor wenigen Jahrzehnten war es technisch sogar schwierig, moderne Spitzenöle zu produzieren. Ein Kratzen im Hals oder ein Hustenreiz sind Zeichen, dass Sie ein ordentliches Öl herausgefischt haben. Wenn Sie das Öl verkosten und merken, dass das Öl seltsam, ranzig oder «schlecht» schmeckt oder nicht stark pfeffrig nach Oliven, dann empfehle ich, das Öl nicht zu nutzen. Es ist vermutlich ein mit minderwertigen Ölen versetztes, aufgehübschtes «Kunstwerk». Nicht alle Öle sind Meisterstücke, wie das Etikett glauben lässt. Und solange sich niemand daran stört, ändert sich in der Regel nicht viel. Andreas März, ausgewiesener Olivenölexperte, meint: «Milde ist meistens ein Zeichen von Ranzigkeit. Dass Extra vergine zu Spottpreisen erhältlich ist und dementsprechend schmeckt, scheint bisher kein Grund für einen Aufstand gewesen zu sein.»[272] Vielleicht wollen Sie einen Aufstand proben? Ein Öl mal zurückgetragen?! ... Lassen Sie sich nicht entmutigen. Probieren Sie, geben Sie sich Zeit. Manchmal will gut Ding Weile haben. Und wer über eine gute Nase und Geschmacksempfinden verfügt, der kann leicht feststellen, was das Olivenöl taugt.

Jüngste Daten ermutigen zu der Annahme, dass hochwertiges natives Olivenöl (extra) auch beim Erhitzen sehr stabil ist. Der Mythos, raffiniertes Öl eigne sich besser zum Braten, ist somit widerlegt. Da jedes Qualitätsöl bei zu hoher und langer Hitze schlappmacht, sollte man auch mit Olivenöl beim Braten achtsam sein. Um jedoch die gesundheitliche Wirkung von Olivenöl zu nutzen, empfiehlt es sich, es oft auch kalt zu genießen, so wird die Molekularstruktur des Fettes nicht durch Hitze irritiert. Wenn Sie zur seltenen Ausnahme gehören und Olivenöl geschmacklich ablehnen, empfehle ich Ihnen als Alternative für die kalte Küche zum

Beispiel Raps-, Walnuss- oder Sesamöl. Da die Herstellung eines guten Olivenöls bis zu zwanzigmal teurer ist als die Produktion von Rapsöl, erklärt sich der deutliche Preisunterschied.

### Schwarzkümmelöl

Kennen Sie Schwarzkümmelöl? Es stammt aus einer Pflanze aus der Familie der Hahnenfußgewächse, ursprünglich aus dem Mittelmeerraum. Das extrem würzig-aromatische Öl ist, zugegeben, eine echte Gewöhnungssache. Aber wenn man Fan ist, wird sein dezent bitter-scharfes Aroma eine delikate Zutat. Die Samen und das Öl von Schwarzkümmel eignen sich für «Spezialeinsätze», sie sind für mich sozusagen der heimliche Olympiasieger unter den Heilölen. Vom Fettsäuremuster ist das Öl kein außergewöhnlicher Freak, es liefert nur Spuren von GLA und ähnelt mit einem hohen Anteil von Linolsäure (50 bis 60%) dem Sonnenblumenöl. Sein intensiv krautiger Geruch lässt jedoch das gewisse Etwas erahnen: eine Masse an wertvollen ätherischen Ölen, die die Pflanze produziert, um sich vor Oxidation zu schützen. Ein gutes, therapeutisch wirksames Schwarzkümmel liefert ca. 1% an ätherischen Ölen. So entspricht das Öl exakt der klassischen Mixtur in der Aromatherapie. Das ist Avantgarde. Diese interessante Symbiose aus Fettsäuren und ätherischen Ölen hat enorme immunregulatorische, antiallergische und entzündungshemmende Eigenschaften.

Bereits in der Antike schätzte man die außergewöhnliche Kraft dieses Öls. Notizen des römischen Gelehrten Plinius (ca. 23–79 n. Chr.) zeigen: Bei dem Biss von Schlangen oder dem Stich von Skorpionen bestand die übliche «Erste Hilfe» darin, dass man eine Mischung von zerstoßenen Schwarzkümmelsamen, Essig und Honig in die Hautwunde streicht. Die alten Ägypter schätzten es als Digestif nach üppigen Fressgelagen und als Heilmittel bei Entzündungen und allergischen Reaktionen. Über den spektakulären Fund eines kleinen Fläschchens Schwarzkümmelöls im Grab von Tutenchamun wurde nicht wenig spekuliert.[273] Eine kryptische Botschaft, die über die Wunderpflanze erzählen will? Es lindert Verdauungsbeschwerden und Blähungen, wirkt diskret harntreibend (diuretisch), nierensteinauflösend, zudem antibakteriell, bedingt bei Darmpilzen. Auch vermizide Wirkungen als Wurmmittel und erfolgreiche Zeckenabwehr (bei Hunden) werden beschrieben. Die altbewährte Anwendung in der Kosmetik, der «Bronzeteint» der Ägypter, geht angeblich auf das Öl zurück. Zudem wurde es zur Parasiten- und Insektenabwehr eingesetzt und diente als Gewürz in der Küche.

Dieser hochbegabte Immunspezialist lässt sich gezielt einsetzen: bei Allergien, Asthma bronchiale, Hautkrankheiten wie Juckreiz, Ekzemen, Neurodermitis, Schuppenflechte, Nahrungsmittelintoleranzen, entzündlichen Krankheiten wie Rheumatoide Arthritis, entzündlich aktivierter Arthrose, Multipler Sklerose, chronisch entzündlichen Darmkrankheiten, Reizdarm, Darmpilzen wie Candida albicans, Schilddrüsenerkrankungen, Leistungsabfall und Infektlabilität. Innerlich wirkt es auf die Schleimhaut des Darms, unserem wichtigsten Immunorgan. Äußerlich können die Duftstoffe Nigellon und Thymoquinon günstig bei Bronchospasmus (Verkrampfung der Atemwege), Asthma bronchiale und Husten wirken. Der äußere Gebrauch bewährt sich auch bei Hautkrankheiten, Haarausfall, Prellungen, Stauchungen, Insektenstichen, Wunden, Gelenkschmerzen und Hämorrhoiden.

Der Duft ist aber sehr gewöhnungsbedürftig, deshalb beim äußeren Auftragen besser mit anderen Pflanzenölen nach persönlicher Vorliebe (z. B. Kokosöl) mischen. Wichtig: Wegen des hohen Anteils an ätherischen Ölen empfiehlt sich die innerliche Einnahme nicht als Dauerbrenner, sondern ausschließlich als Kur über drei bis maximal vier Monate. So wird einer Belastung der Leber und Gewöhnungseffekten vorgebeugt. Alternativ lassen sich Schwarzkümmelsamen in den Alltag einbauen, in Salatdressings, Smoothies, Gemüseaufläufen oder mit heißem Wasser übergossen als Tee (ein Esslöffel, 10 Minuten Ziehzeit).

### Weizenkeimöl

Weizenkeimöl, ebenfalls ein echtes Kleinod unter den Heilölen, wird aus den winzigen Keimlingen des Weizenkorns gepresst, die beim Vermahlen zu Auszugsmehlen anfallen. Bizarr: Bei der Weißmehlproduktion werden die mit Abstand wertvollsten Teile des Getreidekorns, die Weizenkeime, entfernt. Nicht ohne Grund: Andernfalls wäre das Mehl nicht lange lagerfähig, denn Weizenkeime werden schnell ranzig. Die Keimlinge sind die Urzelle einer gesunden, kräftigen Pflanze, der winzige Embryo sozusagen, und daher proppenvoll mit lebenswichtigen Nährstoffen betankt.

Weizenkeimöl ist glutenfrei, das geht leider oft unter, und zu Unrecht geht dieses wertvolle Öl daher an vielen Verbrauchern vorbei. Weizenkeimöl ist ein echtes Wirkstofföl: Das Besondere ist bekanntlich der spektakulär hohe Gehalt an natürlichem Vitamin E. Dabei handelt es sich nicht um ein einzelnes Vitamin, sondern um eine Mannschaft an Verbindungen, die Tocopherole. Das Wort stammt aus dem Griechischen von *tocos* = Geburt, Nachkomme, und *pherein* = tragen. Die Tocopherole sind also «Geburtsträger». Dieser Name zeigt auch die Bedeutung für den Erhalt der Fruchtbarkeit an. Bewährt hat es sich besonders bei Schwäche und Müdigkeit, Herz-Kreislauf-Beschwerden, entzündlichen Krankheiten und Schmerzen. Mit dem hohen Vitamin-E-Gehalt eignet es sich als Nahrungsergänzung und Antioxidantienschutz zu anderen Omega-3-Fetten wie Leinöl oder Fischöl. Außerdem liefert es viel Lecithin und Coenzym Q 10. Bereits ein Teelöffel deckt den durchschnittlichen Tagesbedarf an Vitamin E. Bei höherer oxidativer Belastung und in Stresssituationen empfiehlt es sich, die Zufuhr auf einen Esslöffel zu steigern.

Nicht nur innerlich hält das Öl sein Versprechen. Als ideales Hautpflegeöl beugt es frühzeitigem Hautaltern vor, hilft bei chronischen Hautbeschwerden wie Juckreiz, Ekzem, Neurodermitis, Psoriasis und Akne. Es eignet sich zudem zur Vorbeugung von Schwangerschaftsstreifen und als Massageöl. Wichtig: Das Öl hat einen intensiven Geruch und kann Kleidung verfärben. Äußerlich können Sie das Öl in einem Verhältnis von ca. 1:9 mit einem anderen Pflanzenöl Ihrer Wahl, z.B. Kokosöl, mischen. Für die innere Einnahme empfehlen sich Ölmischungen, zum Beispiel mit DHA versetztem Leinöl. Die Produktion eines naturbelassenen, kaltgepressten Bio-Weizenkeimöls ist schwindelerregend aufwendig, teuer und wenig gewinnbringend. Es braucht fast 40 kg Weizenkeime, die aus 20 Tonnen Weizenkörnern stammen, um einen läppisch knappen Liter Öl zu gewinnen! Kein Wunder also, dass es kaum Hersteller gibt, die für diese Kostbarkeit diesen Produktionsaufwand riskieren.

## Nüsse, Mandeln, Samen, Kerne – Zwei Jahre Lebenszeit gratis dazu

Studien über Studien beweisen: Wer Nüsse isst, tendiert zu einem längeren, gesünderen Leben, stirbt seltener an Krebs, Herzkrankheit oder chronischen Lungenkrankheiten.[274] Forscher mutmaßen, dass wir zwei Lebensjahre dazugewinnen, wenn wir regelmäßig Nüsse und Samen knabbern, und zwar schon mit einer Handvoll bzw. einer viertel Tasse an fünf oder mehr Tagen die Woche.[275] Die *Global Burden of Disease Study* zeigt: Geringer Verzehr von nussigen Freunden erhöht das Risiko für Invalidität und früherem Tod. Noch immer halten Fettphobiker Nüsse für schlechte Nahrungsmittel. Diese Fehleinschätzung kostet nach Meinung der Wissenschaft jährlich Millionen von Menschen das Leben, mehr als alle Opfer von illegalen Drogen zusammengerechnet.[276]

Vor allem gegen den Killer Nummer 1 – Herz-Kreislauf-Krankheiten – liefern Nüsse den perfekten Cocktail aus Vitamin E, Selen, Zink, Kupfer, Folsäure, B-Vitaminen, Eiweiß wie Arginin und mehrfach ungesättigten Fettsäuren. Breitangelegte Studien zeigen imposant: Nüsse reduzieren das Risiko für tödliche Herzinfarkte um bis zu 67 %.[277] Nüsse sind in ihrer unnachahmlichen Wirkkraft

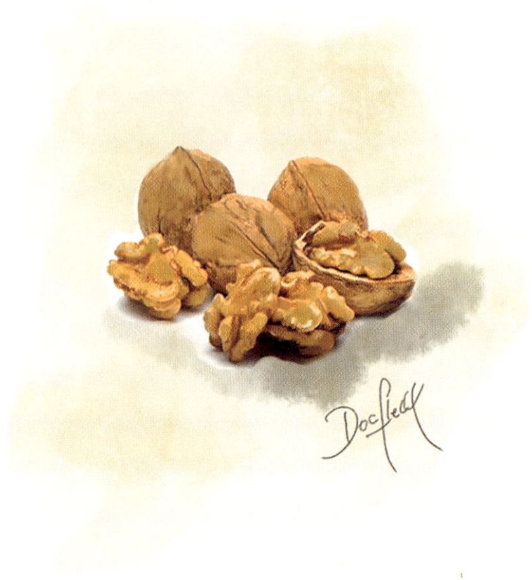

ein perfekter Schutz Ihrer Blutgefäße. Sie wissen: Wir sind immer so alt wie unsere Gefäße. Und die Schutzkraft der Nuss kommt nicht von ungefähr:

Nüsse sind konzentrierte Nährstoffpakete, voll mit den besten Vitalstoffen der Natur: Vitaminen, Mineralien, Spurenelementen, Ballaststoffen, Eiweiß und essenziellen Fetten. Genau deshalb wurden sie leichtes Opfer der unsäglichen Fettarm-Hysterie. Und weil sich eine einfache, «ehrliche» Nuss im Gegensatz zum Medikament nicht patentieren lässt, sie sich nicht für Hochglanzmarketing eignet und kaum Gewinn abwirft, haben Nüsse keine Lobby. Schade! Menschen, die Nüsse genießen, sind im Durchschnitt deutlich schlanker als Nussverweigerer.[278] Das ist vermutlich durch die gute Sättigung bedingt. Nüsse machen satt, liefern smarte Power für Gehirn und Nervenzellen und senken durch die Kraft der ungesättigten Fettsäuren und sekundären Pflanzenstoffe das schlechte LDL-Cholesterin um stolze 10 bis 15 %.[279] Mit reichlich ungesättigtem Fett und dem Oxidationsschutz Vitamin E sind Nüsse als unraffinierte Produkte echte Edelsteine, während raffinierte Nussöle die meisten der wichtigen Fettbegleitstoffe, Vitamine und Spurenelemente eingebüßt haben.

Lassen Sie sich daher an dieser Stelle für «echte» Nüsse und Samen im Alltag begeistern. Nüsse gibt es im Handel mit und ohne Schale, ganz oder gemahlen, naturbelassen, geröstet oder gesalzen. Frische Nüsse sollten unversehrte Schalen haben. Ganze Nüsse, naturbelassen, ohne Verarbeitung oder Zusätze von Salz, sind gesundheitlich am wertvollsten.

Tipp: Gesund ist die Nuss nur, wenn sie nicht ranzig ist. Achten Sie bereits beim Einkauf auf das Haltbarkeitsdatum. Es sollte noch etwa zwölf Monate gültig sein. Ein bitterer Geschmack ist ein Hinweis für Ranzigkeit. Alle ranzigen Fette sind «Rost für Ihre Gefäße». Bemerken Sie «Nuss-Staub» in der Packung, scheinen die Nüsse nicht mehr frisch. Lagern Sie alle angebrochenen und gemahlenen Nüsse und Kerne im Kühlschrank in geschlossenen Behältnissen. So sind die Vitalstoffbomben vor Licht, Hitze und Feuchtigkeit geschützt und halten sich ca. drei bis vier Monate. Mahlen Sie Nüsse und Samen selbst, etwa in einer kleinen Kaffee- oder Gewürzmühle (gibt es auch gebraucht günstig beim Trödelmarkt oder im Internet) oder Mini-Mixer und verwenden Sie sie möglichst sofort. Getreidemühlen sind nicht zu empfehlen, da fette Samen sehr ölreich sind und die Mahlwerke verkleistern können. Lagern Sie gemahlene Nüsse und Samen nicht im «Chaos der Backzutaten», da die Kontaktfläche bei gemahlenen Nüssen und die Angriffsfläche für Sauerstoff um ein Vielfaches höher sind.

### Walnüsse

Seit Jahrtausenden wird der beeindruckende Walnussbaum kultiviert. Bei den Römern galt er als heilig und wurde besonders verehrt, da er extrem alt wird. Er überdauert Generationen und weiß viele Geschichten zu erzählen. Sehen Walnüsse vielleicht deshalb so aus wie ein kleines Gehirn? Jedenfalls möbeln sie nachweislich die grauen Zellen auf. Walnüsse haben anderen Nüssen etwas voraus: Ihr Gehalt an Omega-3-Fett[280] und Antioxidantien[281] zählt zu den höchsten. Mit einem Anteil von bis zu 86 % PUFA sind sie unschlagbar. Die Walnuss liefert reichlich Magnesium, Kupfer, Kalium, Vitamin B1, B6 und Folsäure sowie etwas Phosphor, Eisen, Vitamin B2 und Panthotensäure und einen Strauß an wertvollen Ballaststoffen. Gesünder geht Ge-Nuss kaum. 2013 erstaunt die im renommierten *New England Journal of Medicine* veröffentlichte PREDIMED-Studie[282] (von Prevención con Dieta Mediterránea), eine der weltweit größten, kontrollierten ernährungsinterventionellen Studien, die gesamte Fachwelt. In der anspruchsvollen Analyse wurden Erwachsene mit Risikofaktoren wie Bluthochdruck, Diabetes, erhöhten Blutfetten und Nikotin, aber ohne feststellbare Herzerkrankung über einen satten Zeitraum von fünf Jahren untersucht und per Zufallsprinzip in drei Ernährungsgruppen eingeteilt: mediterran plus reichlich Olivenöl (140 ml pro Tag), mediterran plus gemischte Nüsse (30 g Walnüsse, Haselnüsse und Mandeln pro Tag) und «klassisch vorbildlich», fettarm und kohlenhydratreich mit Vollkornprodukten, Kartoffeln etc., so wie seit Jahren noch immer weit verbreitet gelehrt wird. Das Ziel der Studie war der Nachweis, dass Herzinfarkt oder Schlaganfall oder Tod durch Herz-Kreislauf-Ereignisse durch eine Ernährungsumstellung abzubiegen sind. Die Studie wurde abgebrochen! Der Grund: Die Vorteile der fetten Olivenöl- und der Nussgruppe gegenüber der Fettarm-Gruppe waren so eklatant, dass Fettarm-Essen aus ethischen Gründen nicht mehr zumutbar war. Und: Von allen im Verlauf der Studie getesteten Nüssen schnitt die Walnuss mit

Abstand am besten ab, was die Reduktion des Herzkreislauf- und Krebsrisikos angeht. Als heimisches Produkt ist sie ideal für Ihren Ölwechsel in der Küche. Genauso wie:

### Haselnüsse

Die Haselnuss ist die Frucht des hübschen, zarten Haselnussbaumes, der seine Ursprünge in Kleinasien hat und bereits in über 5000 Jahre alten chinesischen Manuskripten auftaucht. Sie wurde auch bei den alten Römern und Griechen als Nahrungs- und Heilmittel geschätzt. Ihr Fettsäureprofil liefert vor allem reichlich ungesättigte Fettsäuren aus MUFA (78 % Ölsäure) und 14 % Linolsäure (PUFA) sowie 2 % der zellmembranstabilisierenden Stearinsäure. Der hohe Anteil von Ölsäure macht die Nuss und das Haselnuss-Öl leicht verdaulich. Außerdem punkten Haselnüsse durch Reichtum an Vitamin B1 und B6, Vitamin A, Kalium, Magnesium, Folsäure, Zink, Phosphor, Eisen, Kalzium, Schwefel, Mangan und Kupfer. Solide ist auch ihr Gehalt an Eiweiß (13 g/100 g) und Ballaststoffen. Die Haselnuss als urheimische Nuss eignet sich perfekt als Snack, Zugabe zu Salaten, Saucen, Chiapuddings oder Backwaren. Mit feingehackten Haselnüssen kann man auch Butter verfeinern, die exzellent zu Fisch, Geflügel oder Wild passt. Aus Haselnüssen wird ein sehr aromareiches Öl gewonnen, das vor der Kaltpressung oft geröstet wird, was das angenehm nussige Aroma des Öls noch verstärkt. In der kalten Küche verleiht es vor allem Salaten und Vollwertgerichten eine würzige Note. Der leicht süßliche Geschmack ist auch bei Kindern beliebt. Kaltgepresstes Haselnussöl sollte nie erhitzt werden. Es eignet sich außerdem zur milden Hautpflege als solides Basisöl, vor allem bei empfindlicher und trockener Haut.

### Macadamianüsse

Die Macadamianuss, auch australische Haselnuss genannt, gehörte zu den Grundnahrungsmitteln der Ureinwohner Australiens. Inzwischen gilt sie wegen ihres wunderbaren Geschmacks weltweit als «Königin der Nüsse». Ähnlich wie die Mandel ist die Macadamia eine Steinfrucht, also per se keine echte Nuss. Wegen des hohen Gehalts an einfach ungesättigten Fettsäuren (MUFA), Ölsäure (57 %) und antioxidativem Vitamin E ist sie ähnlich wie Weizenkeim-, Olivenöl und Avocadoöl resistent gegen Oxidation und wirkt als Zellschutz gegen freie Radikale. Rohe Macadamianüsse liefern große Mengen an Vitamin B1, Magnesium für Gefäßsystem, Muskulatur, Knochengesundheit und Nervensystem und immunstärkendes Mangan. Zugleich unterstützen Provitamin A und B-Vitamine die gesundheitlichen Effekte, insbesondere die Hautregeneration.

Weltweit steigt der Verbrauch an Macadamia immens an, das liegt nicht nur am Geschmack der Gourmet-Nuss, sondern auch am Fettsäuremuster und der Verwertbarkeit in Kosmetikprodukten. Ölsäure und der Reichtum an Palmitoleinsäure bewirken einen besonders weichmachenden Effekt auf der Haut. Deswegen gelten Pflanzenöle mit hohem Palmitoleingehalt wie auch Sanddorn und Avocadoöl als «Weich-wie-ein-Babypopo-Macher».[283] Eine weitere nette Nebenwirkung: Äußerlich aufgetragen hat Macadamiaöl eine lichtschützende Wirkung (Lichtschutzfaktor 3–4) und wirkt gegen Schuppen. In der kalten Küche empfiehlt sich Macadamia als einmalig gesunder nussiger Kick. Besser sind aber eindeutig ungesalzene Produkte. Und Vorsicht: Für die «besten Freunde» des Menschen, die Hunde, sind Macadamianüsse giftig. Nicht jeden «gesunden Snack» mit Ihrem Haustier teilen.

## Paranüsse

Die aus Südamerika stammende Paranuss ist eine echte Fettbombe mit exzellentem Fettprofil aus bis zu 71 % mehrfach ungesättigten Fettsäuren. Außerdem ist sie wie alle Nüsse Ballaststofflieferant erster Güte. Die Liste der gesundheitlichen Power dieser Nuss ist lang und bestaunenswert: Als Nährstoffpaket liefert sie sehr viel Magnesium, Kalium, Kalzium sowie Vitamin B1, Eisen, Zink, Kupfer, Phosphor und Nikotinsäure. Besonders ihr Reichtum an Selen ist für den perfekten Zellschutz bedeutend. Das Spurenelement Selen schützt vor freien Radikalen, stärkt das Immunsystem und stimuliert die körpereigene Entgiftung, so wirkt Selen z.B. als Quecksilberantagonist. Selen ist auch unabdingbar für eine normale Schilddrüsenfunktion. Bei Krankheiten der Schilddrüse, entzündlichen Krankheiten wie Rheuma, MS oder chronischen Darmkrankheiten, bei Infektlabilität, grauem Star, Störungen der Fertilität, Krebs und Leistungssportlern (für eine bessere Muskelregeneration) empfehle ich eine konsequente Nahrungsergänzung mit Selen. Denn die Bevölkerung leidet unter einem dramatischen Selenmangel, eine plump unterschätzte Gefahr. Der Mangel rührt aus einem Selendefizit unserer heimischen Böden und ist oft dem Alkoholgenuss geschuldet. Wir sind auf die äußere Selenzufuhr angewiesen, da der Körper es nicht selbst produzieren kann und nicht lange speichert. Die Paranuss ist eine simple Option, natürliches Selen zuzuführen. Es sitzt vornehmlich direkt unter der dünn-bräunlichen Haut der Paranuss. Eine Portion von 100 g Paranusskernen deckt bei Erwachsenen fast das Sechsfache des Tagesbedarfs an Selen. Kein anderes Produkt der Natur kommt an solche Selenwerte heran. Das Selen der Paranuss wird vom Körper leicht aufgeschlüsselt. Doch: Die Dosis macht das Gift – und auch die gesunde Paranuss als Selenbombe kann man überdosieren. Je nach Körpergewicht, sportlicher Aktivität und Grunderkrankung sollte man zwischen 300 bis 500 µg Selen täglich zuführen. Eine Dosis über 300 µg sollte nur auf ärztlichen Rat und unter ärztlicher Begleitung erfolgen. Bereits eine Paranuss liefert je nach Größe zwischen 50 und 90 µg, sodass eine tägliche Zufuhr von etwa drei großen Paranüssen ausreicht.

In korrekter Dosis verzehrt, ist die Paranuss jedoch gesundheitlich großartig. Vom ökologischen und ethischen Aspekt muss man aber wissen: Die Paranuss ist Frucht eines riesigen Baums, der bis zu 75 Metern hoch werden kann, sein dicker Stamm hat einen Durchmesser von bis zu zwei Metern. Er gedeiht in den Regenwäldern des Amazonas in Südamerika und trägt erst nach etwa 15 Jahren größere Früchte. Versuche, den Baum in anderen Regionen der Welt anzubauen, schlugen fehl. Die Früchte des Baums sind kokosnussähnliche Kapselfrüchte von etwa 10 bis 20 cm Durchmesser und 1 bis 2 kg Gewicht. In jeder dieser Früchte wohnen dichtgedrängt zwölf bis 20 längliche Paranüsse. Die Nüsse werden nur bei gutem Wetter geerntet, nicht ohne Grund: Die Bäume sind zu hoch, um ungefährdet hinaufzuklettern, zu groß, um geschüttelt zu werden, und weil die exotischen Fruchtkapseln Schwergewichte sind, ist es lebensgefährlich, sie bei Sturm oder Regen zu sammeln. Achten Sie daher unbedingt auf Produkte aus fairem Handel, der für menschenwürdige Aspekte der Ernte steht.

### Pekannüsse

Die Pekannuss ist die Frucht des mächtigen Hickorybaums, der ursprünglich im Mississippital zu Hause war. Der dekorative Baum kann «steinalt» werden, manche sogar über 1000 Jahre. Inzwischen wird er nicht nur in den USA und Kanada, sondern zunehmend auch in Australien und Israel kultiviert. Pekannüsse waren eines der wichtigsten Grundnahrungsmittel der nordamerikanischen indianischen Ureinwohner und erfreuen sich heute vor allem im Süden der USA größter Beliebtheit. Die Pekannuss punktet mit reichlich ungesättigten Fettsäuren (87 %), die sich zu 62 % aus

MUFA und 25 % aus PUFA zusammensetzen. Studien schlussfolgern, dass Pekannüsse den LDL-Cholesterinwert senken und das Herz-Kreislauf-System fördern.[284]

Die Nuss liefert sehr viel Ballaststoffe, Zink, Vitamin B1, Magnesium, Kupfer und Kalium sowie etwas Phosphor, Folsäure, Eisen, Vitamin B6, Panthotensäure und Nikotinsäure. Darüber hinaus strotzt sie mit antioxidativen Phenolen und dem die Immunabwehr stimulierenden Mangan, ein Spurenelement, das in der Nahrung nur selten vorkommt. Pekannüsse zählen zu den besten 15 Lebensmitteln, die vom US-amerikanischen Gesundheitsministerium als Antioxidans ausgelobt wurden. Die Pekannuss eignet sich roh für süße oder pikante Gerichte und als perfekter Snack. Ob ganz oder gehackt mit Kakao-Raspeln, etwas Bio-Zimt, Kokosöl oder Butter. Geschmacklich ist sie etwas zarter und milder als die Walnuss. Mit dunkler Bitterschokolade überzogen oder ohne ist sie ein perfekter antioxidativer «Stimulus» für Ihren Alltag.

### Pistazien

Pistazien sind Samen eines winterkahlen Baumes, der in Kleinasien beheimatet ist und dem Cashew-Baum nah verwandt ist. In Russland wächst der Baum wild – heute wird er in den meisten Staaten Zentralasiens, des Nahen Ostens, des Mittelmeerraums und in den USA kultiviert. Pistazien sind eine Schatztruhe an ungesättigten Fettsäuren (83 %), davon sind 68 % MUFA und rund 15 % PUFA. Getrocknet liefern sie enorm viel Ballaststoffe, Mineralien und Spurenelemente wie Magnesium, Kalium, Kupfer, Vitamin B1. Zudem Eisen, Kalzium, Phosphor, Folsäure, Pantothensäure, Vitamin B2 und B6. Als immunstärkendes Kraftpaket punkten sie sogar mit Vitamin C und Zink.

Die kleinen, delikat süßlich schmeckenden Samen haben es in sich und gewaltig «hinter der Schale». Eine klinische Studie zeigte bei Männern, die über einen Zeitraum von drei Wochen täglich drei bis vier Handvoll Pistazien knabberten, eine deutliche Verbesserung der erektilen Funktion ohne jegliche Nebenwirkung.[285] Über das Thema Störungen in der Sexualität reden die wenigsten offen. Erektionsstörungen, «erektile Dysfunktionen», betreffen aber bis zu 30 Millionen Männer in den USA und geschätzt mindestens 100 Millionen Männer weltweit.[286] Mutmaßte man früher, dass sie gerade bei jüngeren Männern ein «Kopfproblem» seien, dämmert inzwischen der Fachwelt eine andere Ursache: Inzwischen betrachtet man Erektionsstörungen als ein Frühwarnzeichen einer beginnenden Arteriosklerose. Ein schlaffer Penis ist ein deutliches Zeichen einer systemischen Gefäßerkrankung.[287] Zwei Drittel aller wegen starken Brustschmerzen in der Notaufnahme versorgten Männer waren jahrelang durch eine Erektionsstörung vorgewarnt, dass mit der Blutzirkulation etwas im Argen ist.[288] Leider werden solche Warnzeichen oft überhört. Das peinliche Thema wird selbst beim Arztbesuch verschwiegen. Das darf und sollte nicht sein. Raus mit der Sprache, ran an die Pistazien!

Aber bitte mit Schale! Nüsse, vor allem Pistazien, können bei falscher Lagerung schnell schimmeln und gefährliche Aflatoxine bilden, die Leberschäden sowie Leber- und Nierenkrebs verursachen. Solche ungemütlichen Schimmelpilzgifte sind in der Regel hitzestabil, d.h., durch Kochen oder Braten kann man sie nicht unschädlich machen. Da gerade Pistazien extrem anfällig für Aflatoxinbildung sind, empfehle ich, sie in der Schale zu kaufen. Das garantiert bessere Haltbarkeit. Die Schale sollte allerdings nicht beschädigt sein und keinerlei Schimmelspuren haben. Es empfiehlt sich der Verzehr von ungesalzenen Produkten. Tipp: Persönlich verfeinere ich meine Pestos gerne mit ein paar Pistazien. Das gibt geschmacklich und wegen der zartgrünen Farbe auch optisch mehr Pepp.

## Schwarzer Sesam

Sesam gilt als eine der ältesten Ölpflanzen. Nachweislich wurde er bereits 3000 vor Chr. angebaut, und die Hochkulturen der Antike wie die alten Ägypter, Griechen, Römer haben die Heilkraft der kleinen Körner geschätzt. In Kriegen führten griechische Soldaten sogar ein Päckchen Sesam zur Stärkung im Marschgepäck mit sich. Bei Sesam denken die meisten an goldgelbe Körnchen auf Frühstücksbrötchen. Dabei gilt schwarzer Sesam als die «Urform» und ist im Gegensatz zum hellen den wenigsten bekannt. Das soll sich ändern. Er hat deutlich intensiveres Aroma und eine exquisite Nährstoffkombination. Bereits in Standardwerken der *Traditionellen Chinesischen Medizin* (TCM) setzt man auf die Winzlinge: «Durch schwarzen Sesamsamen können alle chronischen Krankheiten nach 100 Tagen geheilt werden, die Hautfarbe von Körper und Gesicht nach einem Jahr verbessert werden und nach drei Jahren die Zähne nachwachsen.»[289] In der TCM verwendet man Sesam auch als eine Art Tonikum in der Rekonvaleszenz nach Krankheit und Geburt, bei allgemeiner Schwäche, Anämie und als Stimulus zur Milchproduktion bei stillenden Müttern.

Sesam besteht zu fast 50 % aus hochwertigem Fett, davon zu 87 % aus ungesättigten Fettsäuren. Diese setzen sich jeweils hälftig aus MUFA und PUFA zusammen, dabei dominiert vor allem Linolsäure. Der hohe Anteil des wertvollen Fettbegleiters Lecithin macht naturbelassenes Sesamfett (-öl) gut verwertbar. Denn Lecithin sorgt für die reibungslose Aufnahme und Verdauung der Fette und gesunde, «fluffig-fließende» Zellmembranen. So garantiert es die reibungslose Kommunikation der Zellen untereinander, stärkt die Fließfähigkeit des Blutes und pflegt ein «stressresistentes Nervenkostüm». Sesamöl sollte wegen des hohen Gehalts an PUFA hauptsächlich kalt verwendet werden.

Schwarzer Sesam ist auch eine faszinierende Multivitaminbombe der Natur, mit exzellentem Gehalt an Mineralien. Er zählt zu den kalziumreichsten Lebensmitteln der Erde, stützt mit dem optimalem Verhältnis an Magnesium und Phosphor den Aufbau von Gelenken, Knochen, Knorpel, Zähnen und Muskulatur – auch Herzmuskulatur und stimuliert die perfekte Reizübertragung in den Neuronen. Im direkten Vergleich zu Sesam hinkt Kuhmilch im Mineralstoffgehalt hinterher: 100 g Milch enthalten 120 mg Kalzium, 100 g Sesam ca. 800 mg Kalzium. Ein Esslöffel Sesam (10 g) liefert etwa 80 mg Kalzium. Im Durchschnitt liegt der tägliche Kalziumbedarf eines Erwachsenen bei 1000 mg. Entscheidend ist aber nicht die Menge allein, sondern die Bioverfügbarkeit des Minerals im Körper, also die Menge, die vom Körper aufgenommen wird, und da schneidet Sesam extrem gut ab. Zudem punktet er als hervorragende Quelle für Zink, Selen, Vitamin A, Vitamin B1, B2 und B3. Der Lebensmittelzwerg ist ein Riese an leicht verwertbaren Proteinen. Er liefert alle essenziellen Aminosäuren, die für den Aufbau von Hormon- und Signalstoffen, Muskulatur sowie Bindegewebe, Haut, Haaren und Nägel wichtig sind. Dabei ist vor allem der Reichtum an schwefelhaltigen Aminosäuren wie Cystein, Methionin und Taurin als Kollagenbildner für die gesunden Haut- und Bindegewebe wichtig.

So empfiehlt sich Sesam besonders bei pflanzenbetonter Ernährung und für Sportler. Er liefert auch die perfekte Kombination aus Cystein und Selen, die vom Körper zur Produktion wichtiger Antioxidantien benutzt wird. Deshalb setze ich Sesam grundsätzlich bei entzündlichen Erkrankungen ein, insbesondere bei Gelenkerkrankungen wie Rheuma und Arthrose. Ähnlich wie Leinsamen besticht er durch den Gehalt an Lignanen, die als kluge Pflanzenstoffe agieren. Lignane zählen zu den Phytoöstrogenen, die keine Östrogene im chemischen Sinne sind, sondern lediglich eine strukturelle Ähnlichkeit mit den Hormonen haben. Diese Ähnlichkeit ermöglicht es diesen Pflanzenstoffen, sich an Hormonrezeptoren zu binden und den Hormonhaushalt zu regulieren. Außerdem senken Lignane so das Risiko von Krebskrankheiten, die mit einer Dysregulation von Hormonen in Verbindung stehen (Brust-, Gebärmutter-, Eierstock- und Prostatakrebs). Der ähnlich zu allen Nüssen und Samen hohe Gehalt an Ballaststoffen hilft beim Aufbau eines gesunden Darmmilieus. Dieser geballte Benefit und der erfreuliche Fakt, dass Sie nicht sehr viel brauchen (empfohlene Tageszufuhr zwei bis drei Teelöffel), machen Sesam zum perfekten Fetthelden. Und das Öl?

Sesamöl hat sich nicht nur für die kalte Küche, sondern auch traditionell in der ayurvedischen Medizin als Massageöl und in der Kosmetik etabliert. Es regeneriert die Haut und hat leicht UV-schützende Effekte. Es eignet sich exzellent für morgendliches Ölziehen zur Mundhygiene und bei chronisch trockener Nasenschleimhaut. Bei chronisch verstopfter Nase, Borkenbildung und Nasenbluten lindert regelmäßiges Tropfen der Nase mit Sesamöl spürbar bis hin zu kompletter Beschwerdefreiheit. Fertigprodukte gibt es in allen Apotheken und Drogerien. Geschmacklich ist Sesam nussig, erdig und passt perfekt in altbewährte Rezepte von Smoothies, Gemüse, Salaten, Energiekugeln, Brot etc. Panieren Sie einmal ein Stück Fisch, Geflügel oder Tofu mit Sesam. Eine einfachere, gesündere Variante für Panade ist kaum vorstellbar. Für die optimale Nährstoffaufnahme zerkleinern Sie Sesam in Mixer, Kaffeemühle oder Mörser (Vergleich Leinsamen). Mit fertigem Sesammus («Tahin»), einer vor allem im Orient geschätzte Würzpaste, die Sie auch hierzulande bekommen, können Sie Obstsalate, Salatsauce, Saucen auffrischen. Tahin wird aus geschältem oder ungeschältem Sesam angeboten. Die geschälte Variante ist an der helleren Farbe erkennbar und schmeckt sehr milde. Mus aus ungeschältem Sesam ist von der Zusammensetzung hochwertiger und schmeckt herb und etwas bitter. Mit Tahin oder in Wasser gequollenem Sesam lässt sich auch leicht eine gesunde Sesammilch brauen. Eine weitere wunderbare Variante, den fetten Freund zu nutzen, ist das Sesamsalz «Gomasio». In Bioläden zählt dieses ursprünglich aus Japan bekannte Würzmittel zur Grundausstattung. Es ist aus geröstetem und gemahlenem Sesam mit geringen Mengen Meersalz gemischt und verfeinert Gerichte mit einem fein-nussigen Aroma, ohne zu stark zu salzen. Gomasio, das Sie auch einfach selbst machen können, passt bestens als geheime Zutat in Salatdressings oder in Avocadocremes. Wegen des hohen Gehalts an PUFA sollte ein angebrochenes Gomasioglas oder selbst hergestelltes Sesamsalz allerdings rasch aufgebraucht werden.

Geben Sie Sesam, vor allem dem schwarzen Sesam, eine echte Chance. Seine Inhaltsstoffe kurbeln den Stoffwechsel ganzer Zellsysteme und Organe an und stärken den gesamten Organismus. Die exzellente Wirkung auf die einzelnen Zellen, insbesondere von Haut, Schleimhaut und Immunsystem, macht ihn auch zum perfekten Verbündeten für alle Menschen mit eingeschränkter Belastbarkeit, schlechter Abwehr und immunsupprimierender Medikation.

### Chiasamen

Die kleinen Samen stammen ursprünglich aus Mexiko, Zentral- und Südamerika. Sie waren bereits zu Zeiten der alten Maya Grundnahrungs- und Heilmittel und dienten Laufboten als Energiespender (*Chia,* in der Sprache der Maya = Kraft). Mittlerweile sind die schwarz-grauen Kügelchen in unseren Supermarktregalen beheimatet und erleben als gefragtes Superfood einen heißen Boom. Ist dieser Hype gerechtfertigt? Chiasamen sind nach ihrer Nährstoffbilanz schon gewisse Streber. Mit ihrem hohem Omega-3-Gehalt (18 % Alpha-Linolensäure, ALA) bieten sie fast ähnlich viel Omega-3-Fett wie Leinsamen (ca. 22 %). Dabei empfiehlt es sich wie bei Sesam- und Leinsamen, Chia gemahlen zu verzehren. Denn gemahlene Chiasamen können besser resorbiert werden. Chiasamen liefern zudem reichlich Eiweiß, bei angenehm niedrigem Kohlenyhdratgehalt. Sie glänzen mit hohem Gehalt an Kalzium und übertreffen sogar die Milch um das Fünffache. Die täglich empfehlenswerte Dosis von etwa 15 g Chiasamen liefert ca. 100 mg natürliches Kalzium. Auch als Zink- und Eisenlieferant besticht der kleine Samen. Er enthält doppelt so viel Eisen wie Spinat – die empfohlene Tagesdosis (15 g) liefert ein Zehntel des Tagesbedarfs. Beeindruckend ist auch der hohe Gehalt an Vitamin B3, mit dem er manches Steak überholt. Vitamin B3 ist elementar für Nervensystem, Regenerationsprozesse, Fettstoffwechsel und Entgiftung. Typischerweise ist Chia ein Füllhorn aus löslichen Ballaststoffen, die als perfekte «Hausputzkolonne» im Verdauungstrakt wirken. Sie tätscheln die gesunden Darmbakterien, regulieren Blutfett- und Zuckerspiegel, stimulieren die Darmperistaltik und lindern Verstopfung. Wegen der mannigfaltig positiven Eigenschaften empfehlen sich Chiasamen (wie Leinsamen) bei Gelenkkrankheit, Multipler Sklerose, entzündlichen Darmkrankheiten, Reflux, Gastritis, Magengeschwür, Reizdarm, Verstopfung, Diabetes Typ 2, Übergewicht, Bluthochdruck, Herz-Kreislauf-Krankheiten und Hautleiden.

Auch wenn der regionale Leinsamen deutlich günstiger und prinzipiell in der Heilbilanz nicht weniger eindrucksvoll ist, hat Chiasamen einen Vorteil: Er ist deutlich länger haltbar und weniger mimosenhaft als Leinsamen. Ganze Chiasamen lassen sich in geschützten Behältnissen bis zu vier Jahre aufbewahren, ohne an Geschmack und Nährstoffen einzubüßen. Der sensible Leinsamen hingegen ist binnen weniger Wochen oxidiert und sollte nicht als ranziges «Fettmobil» verzehrt werden. Sie können gerne beide nutzen. Im Vergleich zu Leinsamen bietet Chia jedoch weniger hormonell aktive Lignane. Diese sind für die Prävention von Krebs und Wechseljahresbeschwerden bedeutsam. Chiasamen sind sehr mild im Geschmack und eignen sich wie Leinsamen für Smoothies, Gebäck, Frühstück als Quarkersatz, Dressings etc. Achten Sie beim Verzehr von Chia- und Leinsamen unbedingt auf eine adäquate Flüssigkeitszufuhr.

## Hanfsamen

Hanfsamen zählen zu den nährstoffreichsten Nahrungsmitteln überhaupt. Sie liefern alle essenziellen Aminosäuren, vor allem reichlich Arginin und Histidin, die wichtig für die optimale körperliche Entwicklung im Kindesalter sind. Und sie liefern die schwefelhaltigen Aminosäuren Methionin und Cystein für die körpereigene Enzymsynthese, den Stoffwechsel der Leber, ein starkes Nerven- und Immunsystem und perfekte Wundheilung. Rohe Hanfsamen (Bio-Qualität) empfehlen sich als perfekte Eiweißlieferanten, die on top Fett in hoher Qualität und grandioser Omega-Balance mitliefern. Das in Hanfsamen enthaltene einzigartige Protein besteht zu 65 % aus dem sehr leicht verdaulichen Globulin Edestin, das die Immunfunktion stärkt. Doch nicht nur diese Qualität ist bestechend: Das aus Samen hergestellte Mehl präsentiert sich mit dem höchsten Ballaststoffgehalt aller kommerziell angebauten Samen. Zugleich liefern Hanfsamen reichlich Vitamin E (übertreffen sogar den begabten Leinsamen um ca. das Dreifache) und wertvolles Lecithin als Nährstoffbombe für Gehirn und Leber. Vor dem Hintergrund, dass tierische Eiweißquellen in guter Qualität schwerer verfügbar sind und Massentierware nicht nur ethisch, sondern auch gesundheitlich problematisch ist, sind Hanfsamen und -öl eine naturbelassene, optimale Quelle für Eiweiß und Fett. Hanfsamen passen perfekt zu Smoothies, Frühstücksbrei, Salatdressings oder Zubereitungen mit Rohkakao. Sie sättigen auch meist besser als das übliche Salat-Topping mit Sonnenblumenkernen.

## Leinsamen

Leinsamen sind *die* heimische Top-Nahrungsergänzung aus Omega-3-Fett, Protein und Ballaststoff. Leinsamen protzt mit hohem Gehalt von PUFA, mit satten 61,5 % Linolensäure und 16 %

MUFA als Ölsäure. Zudem besteht das Fettsäureprofil der Leinsamen zu 2,5 % aus Stearinsäure. Diese ist zwar biochemisch nicht so spektakulär, besitzt aber große Relevanz als Energiespeicher und Hauptbestandteil der Zellmembranen und Membranen der Mitochondrien. Krebsforscher des *Deutschen Krebsforschungszentrums* vermuten eine positiv steuernde Wirkung der Stearinsäure auf Mitochondrien. Außerdem punktet Leinsamen mit reichlich Mineralien und Spurenelementen wie Kalium, Magnesium, Phosphor, Kupfer, Mangan und Kalzium sowie wertvollen Aminosäuren. Und weiter geht's: Zudem haben sie sich durch den meisterlich hohen Gehalt an Lignanen, den bekanntlich hochwirksamen Phytoöstrogenen, einen exzellenten Ruf gemacht. Studien zeigen, dass Lignane im Labortest das Wachstum von Krebszellen abwürgen.[290] In der Prostataflüssigkeit von Bevölkerungsgruppen mit relativ niedrigen Prostatakrebsraten finden sich etwa hohe Lignanwerte.[291] Vorbeugen ist die beste Medizin!

Leinsamen gehören aber auch zu den Lebensmitteln, die effektiv Bluthochdruck bekämpfen. Kontrollierte Studien zeigen im Ergebnis bei Probanden, die sechs Monate «heimlich» mit Leinsamen versorgt wurden (man mischte täglich einige Esslöffel gemahlene Leinsamen in die Mahlzeiten), ein Absenken des diastolischen Blutdrucks um sieben Punkte, von durchschnittlich 158/82 mmgHg auf 143/75 mmgHg. Sieben Punkte weniger auf der Messskala *klingt* jetzt nicht so eindrucksvoll, *ist* es aber! Die Forscher berechneten, dass das statistisch im Langzeitverlauf 46 % weniger Schlaganfall und 29 % weniger Herzinfarkt bedeutet.[292] Und auch der systolische Blutdruck verbesserte sich um bis zu 15 Punkte. Ein fast unglaublicher Erfolg, dem sogar kraftvolle Medikamente wie Kalziumkanalblocker und ACE-Hemmer weit hinterherhinken.[293] Gemahlene Leinsaat scheint bis zu dreimal effektiver als Blutdrucktabletten, zeigt krebsbekämpfende Effekte, stabilisiert Blutzucker- und Blutfette, lindert Entzündungen und Verdauungsbeschwerden wie Verstopfung. Sie können qualitativ gute Samen in Reformhaus und Bioladen kaufen. Am besten wählen Sie auch hier ganze Samen. Mutter Natur hat sich mit der harten Schale extra eine sinnige Schutzsicht für die Nährstoffe im Inneren des Samens ausgedacht. Vorgemahlene Leinsamen sind der Oxidation ausgesetzt, halten sich aber wegen eines hohen Gehalts an Antioxidantien bei Raumtemperatur etwa vier Monate.[294]

Tipp: Verzehren Sie die Leinsamen (wie Chiasamen) optimal *nur* feingemahlen. Aus ganzen Samen können Nährstoffe nur unzureichend resorbiert werden, vor allem bei Menschen, die schlecht kauen. Wer seinen Stuhlgang kritisch beobachtet, wird vermutlich ganze Samen entdecken. Um die Oxidation zu verhindern, mahlen Sie die Leinsamen unmittelbar vor dem Verzehr. Gemahlene Leinsamen als leicht nussiges Pulver kann einfach über «alles», was Sie essen, gestreut werden, egal ob Suppe, Salat, Gemüse oder Müsli. Sie können es ins Brot einbacken und als Bindemittel für einen Smoothie nutzen. Wenn Sie vegan leben oder Eier nicht gut vertragen, sind gemahlene Leinsamen sogar als Eiersatz brauchbar.[295] Anders als das kapriziös empfindliche Leinöl, können Sie mit Leinsamen backen, ohne Lignane[296] oder Fettsäuren[297] zu zerstören. Es ist immer wieder faszinierend, wie viel Gesundheit in kleinsten Samen steckt. Bereits mit einem Esslöffel pro Tag ändert sich viel zum Positiven.

### Kürbiskerne

Die schwarz-grün glänzenden Kerne überzeugen als Vitalstoffriesen. Sie liefern gesunde Fette mit einem immensen Heilpotenzial und entpuppen sich als geschmacklich nussig-aromatisches Detail für jede denkbare Mahlzeit. Die hochwertigen Fette bestehen zu ca. 80 % aus ungesättigten Fettsäuren (ca. 35 % MUFA, 45 % PUFA Linolsäure). Als Mineralien- und Spurenelementlieferant der Luxusklasse beeindrucken die knusprigen Kerne mit Magnesium, Zink, Eisen, Kupfer und Mangan. Eine Portion Kürbiskerne (rund 30 g) deckt in etwa 30 % des täglichen Magnesiumbedarfs, 15 %

des Zinkbedarfs, 20 bis 30 % des Eisenbedarfs und 30 % des Kupferbedarfs. Außerdem bestechen sie mit hochwertigem Eiweiß. Kürbiskerne liefern Lysin, eine extrem wichtige Aminosäure, die in pflanzlichen Nahrungsmitteln nur sehr spärlich vertreten ist, aber u. a. für eine gesunde Immunabwehr unabdingbar wichtig ist. Auch der Reichtum an Tryptophan, der Aminosäure, aus der das Glückshormon (Serotonin) gebastelt wird, bestätigt Kürbiskerne als Ausnahmetalent. Aus Serotonin entsteht das Schlafhormon Melatonin, das uns schläfrig macht und für einen tiefen, erholsamen Schlaf sorgt.

So fördern Kürbiskerne die Immunabwehr, Schlafqualität und emotionale Stabilität, «gute Laune». Außerdem stärkt das enthaltene Zink die Gesundheit der Prostata.[298] Als traditionelles Heilmittel bei Prostata- und Blasenleiden genießen Kürbiskerne den besten Ruf. Die Kerne können der gutartigen Prostatavergrößerung (BPH = Benigne Prostatahyperplasie) vorbeugen oder diese gar ausbremsen. Außerdem hat sich der Einsatz bei Reizblase (überaktive Blase) mit häufigem Harndrang und bei genetisch bedingtem Haarausfall (Dihydrotestosteron) bewährt. Dazu liefern sie einen bunten Cocktail aus antioxidativen Pflanzenstoffen wie Phenolsäure, Lignane, Phytosterole und Carotinoide wie Lutein, Beta-Carotin, die viele gesundheitliche Wirkungen steuern. Kürbiskernen wird außerdem ein antiparasitärer Effekt zugeschrieben. Nicht selten empfehlen Tierhalter und Veterinäre, zum Vorbeugen von Darmparasiten gemahlene Kürbiskerne ins Futter zu mischen. Offenbar helfen die Kerne bei Wurmbefall nicht nur vorbeugend, sondern auch lindernd. «Schlummernde» Parasitosen werden beim Erwachsenen oft nicht erkannt. Auch die leichte Ansteckungsgefahr durch nicht gewaschenes Obst und Gemüse wird nach meiner Erfahrung brutal unterschätzt. Bei Kindern nimmt man eine Ansteckung mit Madenwürmern eher wahr. Auch hier könnte sich der präventive Einsatz der kleinen Kerne bewähren.

Zur therapeutischen Wirkung empfiehlt sich dreimal täglich eine kleine Handvoll Kürbiskerne oder ein Teelöffel kaltgepresstes Bio-Kürbiskernöl. Die ganzen Kerne eignen sich zu Gemüse, Salaten, Joghurt oder gemahlen in Suppen, Shakes, Saucen oder Smoothies. Das Öl sollte nicht erhitzt werden und passt zu Rohkost, Salaten oder Pesto. Wichtig: Kürbiskerne sind eher anfällig für Oxidationen. Lagern Sie sie deshalb nicht länger als drei Monate und möglichst trocken, kühl und dunkel.

### Mandeln

Mandeln sind keine Nüsse, sondern Samenkerne des Mandelbaums, der wie der Aprikosen-, Kirsch- oder Pfirsichbaum zu den Steinobstbäumen zählt. Wie die bunt-saftige Verwandtschaft trägt der Mandelbaum Früchte mit steinigem Kern: die Mandel. Mandelbäume werden seit etwa 4000 Jahren gehegt und gepflegt und wurden in der Antike Roms und Griechenlands als Nahrungs- wie Heilmittel geschätzt. Wohlfühlgebiete des genügsamen und hitzestabilen Mandelbaums sind der Mittelmeerraum, Kalifornien und Asien. Man unterscheidet zwei Varietäten: die «süßen» Mandeln, den essbaren Klassiker, und die Bittermandel. Sie zeichnet sich durch ihren hohen Gehalt an Amygdalin aus, eine hochgiftige Verbindung, die den bitteren Geschmack ausmacht und in toxische Blausäure umgewandelt wird. Süße Mandeln sind nahrhaft und gesund. Schon Hildegard von Bingen wusste um die gesundheitlichen Effekte und empfand sie als «gut fürs Gehirn und die Gesichtsfarbe». Mandeln sind Sattmacher de luxe durch den hohen Gehalt an Ballaststoffen und Eiweiß (19 g pro 100 g). Bereits vier Mandeln liefern etwa 1 g Protein. Mandeln bringen Mineralien wie Magnesium, Kalium, Kalzium, viel Phosphor, Vitamin B2, Vitamin E, Kupfer und Zink sowie kleinere Mengen an Eisen, Folsäure und Vitamin B1. Mit ein paar Löffeln Mandelmus können Sie Ihr tägliches Minimum an Magnesium erreichen. Der Reichtum an Vitamin B1 stärkt das Nervensystem, Vitamin B2 ist wichtig für den optimalen Energiestoffwechsel jeder einzelnen Zelle.

Mandeln bescheren auch reichlich L-Arginin, eine semiessenzielle Aminosäure, die der Körper nur bedingt herstellen kann. Sie wirkt immunstärkend und gefäßerweiternd. Die vorteilhafte Nährstoffkombination der Mandel verbessert die Insulinsensitivität der Zellen. Studien belegen: Regelmäßiger Mandelkonsum wirkt exzellent auf das Körpergewicht, lindert kardiovaskuläre Risikofaktoren und schützt vor Diabetes.[299] Zudem senkt der Verzehr den Cholesterinspiegel und die gefährliche Lipidoxidation, bedingt durch den hohen Gehalt an Ballaststoffen und antioxidativen Pflanzenstoffen.[300] Und: Regelmäßiger Verzehr verbessert die Knochendichte, indem die Bildung der Osteoklasten (der Knochen «fressenden» abbauenden Zellen) im Vergleich zu Nicht-Mandelessern um 20 % abnimmt und sich Enzymaktivitäten, die die Knochensubstanz mindern (TRAP, *Tartratresistente saure Phosphatase*), um 15 % reduzieren.[301] Da die Mandel basisch wirkt, kann sie hervorragend in eine basisch betonte Ernährung eingebaut werden.

Mandeln sind also in ihrer gesundheitlichen Power nicht zu unterschätzen. Aber wie steht es um den Fettgehalt? Stolze 54 % Fett wohnen in Mandeln. In ihrer Zusammensetzung liefern sie bis zu 86 % ungesättigte Fettsäuren, von denen die Mehrheit (65 %) aus Ölsäure besteht und geringe Anteile (21 %) aus Linolsäure (Omega-6). Da Mandeln also mehr an Omega-6 liefern und nur schmalbrüstig Omega-3, achten Sie darauf: Mandeln ja – aber nicht übertrieben und nie ohne ein regelmäßiges Zufüttern von gesundem Omega-3. Behalten Sie auch den Eiweißgehalt von Mandeln im Blick. Eine moderate Eiweißzufuhr ist zweifelsfrei notwendig und sehr gesund, eine übertriebene Dosis ist wegen der mTOR-Aktivierung, die das Zellwachstum und Altern stimuliert, eher kontraproduktiv.

Tipp: Kaufen Sie Mandeln als ganze Kerne, ungeschält. So bleiben sie länger frisch (bis zu einem Jahr bei Zimmertemperatur) und sind günstiger. Sie können Mandeln leicht von der braunen Haut befreien, wenn Sie sie zwei Minuten in kochendem Wasser blanchieren. So ist die Mandel auch leichter verdaulich. Wenn die Haut anschwillt, die Mandeln abgießen und abkühlen, dann die zarte Haut der Mandel zwischen Daumen und Zeigefinger abreiben und die Mandeln trocknen lassen. Geschält bewahrt die Mandel ihr Aroma, wenn sie luftdicht gelagert wird, und ist bis zu sechs Monate haltbar. Gemahlen hat sie eine sehr limitierte Haltbarkeit. Optimal: Mahlen Sie auch Mandeln direkt vor dem Verzehr. Im Handel erhältliches Mandelmehl ist ein vermahlener Presskuchen und wegen des geringen Fettgehaltes weniger oxidationsgefährdet. Verbrauchen Sie es jedoch zügig, da sich sonst sauerstoffempfindliche Vitalstoffe verflüchtigen.

Mandeln lassen sich facettenreich verwenden, da ihr mildes Aroma zu fast allem passt, egal ob als purer Snack oder zu Quark-Öl-Frühstück, Obstsalat, Smoothie, Gemüse, Fisch, Fleisch oder als Mandelmehl in Gebäck. Die Phantasie kennt kein Limit. Die simple Form als Mandelmus kann mit Wasser die Milch oder Sahne ersetzen, es glänzt in Smoothies, als Butter oder Nougatcreme-Alternative oder als kleines Naschwerk zwischendurch. Als Milchersatz begeistert auch Mandelmilch. Sie bewährt sich vor allem bei Magen-Darm-Beschwerden und entzündlicher Darmkrankheit. Jedoch gelten solche gesundheitlichen Vorzüge nur für selbstgemachte oder absolut zusatzstofffreie Produkte. Meiden Sie Produkte mit Zusatz von Carrageen, E 407, es löst bei regelmäßigem Konsum potenziell entzündliche Veränderungen der Darmschleimhaut aus.

### Cashewkerne

Die Heimat des Cashewbaumes ist Brasilien, heute wird er vor allem in Indien und Afrika kultiviert. Erst zu Beginn des vergangenen Jahrhunderts erlangte die Cashewnuss wirtschaftliche Bedeutung. Der Baum, der meist 10 bis 12 Meter hoch wird, trägt in der Regel ca. 20 Jahre dickfleischige Früchte, die, obwohl sie äußerlich an Birnen erinnern, als «Cashew-Äpfel» bezeichnet werden. In diesen bis zu 10 cm langen und 4 bis 5 cm breiten, gelb bis leuchtend roten Cashew-Äpfeln befindet sich ein einziger, einsamer (!) Cashewkern, von einer inneren, sehr harten Schale und dann von einem weichen, feinen gelblichen Fruchtfleisch ummantelt. Um die Cashewkerne herauszulösen, ist daher ein mühsames und kompliziertes Verfahren notwendig. Die Kerne müssen aus den Äpfeln gelöst, in der Sonne mehrere Tage getrocknet und anschließend aufwendig aus den Schalen befreit werden.

Ernährungsphysiologisch punkten sie mit Magnesium, Kalium, Kupfer, Zink, Phoshor, Eisen, Folsäure sowie Vitamin B1, B2 und B6. In Sachen Fett sind sie etwas schmalbrüstiger unterwegs: Cashewkerne liefern von allen Nüssen am wenigsten Fett (60 % MUFA, 16 % PUFA), hingegen reichlich Eiweiß (17,2 g pro 100 g) und relativ wenig Ballaststoffe (2,9 pro 100 g) im Vergleich zu anderen Nussvertretern. Tipp: Cashewkerne sind leicht verderblich, achten Sie deshalb unbedingt auf einwandfreie Verpackung. Nicht empfehlenswert sind verschrumpelte oder ranzig riechende Kerne. Als fettarme und von der Herstellung aufwendige Kumpel, zähle ich Cashewkerne in der «Ran-an-das-Fett»-Truppe eher zur zweiten Garde.

### Sonnenblumenkerne

An prächtig leuchtenden Sonnenblumen erfreuten sich nach ärchäologischen Funden die Indianer bereits vor über 5000 Jahren, die damals nicht nur die fetthaltigen Samenkerne, sondern auch Blüten, Stiele und Blätter der Pflanze nutzten. Ursprünglich stammt die Sonnenblume aus Mexiko und Peru und gelangte erstmals nach Züchtungen in Spanien im 15. Jahrhundert in andere Länder Europas. Aus den Blüten entwickeln sich die Samen, die Sonnenblumenkerne. Das in den Kernen enthaltene Fett ist zu 85 % ungesättigt, davon 20 % MUFA Ölsäure und ca. 66 % PUFA in Form von Omega-6-reicher Linolsäure, außerdem wenig gesättigte

Fettsäuren. Sonnenblumenkerne sind sehr nahrhaft und bieten reichlich Magnesium, Kalium, Kalzium, Zink, Eisen, Phosphor, Vitamin B1, B2 und B6, Vitamin E und viele Ballaststoffe.

Wegen der augenscheinlichen Dominanz an Omega-6-Fett gilt es, den Konsum von Sonnenblumenkernen und -öl immer mit Omega-3-Fettquellen auszubalancieren. Die eigene, sehr nussige Geschmacksnote von kaltgepressten Ölen kommt vor allem in Salaten gut zur Geltung. Auch in der Hautpflege hat sich das Öl bewährt. Da es gut einzieht und keinen seltsamen Fettfilm kleistert, eignet es sich besonders bei fettiger Haut als idealer Make-up-Entferner oder Badezusatz. Auch für das Ölziehen hat sich Sonnenblumenöl bewährt (in Teil 4 lernen Sie das Ölziehen näher kennen), besonders in einer desodierten, d. h. geschmacksneutralen Variante.

### Eier

Die Zeiten, in denen man sich ein Frühstücksei verkniff oder langweilig schmeckende, nur aus dem Eiweiß zubereitete «Omeletts» als gesund durchgehen ließ, sind vorbei. Eier sind endgültig freigesprochen (Sie haben es schon im Kapitel Die Cholesterinlüge gelernt)! Ein Hühnerei liefert 7 g Protein, das sollten Sie auf dem Schirm haben, um die gesunde Menge (grober Richtwert: 1 g pro kg Körpergewicht) an Eiweiß nicht zu überschreiten. Nicht nur als hochwertiger Eiweißlieferant, sondern als Schatztruhe an Nährstoffen bietet das lang verpönte Ei das Potenzial, das es zum kostengünstigen Superfood macht: Vitamin B2, B3, B6 und B12, Folsäure (Vitamin B9), Pantothensäure (Vitamin B5), Vitamin A, D, E und K. Mit seinem relativ hohen Gehalt an Vitamin D zählt das Ei zu den wenigen Nahrungsmitteln, ähnlich wie fetter Fisch, Milchprodukte und Avocados, die von Natur aus das wichtige Vitamin liefern. Vor allem das Eigelb liefert reichlich Antioxidantien aus Lutein und Zeaxanthin, beides antioxidative Kumpels, die einer

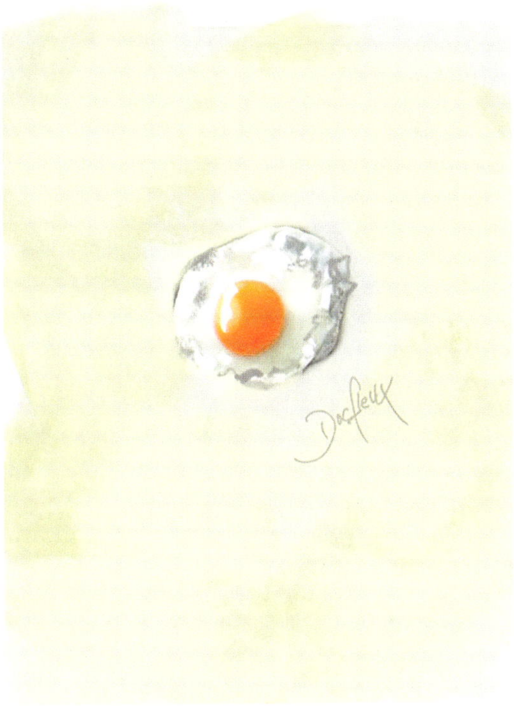

Makuladegeneration und vorzeitigen Erblindung vorbeugen. Zudem beschert das Eigelb sogar mehr Selen, Zink, Kalzium, Kalium, Kupfer, Eisen, Mangan und Phosphor als das Eiweiß.

Wertvoll ist auch der hohe Gehalt von **Cholin** im Eigelb. Cholin dient als Bestandteil der Phospholipide, der strukturgegebenden Bestandteile aller Zellmembranen. Der qualitativ und quantitativ optimale Cholingehalt der Zellmembran ist notwendig für die Gesundheit der Zelle, ihre Flexibilität und ihren Schutz. Außerdem sind die cholinhaltigen Phospholipide Grundstoffe der Zellkommunikation. Cholin wird im Gehirn zu Acetylcholin umgewandelt, das als wichtigster Neurotransmitter in der Reizübertragung zwischen den Nervenzellen fungiert und bei Muskelkontrolle, Gedächtnis und Nervenfunktionen eine zentrale Rolle spielt. So kann das Frühstücksei einen Schutz vor Alzheimer bieten. Das

Cholin, auch aus dem Ei, wird als essenzieller Wirkstoff im Körper geschätzt, als ein notwendiger Puzzlestein, den sich die Natur nicht ohne Grund hat einfallen lassen. Der Verzehr von Cholin ist nicht schädlich, auch wenn dieser Mythos oft kursiert, vor allem wenn man zeitgleich hochwertige Omega-3-Fette und reichlich Grünzeug konsumiert. Studien, die das Ei in Verruf bringen wollen, stützen sich in der Regel auf unsolide «Korrelationen». Lassen Sie sich davon nicht in Panik versetzen. Sie wissen, wenn Sie dieses Buch gelesen haben, um die Defizite vieler Studiendesigns.

Natürlich kommt es immer auf die Qualität der Eier an. Ein «gutes» Ei kann ein sinnvolles Lebensmittel für Sie werden. Glücklich herumlaufende Hühner aus Bio-Haltung liefern im Vergleich zu unwürdig im Käfig gehaltenen Tieren mehr Nährstoffe: deutlich mehr Omega-3-Fettsäuren, Beta-Carotin, Vitamin E und Vitamin A. Tipp: Die im Ei enthaltenen Omega-3-Fette sind höchst oxidationssensibel. Daher erhitzen Sie Eier möglichst nicht zu lange und zu heiß in der Bratpfanne. Die gesündeste Variante, Eier zu genießen, ist für die meisten hardcore: frische, rohe Eier. Zugegeben nicht jedermanns Sache, auch wegen Infektionsrisiken. Rohe Eier liefern außerdem reichlich Avidin, ein Eiweiß, das sich mit Biotin (Vitamin B7, früher Vitamin H genannt) verklumpt und den Biotinspiegel senken kann. Wer also viele rohe Eier genießt, die per se empfehlenswert sein können, sollte zeitweise eine Biotin-Nahrungsergänzung andenken. Das sorgt nebenbei auch für schöne Haare, Haut und feste Nägel. Alternativ pochieren Sie Ihr Ei! Oder genießen Sie das Ei schön weich gekocht und gewöhnen Sie sich an, Rühreier oder Spiegeleier bei geringeren Temperaturen zu garen.

## Fleisch

Fleisch ist wohl das Nahrungsmittel, das am meisten und emotionalsten diskutiert wird. Die ethischen und ökologischen Aspekte des Fleischkonsums verdienen eine kritische Auseinandersetzung – das Thema soll hier aus Sicht der soliden Ernährungswissenschaft betrachtet werden. Neben den gesättigten Fettsäuren zitierte man die Gefahr der Purine aus Fleisch als Risikofaktoren für Gicht. Fakt ist aber, dass nicht nur die gesättigten Fette differenziert zu betrachten sind. Denn: Purine werden nur gefährlich, wenn der Betroffene mit zu vielen Kilos unterwegs ist und Massen an Insulin durch den Blutkreislauf rauschen. Das heißt, nicht allein eine Bratwurst zu viel oder die nährstoffdichte Kalbsleber sind «Gichtmacher». Übergewicht und Kohlenhydratmast bringen den Harnsäurestoffwechsel aus dem Ruder.

Entscheidend für den gesundheitlichen Wert ist die Zusammensetzung der Fettsäuren des Fleisches. Und die hängt von der Haltung der Tiere ab. Fleisch von wildlebenden Tieren, die sich happy auf der Weide von Gräsern, Moosen, Farnen und Würmern ernähren, enthält einen hohen Anteil der wichtigsten Omega-3-Fettsäuren (DHA und EPA). Ein Tier aus Massentierhaltung, das mit «Kraftfutter» aus Getreide und Soja gemästet wird, bietet überwiegend Omega-6-Fette. So fördert Massentierware das Massenproblem der Entzündung.[302] Vor dem Hintergrund, dass eine der drängendsten Fragen der heutigen Medizin ist, chronische Entzündungen einzudämmen, muss der Aspekt der Fleischqualität und die Haltung der Tiere gewürdigt werden.

Auch macht es einen massiven Unterschied, ob Sie ein nicht verarbeitetes Stück Fleisch genießen oder ein verarbeitetes Fleischprodukt wie Wurst: Die EPIC-Studie mit fast 500 000 Probanden fand keine Verbindung zwischen nicht verarbeitetem frischem Fleisch und Herzkrankheiten und Krebs, wohl aber zwischen stark verarbeitetem Fleisch und Herzkrankheiten.[303] Fleisch ist bekanntlich eiweißreich, daher sollten Sie den individuellen Bedarf in Abhängigkeit von Intensität und Häufigkeit der Bewegung im Auge behalten. Fleisch aus guter Qualität ist per se besser als sein Ruf. Aber: Beim Umgang mit Fleisch in der Küche, beim Bruzzeln, Braten und Grillen können bekanntlich potenziell krebsauslösende Stoffe entstehen: die Polyzyklischen aromatischen Kohlenwasserstoffe (PAK) und die Heterozyklischen aromatischen Amine (HAA). Diese Gefahr gilt jedoch übrigens genauso für gegrilltes Gemüse. Die Quintessenz: Beachten Sie das Garen mit hitzestabileren Fetten (mehr dazu in Teil 4) und lernen Sie das Garen mit Niedrigtemperaturen schätzen (auch bei Gemüse). Man kann Fleisch auch anders zubereiten, etwa in kräftiger Brühe kochen, so wie zu Omas Zeiten. So entstehen keine gefürchteten Röststoffe. Ähnlich ist es beim im Mittelmeerraum verbreiteten Marinieren von Fleisch mit etwas Zitronensaft oder Olivenöl. Es bleibt länger haltbar und zarter. Wenn Sie dann noch auf reichlich antioxidantienreiches Gemüse auf dem Teller setzen, schaffen Sie sich eine risikoarme, gesündere Mahlzeit.

In Studien schneiden Vegetarier/Veganer gesundheitlich oft besser ab als Fleischesser. Das liegt bei genauem Lupenblick aber nicht am Fleisch, sondern am eindeutig gesünderen Lebensstil der Vegetarier. Studien, die den klassischen Fleischesser – der Omega-6-beladene Massentierware, billiges Toastbrot und wenig Obst und Gemüse verzehrt und dazu Zigaretten, Bewegungsmangel und Kilos mit sich schleppt – mit dem im Bioladen einkaufenden, bewusst lebenden Vegetarier/Veganer vergleichen, der sich durchschnittlich mehr bewegt und nicht raucht, überraschen nicht wirklich. Wer Fleisch mit Bergen von klassischen Sättigungsbeilagen aus Nudeln, Reis, Kartoffeln oder Brot konsumiert, dem bleibt kaum Platz für Gemüse und Salate als Hauptdarsteller auf dem Teller. Und so fehlen darmmilieustärkende Ballaststoffe aus Gemüse, Salat und Früchten. Das ist der entscheidende Knackpunkt! Die Pflege des Darmmilieus entscheidet über Ihre Gesundheit. Daher ist es wichtig, den Verzehr von einem Stück Fleisch immer mit einem Berg ballaststoffreichem, darmpflegendem

Gemüse, Salat oder ein paar Früchten zu verknüpfen. So bringen Sie die antioxidantien-, vitamin- und ballastoffreiche pflanzliche Nahrung ins Spiel. Da Fleisch im sauren pH-Bereich liegt, ist die Grundregel, Fleisch immer mit Grünzeug und/oder Früchten zu kombinieren, besonders clever. Zwischen derart gesundheitsbewussten Fleischessern und Veganern/Vegetariern gibt es keinen Unterschied in puncto Herzkrankheiten- oder Sterblichkeitsrisiko, wie eine breite Studie mit gesundheitsbewussten Fleisch- und Pflanzenessern belegt.[304]

Wenn Sie – aus welchen Beweggründen auch immer – eine bevorzugt pflanzenbetonte Ernährung wählen, lege ich Ihnen folgende Lebensmittel besonders ans Herz: **Algen, Pilze und Eier. Algen** sind die einzigen pflanzlichen Quellen der langkettigen DHA- und EPA-Omega-3-Fettsäuren, die bei einer Ernährung ohne Fisch oder Fleisch extrem unterrepräsentiert sind und zwangsläufig ergänzt werden müssen. **Pilze**: Als «Fleisch des Waldes» empfehlen sich vor allem unbelastete Zuchtpilze wie Champignons. **Eier aus Freilandhaltung** liefern Omega-3-Fette, hoch bioverfügbares Eiweiß und ein kompaktes Nährstoffpaket von Vitalstoffen, die bei einer streng vegetarischen Ernährung langfristig unterrepräsentiert sind (Vitamin B12, Cholin).

Ein rein vegetarischer Lebensstil, der auf Omega-6-reiches Getreide, wenig Gemüse, kaum gesundes Fett, viel Süßkram mit Zucker oder künstliche Süßmittel setzt, ist nicht zwingend gesünder als der durchschnittliche Lebensstil mit Fleisch. Wichtig ist bei pflanzenbetonter Ernährung, schwerem Mangel von DHA/EPA (vor allem bei Kindern gravierend, da wichtig für die Entwicklung von Gehirn und Augengesundheit) und Vitamin B12 vorzubeugen. Der Stand der Forschung trommelt, dass die optimale Nahrung hauptsächlich aus pflanzenbetonter Kost bestehen sollte, die durch den «Ab-und-zu»-Verzehr von etwas Fleisch, Geflügel, Fisch und Eiern ergänzt wird. Die Wahrheit liegt wie immer in der goldenen Mitte. Langfristig werden sicher auch neue Ansätze spannend, die Aspekte von Tierhaltung und die Versorgung der wachsenden Weltbevölkerung berücksichtigen: pflanzenfressende Tiere z.B. wie Insekten, Meeresinsekten (Muscheln, Garnelen) und Schnecken. Weinbergschnecken etwa gehören zu den ältesten Nahrungsmitteln der Menschheit; sie schmecken meist nach den Kräutern, die sie verzehrten, und lassen sich mit vielen Aromen kulinarisch verzaubern. Insekten und Weinbergschnecken gehören vermutlich aus ökologischer, physiologischer und ernährungswissenschaftlicher Sicht zum «Fleisch» der Zukunft, auch wenn die Vorstellung noch nicht jedem behagt.

## Milch/Milchprodukte

Milch hat uns Menschen in den vergangenen 10000 Jahren vor dem sicheren Hungertod bewahrt, und dennoch scheint sie nicht makellos. Milchprodukte sind in westlichen Ländern Grundnahrungsmittel und werden von vielen Ernährungsgesellschaften als Eiweißlieferant und als Kalziumquelle empfohlen. Aber gleichzeitig wird Milch problematisiert, und Molkereiprodukte sind in der Kritik. Was ist dran? Will man das Thema solide einschätzen, muss man sich durch einen unübersichtlichen Dschungel aus widersprüchlichen Daten kämpfen. Enorm wichtig ist dabei, unabhängige Studien zu durchleuchten, um ein objektives Bild zu zeichnen.

Da jeder Mensch anders ist und isst, wird Milch jeweils auch unterschiedliche Effekte generieren, je nach Verträglichkeit. Die Milch enthält mehr als 50% gesättigte Fettsäuren, d.h. vor allem kurz- und mittelkettige Fettsäuren, die keinen negativen Einfluss auf den Cholesterinspiegel haben und das Herz-Kreislauf-Risiko nicht erhöhen. Kritische Punkte der Milch sind keineswegs das Fett, sondern potenzielle Unverträglichkeiten von Milchzucker (Laktose) oder Milcheiweiß (Casein). Menschen mit Laktoseinterolanz leiden oft unter Blähungen, Bauchschmerzen und plötzlichen Durchfällen. Die Caseinintoleranz wird oft verkannt; sie stellt potenziell einen riesigen Reiz für das Immunsystem dar – manch chronisch verstopfte oder laufende Nase, chronischer Husten oder Hautekzem ist dadurch schon erklärbar. Tipp: Wenn Sie sich unsicher sind, ob Sie Milch gut vertragen, lassen Sie einfach für vier Wochen Milch und Milchprodukte weg und testen Sie es aus. In einem simplen Selbstversuch hat sich schon manches Rätsel aufgelöst.

Aber macht's die Milch? Es gibt noch ein paar Kritikpunkte, die man anpiksen muss, und Panikwellen, die man (noch) besänftigen kann. Die Milch macht's, aber: Die Dosis macht das Gift. Und auch der Nutzen ist aktuell umstrittener, zumal auch Thesen als widerlegt gelten, nach denen Milchprodukte Osteoporose vorbeugen.[305, 306] Auch eine Analyse aus dem Jahr 2015 sorgte für Unruhe, mit der Annahme, dass ein extrem hoher Milchkonsum das Gesamtrisiko für Prostatakrebs zu vergrößern scheint.[307] Angaben des Max-Rubner-Instituts bestärken diese Annahme, aber ein Risiko besteht nur für gierige Milchschlürfer. Signifikant erhöhte Risiken für andere Krebsarten bestehen ausdrücklich nicht. Aber welche Dosis macht denn nun das Gift? Das *Bundesinstitut für Risikobewertung* (BfR) urteilt, dass es bei üblichem, moderatem Verzehr von 200 g bis 250 g Milch und Milchprodukten pro Tag kein Anlass zur Annahme eines relevanten Gesundheitsrisikos gibt. Aber es geht noch weiter und wird erfreulicher. Für diejenigen, die fermentierte Milchprodukte wie Joghurt und Käse lieben, dreht sich der Spieß positiv um: Regelmäßiger Genuss von Käse und Joghurt wird mit einem längeren Leben assoziiert.[308]

Eine plausible Annahme für den Gesundheitsvorteil aus dem Verzehr von fermentierten Milchprodukten ist die positive Wirkung auf das Darmmilieu. Eine großartige Nachricht für Käseliebhaber. Voilà, der Freischein für Butter, Ghee, Schlagsahne (besser Bio-Sahne ohne Carrageen = E 407), Sauerrahm, Rahmfrischkäse, Cheddar, Parmesan et cetera. Das gesunde Maß versteht sich. Greifen Sie bitte zu Produkten mit «normalem» Fettgehalt. Ähnlich wie für Fleisch und Ei sollten Sie Waren aus Bio-Haltung den Vorzug geben. Seien Sie mit Milch als Getränk sparsamer, Sie wissen jetzt, circa zwei normal große Gläser pro Tag gelten aktuell als unbedenklich. Als Kalziumquelle eignen sich neben Käse und Joghurt besonders grünes Gemüse wie Grünkohl, Brokkoli und schwarzer Sesam. Trotz neuer Schrammen für das Image der Milch gibt es derzeit keinen Grund zur pauschalen Abwertung aller Milchprodukte. Trotzdem heißt es auch bei diesem Thema, weiter einen kritischen Blick auf die Studienlage zu bewahren.

## Fisch- und Meeresfrüchte

Oft werden einzelne Details in Studien untersucht zur Frage Schadstoffgehalt. Je nach Studienergebnis wird Fisch mal hochgelobt, mal verteufelt. Das Problem ist, dass viele Studien mit Detailfragen das große Ganze aus den Augen verlieren und nicht zusammengeführt werden können, da ihre Ansätze zu divers sind. Fisch ist, in hochwertiger Qualität, schonend zubereitet und in einer begrenzten Menge für die Gesundheit empfehlenswert, gerade auch wegen der Fette. Fische und Meeresfrüchte gelten als exzellente Lieferanten für die mit Abstand wichtigsten, langkettigen Omega-3-Fette, vor allem Docosahexaensäure (DHA), die für die Gesundheit unabdingbar ist und die bei pflanzenbetonter Ernährung ergänzt werden muss. Wegen wachsender Schadstoffbelastung (z. B. Quecksilber) und der Überfischung kann man aber nicht mehr so sorgenfrei den Fisch auf jeden Teller zitieren. Sie sollten Ihre Produkte deshalb bewusster auswählen. Wählen Sie Omega-3-reiche Fischsorten, die am wenigsten kontaminiert sind, wie etwa Wildlachs aus Alaska. Die Akkumulation von Schadstoff im Fisch wird durch die Lebensdauer und die Ernährung des Fischs bedingt. Eine sehr ausführliche Übersicht über den Schadstoffgehalt in Fischen finden Sie auf S. 359.

In einem Fisch, der sich ausschließlich von kleineren, potenziell stark belasteten Lebewesen ernährt, braut sich mehr Schadstoff zusammen. Je näher der Fisch am Anfang der Nahrungskette steht, zum Beispiel auch das Plankton (Krill), umso besser. Deshalb sind kleinere Fischsorten wie Sardinen, Sardellen, Hering und Makrelen eher «sichere Arten» und empfohlen. Sardinen sind sogar die Spitzenreiter an Omega-3-Fett.[309] Achten Sie beim Einkauf von Sardinen darauf, dass sie nicht in minderwertigem Öl eingelegt sind, sondern in Wasser. Und setzen Sie auf Wildfang – Beispiel Lachs: Zwar wird Zuchtlachs an jeder Ecke und preisgünstig angeboten, aber er liefert fast fünfmal mehr Omega-6-Fett als Alaska-Lachs.[310] Wildlachs enthält zwar weniger Fett, aber dafür hochwertigeres Omega-3-Fett und ist deshalb auch weniger schadstoffbelastet, denn Toxine reichern sich nur im Fett an. Zuchtfisch hat weitere Probleme: der verbreitete Einsatz von Antibiotika und minderwertigem Getreidefutter. Wildlachs ist wegen des hohen Gehalts an Astaxanthin, einem starken Antioxidans, das er durch den Verzehr von kleinen Planktontieren aufnimmt, von leuchtend roter Farbe und hat eine nur ganz zarte Fettzeichnung. Ein blass rosafarbener Lachs mit breiter Fettmaserierung ist in der Regel ein Zuchtfisch.

Tipp: Kaufen Sie beim Händler des Vertrauens oder speziellen Fischabteilungen. Was zählt? Frische und Herkunft z. B. aus regionaler Fischerei oder Wildfang. Der Absender sollte nach Regeln der «Nachhaltigkeit» arbeiten. Produkte aus Alaska sind empfehlenswert; dort herrscht exzellente Wasserqualität und nachhaltiger Fischfang. Heimische Fische schneiden wegen kurzer Transportwege gut ab. Bei Tiefkühlprodukten helfen die gängigen Zertifikate sowie Bio- und Umweltsiegel weiter, wie von Fischerei MSC, Fischzucht ASC, WWF, Bioland. Insgesamt ist ein Verzehr von zwei bis drei Portionen Fisch à 150 g bis 200 g pro Woche sinnvoll. Die gesundheitlich positive Wirkung von Fisch gilt leider nicht für frittierten Fisch.[311] Bei quecksilbergeschwängerten Sorten sollten sich Schwangere, Stillende und Kinder zurückhalten. Muscheln, Krabben, Austern und Garnelen bergen zwar wenig Quecksilber, Schwangere und Stillende sollten sich aber wegen des potenziellen Infektionsrisikos (Hepatitis A) den Konsum von Muscheln und rohen Austern verkneifen.[312]

### Fisch- und Krillöl

Omega-3-Fett aus Fisch bannt die Gefahr nicht weniger Altersleiden und weist Krebs, Gedächtnisverlust und Herz-Kreislauf-Krankheit in die Schranken.[313] Der regelmäßige Verzehr von Fisch oder die Zufuhr von Fischöl wird stark beforscht.[314] Es verdichtet sich die Annahme, dass Fisch(öl) das Gesamtsterblichkeitsrisiko senkt und präventiven Nutzen hat.[315] Der Einsatz von Omega-3-Fett aus Fischöl oder besser Algenöl ist eine wertvolle Stütze im Rahmen einer ausgewogeneben Ernährung, vor allem für die, die Fisch nicht mögen. Die Nagelprobe für gute Qualität ist dabei enorm bedeutend: Entscheidend sind Geruch und Geschmack. Achten Sie auf hochwertige, gereinigte Produkte. Sie sollten zudem nicht mit künstlichen Aromen übertüncht sein (siehe Hinweisetikett), um ein minderwertiges Fischölprodukt geschmackskosmetisch aufzuwerten. Ein solider Fischölhersteller misst regelmäßig Schadstoffgehalt und fettlösliche Toxine wie PBC *(Polychlorierte Biphenyle)* und gibt diese auch auf Wunsch an Verbraucher weiter. In Fischen gelten PBC als Marker auch für andere Toxine: Wenn wenig PBC vorhanden ist, ist die Wahrscheinlichkeit einer hohen Belastung mit anderen fettlöslichen Toxinen gering. PBC und Quecksilber schmeckt man nicht, aber eine Oxidation von Fett schon.

Mein Tipp: Testen Sie die Fischöl oder Krillölprodukte unbedingt vor dem Verzehr, schneiden Sie z. B. Kapseln vor dem ersten Gebrauch auf oder stechen Sie mit einer Stecknadel hinein und probieren Sie. Wenn das Öl ranzig oder tranig schmeckt, unangenehm riecht, Ihnen nach dem Essen aufstößt, lassen Sie die Finger davon und geben es auch nicht Ihrem Hund. Dann ist die gefährliche Oxidation vermutlich schon weit gekommen. Ähnliches gilt für Fischöl in Flaschen: Wenn Sie Zweifel haben oder das Öl intensiv nach künstlichem Aroma schmeckt, sagen Sie adieu. Nicht selten lösen zugesetzte künstliche Aromen wie Vanille bei regelmäßigem Konsum Allergien aus. Ranziges und minderwertiges Fett gehört nicht in Ihren Körper, sondern in den Müll.

Noch eine kritische Anmerkung: Um einen Liter Fischöl herzustellen, sind je nach Art der Fische zwischen 10 und 20 kg Wildfisch nötig. Nach Schätzungen werden pro Jahr etwa eine Milliarde Liter Fischöl produziert, Tendenz stark steigend. Viele Fischarten sind inzwischen vom Aussterben bedroht. Die Weltmeere werden als Müllkippe brutal missbraucht, daher sind Fische immer mehr schadstoffbelastet. Zwar entfernen solide Fischölhersteller Toxine durch chemische Extraktion, dabei gehen aber Nährstoffe verloren. Und – ein gewisses Toxin-Restrisiko ist auch bei Fischöl vorhanden. Fischöle sind denaturierte Produkte, die viele Verarbeitungsschritte hinter sich haben. Da Omega-3-Fettsäuren Mimosen sind, die bei Licht-, Hitze- oder Sauerstoffkontakt leicht oxidieren, ist die Gefahr der Oxidation reichlich gegeben. Viele abgepackte Fischöle leiden unter Oxidation, das gültige Haltbarkeitsdatum auf der Packung gibt das leider nicht wieder.

Die Alternativen zu Fischöl mit vergleichbarer Wirkung sind Krillöle guter Qualität und Öle mit Zusatz aus DHA-Mikroalgen, die ökologisch eine spannende Alternative für die Zukunft bieten.[316]

**Krill** ist eine winzige Garnelenart, die in der Antarktis in sauberen Gewässern lebt, da die Meeresströme am Südpol relativ wenig tangiert werden. Krill wächst schnell und ernährt sich vorwiegend aus Phytoplankton und Algen, so steht er am Anfang der Nahrungskette und ist keiner Akkumulation von Schadstoffen ausgesetzt. In puncto Nachhaltigkeit ist Krillfang dem Fischfang deutlich überlegen, da Krill sich schnell fortpflanzt und das Ökosystem nicht leicht aus der Balance gerät, selbst wenn die Nachfrage steigt. Der *World Wide Fund* (WWF) belegt auch die Nachhaltigkeit des Krillfangs. Neben den langkettigen Omega-3-Fetten liefert Krill extrem viel Astaxanthin, ein kraftvolles Antioxidans.

**Algenöle** sind pflanzliche Öle, zum Beispiel Leinöle, die mit Algen aus Biozucht, also schadstofffreien DHA- und EPA-Lieferanten, versetzt sind. Insgesamt ist ein hochwertig hergestelltes, sicher-schadstofffreies Algenöl, das nicht für die Haltbarkeit im Regal, sondern den raschen Verzehr gemacht wurde, höher einzuschätzen, da die Qualität des Öls nicht durch monatelanges «Wohnen» in einer Kapselhülle oder Flasche negativ beeinflusst wird.

Sie haben gelernt, dass Omega-3-Fette Mimosen von kurzer Haltbarkeit sind. Deswegen müssen alle Fischöle und Fischölkapseln mit Antioxidantien wie Vitamin E versetzt worden sein (prüfen Sie das Etikett!). Fisch- und Krillöle ebenso wie Algenöle sollten im Kühlschrank bzw. nicht über 25 °C gelagert werden. Und was ist die richtige Dosis? Auf der Packung sind die einzelnen Fettsäuren DHA/EPA benannt. Manchmal ist der Omega-3-Fettgehalt in mg angegeben, dann müssen Sie DHA und EPA addieren. Die gängige therapeutische Dosis liegt bei etwa 1 bis 2 g DHA/EPA pro Tag.

Teil IV

# Ran an das Fett

## Die Angst vor dem Fett verlieren – den Körper heilen

Es geht jetzt für Sie darum, in der Praxis die Angst vor dem Fett hinter sich zu lassen, eine simple «Fett-Rampe» in Ihren Alltag zu basteln – und Ihren Körper zu heilen, jeden Tag aufs Neue. Ausgehend von dem gedanklichen und wissenschaftlichen Fundament dieses Buches können Sie frei nach Ihren Vorlieben, Traditionen und Verträglichkeiten selbst experimentieren und sich so Ihre eigene Wahrheit, «gesund und fettbetont» zu essen, erschaffen. Sie stehen nun recht bodenständig auf dem Fundament solider Wissenschaft, jenseits verunsichernder Mythen, Moden und Hysterie. Werden Sie sich selbst ab jetzt der beste Arzt! Ran!

# Gesundheits-Check

Nehmen Sie sich einen Moment Zeit und füllen Sie in Ruhe den folgenden Fragebogen aus. Es geht hier um Sie! Ihr Leben, Ihre Gesundheit, das zählt. Bewerten Sie dabei Ihren Gesundheitszustand der letzten vier Wochen ehrlich und mit der angegebenen Punkteskala.

**Punkteskala (Punktesystem von 0 bis 10)**
*Ordnen Sie Ihre Gesundheit auf der Skala zwischen 0 bis 10 ein.*
(0 = Keine Symptome, keine Auswirkungen auf die Lebensqualität
10 = Häufige Symptome, starke Auswirkungen auf die Lebensqualität)

**Der Vorher-nachher-Effekt**
Füllen Sie bitte unbedingt den Gesundheits-Check zum einen vor Ihrem Einstieg in «Ran-an-das-Fett» und zum anderen 4, 12 und 24 Wochen nach Ihrem Ölwechsel aus. So können Sie die gesundheitlichen Effekte einschätzen.

## GESUNDHEITS-CHECK von KOPF BIS FUSS

**Kopf**
☐ Kopfschmerzen/Migräne
Gesamt vorher:
Gesamt nachher:

**Augen**

- [ ] Tränen
- [ ] Juckreiz
- [ ] Schwellung, Rötung, Verklebung
- [ ] Augenlid («Trockenes Auge»)

Gesamt vorher:

Gesamt nachher:

**Nase**

- [ ] «verstopfte Nase»
- [ ] Sinusitis (Nasennebenhöhlenentzündung)
- [ ] Schleimbildung
- [ ] Heuschnupfen

Gesamt vorher:

Gesamt nachher:

- [ ] **Ohren**
- [ ] Ohrenschmerzen
- [ ] Tinnitus/Ohrgeräusche
- [ ] Gehörverlust
- [ ] Mittelohrinfektionen
- [ ] Juckreiz

Gesamt vorher:

Gesamt nachher:

**Mund**

- [ ] Aphthen
- [ ] Trockene Schleimhaut
- [ ] Schleimbildung im Rachen

Gesamt vorher:

Gesamt nachher:

**Hals**

- [ ] Halsschmerzen
- [ ] Heiserkeit

Gesamt vorher:

Gesamt nachher:

**Haut**

- [ ] Trockenheit
- [ ] Juckreiz
- [ ] Ekzeme
- [ ] Akne
- [ ] Psoriasis (Schuppenflechte)
- [ ] Neurodermitis
- [ ] Rosazea
- [ ] Starkes Schwitzen

Gesamt vorher:

Gesamt nachher:

## HERZ-KREISLAUF-SYSTEM

- [ ] Unregelmäßiger Herzschlag
- [ ] Herzrasen/Herzrhythmusstörungen
- [ ] Hoher Blutdruck
- [ ] Plötzliche Hitzewallung
- [ ] Brustschmerzen bei körperlicher Belastung

Gesamt vorher:

Gesamt nachher:

## LUNGE

- [ ] Atemnot, Kurzatmigkeit
- [ ] Asthma bronchiale
- [ ] Allergien
- [ ] Respiratorische Infekte (Bronchitis)
- [ ] Verschleimung

Gesamt vorher:

Gesamt nachher:

**VERDAUUNGSSYSTEM**

- ☐ Sodbrennen
- ☐ Übelkeit
- ☐ Erbrechen
- ☐ Magen- oder Bauchschmerzen
- ☐ Blähungen
- ☐ Verstopfung
- ☐ Durchfall

Gesamt vorher:

Gesamt nachher:

**GELENKE/MUSKULATUR**

- ☐ Morgensteifigkeit
- ☐ Bewegungsdefizit
- ☐ Gelenkschmerzen
- ☐ Gelenkschwellungen
- ☐ Muskelschmerzen
- ☐ Muskelschwäche

Gesamt vorher:

Gesamt nachher:

**GEWICHT**

- ☐ Heißhunger
- ☐ Unkontrolliertes Essen
- ☐ Emotionales Essen
- ☐ Übergewicht
- ☐ Untergewicht
- ☐ Gewicht (______ Kilogramm)

Gesamt vorher:

Gesamt nachher:

### ENERGIELEVEL

- [ ] Müdigkeit
- [ ] Erschöpfung
- [ ] Hyperaktivität

Gesamt vorher:

Gesamt nachher:

### SCHLAF

- [ ] Schlaflosigkeit
- [ ] Einschlafstörungen
- [ ] Durchschlafstörungen

Gesamt vorher:

Gesamt nachher:

### EMOTIONALE BALANCE

- [ ] Stimmungsschwankungen
- [ ] Reizbarkeit, Aggression, Wut
- [ ] Betrübtsein, Depression

Gesamt vorher:

Gesamt nachher:

### GEDÄCHTNIS/KOGNITION

- [ ] Konzentration
- [ ] Gedächtnis
- [ ] Entscheidungsfähigkeit
- [ ] Lernvermögen

Gesamt vorher:

Gesamt nachher:

### SONSTIGES

Gesamt vorher:

Gesamt nachher:

**GESUNDHEITS-CHECK – Ergebnis**
GESAMTPUNKTZAHL VORHER
GESAMTPUNKTZAHL NACHHER (nach 4, 12 und ca. 24 Wochen)

**Ergebnis des Gesundheits-Checks**
‹ 17 Punkte: optimaler Gesundheitszustand
17–85 Punkte: leicht eingeschränkter Gesundheitszustand
86–170 Punkte: mittelstark reduzierter Gesundheitszustand
› 170 Punkte: gravierend reduzierter Gesundheitszustand

**Interpretation**
Nur nicht nervös werden, wenn Sie in diesem Test nicht «optimal» abschneiden. Das werden die wenigsten von uns. Die gute Nachricht ist: Wenn Sie die fetten Ratschläge schrittweise einführen, werden Sie weder Hunger leiden noch verzichten müssen. Mit mehr Fett werden Sie innerhalb von wenigen Wochen Ihren gesamten Organismus auf der kleinsten Ebene des Körpers – der Zelle – «renovieren» und sich im Laufe weniger Monate auf Zellebene erneuern. Sich fit, schlank und schlau zu fühlen, so wie es die Kraft der guten Fette verspricht, ist ein lohnenswertes Motiv. Und einfach chronischen Leiden vorbeugen zu können, sollte Sie immer wieder aufs Neue motivieren.

## Alle gehören ins Boot!

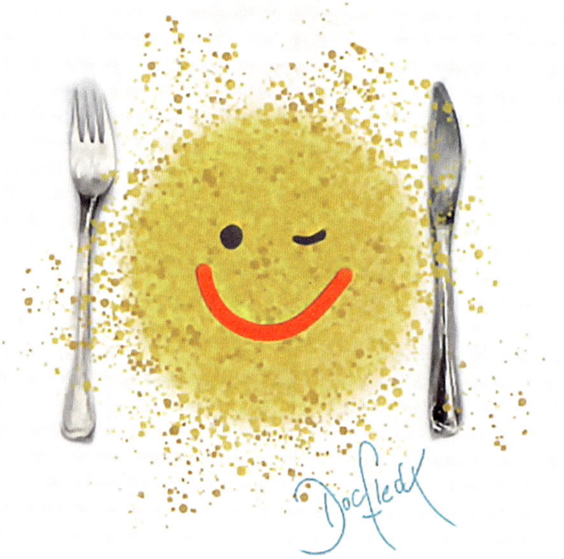


Bitte informieren Sie Ihren Arzt über Ihre Lebensstil- und Ernährungsumstellung – und unterschlagen Sie auch eventuelle Nahrungsergänzungen nicht. Auch Ihr Partner und Ihr privates Umfeld sollte informiert sein – vielleicht sind nicht nur Sie motiviert, etwas im Leben zu ändern?!

Die moderne Ernährungswissenschaft belegt, dass eine Reduktion der Kohlenhydrate sinnvoll ist, und geht noch einen Schritt weiter: Kohlenhydrate (Brot, Nudeln, Reis, Kartoffeln) sollten *nur* flexibel nach individueller Konstitution und Ausmaß der Bewegung und Muskelarbeit feindosiert verzehrt werden. Überzeugende, innovative Ernährungsleitlinien (Kanada 2017) empfehlen ausdrücklich Fette und eine einfache Ernährung, die sich auf die Auswahl gesunder, nährstoffreicher Lebensmittel konzentriert, ausgewogen und fettbetont. Als kompaktes Fazit lässt sich der aktuelle Stand der Forschung so zusammenfassen[317]:

Ersetzen Sie raffinierte, schnell verdauliche Kohlenhydrate gezielt durch:

- magenfüllende wasser-, ballaststoff-, nährstoffreiche Lebensmittel mit antioxidativer Wirkung (Gemüse, Salate, Pilze, Kräuter, Zwiebeln, Knoblauch, zuckerarme Obstsorten wie Beeren).
- qualitativ hochwertige Fette.
- fett- und proteinreiche Nahrungsmittel aus pflanzlichen Quellen wie Nüsse, Mandeln, Samen, Avocados, Oliven und ballaststoffreiche Hülsenfrüchte.
- in moderaten Mengen fette Meeresfische aus Wildfang, tierische Produkte wie Fleisch, Eier, Milch und Milchprodukte aus nachhaltiger biologischer Produktion.

## Fettes Thema – Lebensmittelqualität

Die Auswahl Ihrer Nahrung ist entscheidend für den gesundheitlichen Erfolg. Während Sie bei Fett und tierischen Produkten wie Fisch, Eier, Milch und Fleisch auf biologischen Ursprung achten sollten, müssen Sie nicht zwingend nur Nahrungsmittel mit Bio-Label kaufen, vor allem wenn das Geld knapp ist. Gesunde Ernährung ist *keine* Frage des Budgets und der Lebensmittel, sondern auch eine Frage des guten Kauens und einer limitierten Mahlzeitenfrequenz! Gemüse, Zwiebeln, Knoblauch, Salate und zuckerarmes Obst als Beiboote der fetten Ernährung sind hierzulande in exzellenter Qualität verfügbar. Und konventionelle Produkte sind besser als gar kein Grünzeug. Faustregel: Wenn die Schale eines Produktes nicht essbar ist (z. B. Avocado), *muss* es nicht bio sein. Waschen Sie grundsätzlich Gemüse und Obst immer ausreichend lange vor dem Verzehr ab, auch Avocados, da deren Haut potenziell belastet ist.[318]

## Der Start – einfach muss es sein!

Als Erstes lernen Sie «ehrliche» Lebensmittel als integralen Baustein der Ernährungsweise schätzen. Dazu gibt's hier eine kompakte Liste von Lebensmitteln, die hervorragende Kumpels der fettbetonten Ernährung sind. Es gibt diese Lebensmittelliste auch online (www.docfleck.com). Sie hilft Ihnen orientierend beim Einkaufszettelschreiben. Im Folgenden sind ein paar Möglichkeiten aufgeführt, wie Sie sehr einfach für einen «fetteren» Alltag sorgen können. Unterschätzen Sie nie die Heilwirkung bereits minimaler Veränderung: Wenn Sie mit einer optimalen Mahlzeit (Doc Fleck-Frühstück) als neues Ritual in den Tag starten, ist bereits viel gewonnen. Binnen weniger Wochen sind Sie «auf Öl», und die Zellen «laufen geschmierter denn je».

## Das Geheimnis des Doc Fleck-Frühstücks – Wiederbelebung der Zellen

Um die für gesunde Zellen unerlässlichen Omega-3-Fette in den Körper zu lotsen, braucht es eine starke und zielsichere Transportrakete: schwefelhaltige Aminosäuren. Fettforscher wie Dr. Budwig zeigten, dass ungesättigte Fettsäuren elektrisch negativ geladen sind und deshalb positiv geladene Eiweißmoleküle anziehen. So finden sich zwei starke Partner: Fett und Aminosäuren, eine unschlagbare Kombination. Das Wirkprinzip der Öl-Eiweiß-Kost beruht auf dieser hochattraktiven Verbindung, die wertvolle Fettsäuren über den Blutstrom zu Zellmembranen leitet. Die Zellmembranen und Mitochondrien werden erneuert, die Sauerstoffversorgung und Kommunikation der Zelle optimiert. Die gesamte Funktion «gesunden Lebens» auf kleinster Ebene erfrischt. Die perfekte Kombination auf dem Teller ist qualitativ hochwertiges Leinöl (bio, omega-safe Herstellung) mit ungesättigten Fettsäuren und Quark, der positiv geladene, schwefelhaltige Aminosäuren liefert. Quark aus Kuh-, Schaf- und Ziegenmilch ist besonders reich an schwefelhaltigen Aminosäuren wie Methionin und Cystein. Quark liefert sogar 60-mal mehr Cystein als Joghurt, er zieht die negativ geladenen Fettsäuremoleküle an und wirkt auf diese Weise auch etwas stabilisierend auf die hoch oxidiationsempfindlichen Fette. Das Doc Fleck-Frühstück ist eine innovative Weiterentwicklung der von Dr. Budwig empfohlenen Leinöl-/Quark-Creme mit Zugaben von antioxidativem Weizenkeimöl und Zusätzen aus Algen-DHA. Da nicht wenige Menschen Schwierigkeiten mit Milchprodukten haben, gibt es auch eine feinschmeckende laktosefreie/vegane Variante. Mit Ölen aus hochwertiger Produktion sind die größten Erfolge zu erwarten.

## Zellen wie geschmiert!

Suchen Sie sich z. B. im Internet oder in Büchern gezielt Rezepte aus, die kohlenhydratarm, fettreich und einfach zuzubereiten sind (Stichworte: Low Carb, High Fat). Es sollten Rezepte sein, die Sie geschmacklich locken.[319] Und das Internet wimmelt von kostenfreien Möglichkeiten. Blättern Sie, stöbern Sie, und dann geht's ans Eingemachte.

Jetzt ist der optimale Zeitpunkt gekommen, sich Vorräte vorzuknöpfen. «Alles-muss-raus!» Je schneller und entschlossener Sie alle kohlenhydrat-, stärke- und zuckerreichen Nahrungsmittel verbannen, umso geringer die «Chance», eine für Ihre Zellgesundheit schlechte Wahl zu treffen und sich in alten, kontraproduktiven Versuchungen zu verstricken. Es empfiehlt sich, einen harten Schnitt zu wagen. Doch der Einsatz lohnt. Denn ein Fakt ist kolossal wichtig: Sie können definitiv nicht auf zwei Hochzeiten tanzen: der kohlenhydrat- und zuckerreichen und der fettreichen Party. Wenn alle Altlasten entsorgt sind, schreiben Sie Ihre Einkaufsliste, das geht auch per Smartphone. Nutzen Sie die kompakte Lebensmittelliste in diesem Buch. Markieren Sie Nahrungsmittel, die Ihnen besonders schmecken. So wird die Liste Ihr idealer Alltagshelfer. Lernen Sie, Kohlenhydrate korrekt einzuschätzen, und setzen Sie bevorzugt auf ballaststoffreiche Gemüse und Obst oder Hülsenfrüchte. Das volle Potenzial der gesunden Fette können Sie ausschöpfen, wenn Sie (raffiniertes) Getreide und Zuckerzusätze (auch Süßstoffe) hinter sich lassen, zumindest für den größten Teil Ihres Lebens!

## So kriegen Sie Ihr Fett weg!

Wählen Sie sich für den Start zum Beispiel die Zutaten zum Beispiel für das Doc Fleck-Frühstück und zwei bis drei Gerichte oder «Fettbomben». Beim Einkauf lassen Sie sich Zeit und prüfen Etiketten. Blinzeln Sie bei verpackter Ware auf Kohlenhydrat- und Ballaststoffgehalt. Packen Sie kein Produkt in den Einkaufswagen, von dem Sie nicht die gesamten Inhaltsstoffe kennen. Sie wissen: Ein ehrliches Stück Gemüse oder Obst, die Walnuss oder das Ei haben nichts in klein bedruckten Etiketten zu verbergen. Meiden Sie Produkte mit Zucker, auch den gesünder klingenden Arten wie Sirup, Dicksaft etc. und «modifizierte Stärke». Bunkern Sie Ihre neuen Vorräte von nähr- und ballaststoffreichen und kohlenhydratarmen Lebensmitteln und freuen Sie sich auf das, was kommt.

### Fette und Öle (Auswahl)

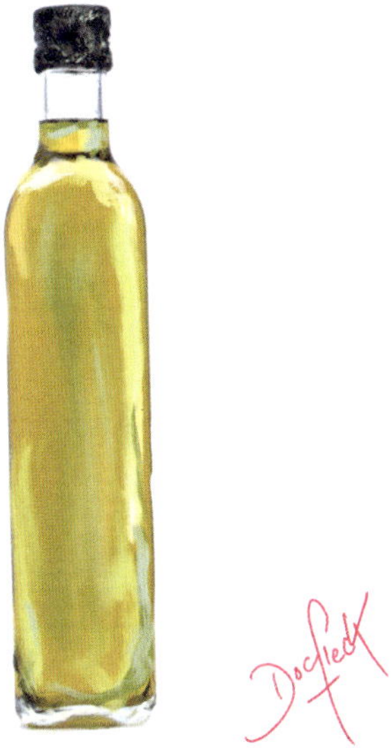

**Für die kalte Küche (und nur hier!):**

- Leinöl, Hanföl, Walnussöl (Bio, kaltgepresst, omegageschützte Herstellung unter Ausschluss von Licht, Hitze und Sauerstoff, z. B. Omega-safe-Verfahren, siehe Etikett)
- Weizenkeimöl

**Zum Erhitzen geeignet:**

- rohe Bio-Butter von Weidetieren (nicht braun werden lassen)

**Größere Hitzestabilität:**

- Natives Olivenöl extra vergine (nach jüngsten Forschungen recht hitzestabil)
- Kokosöl
- Ghee, Butterschmalz
- Rotes Palmöl (Wichtig: nur aus nachhaltiger Produktion CSPO-Kennzeichnung, sonst bitte meiden!)

### Nüsse und Samen

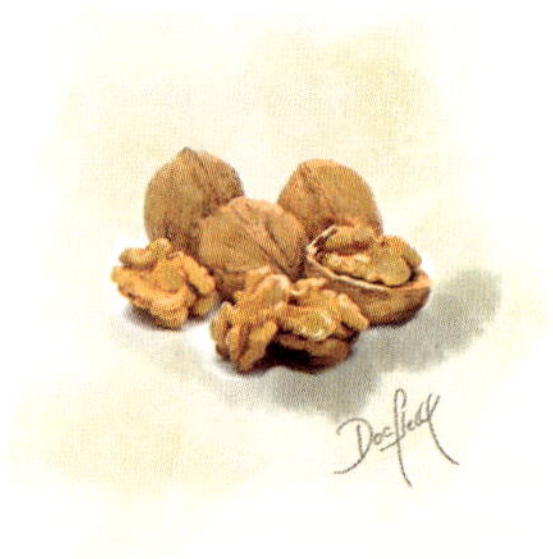

- Leinsamen (mein Favorit: kostengünstiger, ballaststoffreicher Omega-3-Lieferant, da sehr mimosenhaft unbedingt unmittelbar vor dem Verzehr erst zermahlen)
- Chiasamen (gemahlen bessere Bioverfügbarkeit)
- Hanfsamen/Hanfkerne (Hanfmehl)
- Walnüsse
- Haselnüsse
- Macadamianüsse
- Pekannüsse
- Paranüsse
- Kürbiskerne
- Sonnenblumenkerne
- Schwarzer Sesam

- Kokosnuss (ungesüßte Kokosrapseln, Kokosmilch und Kokosmehl)
- Rohe Kakaoraspeln
- Cashewkerne (proteinreich)
- Mandeln (proteinreich)

**Nuss-Mus ist Muss***

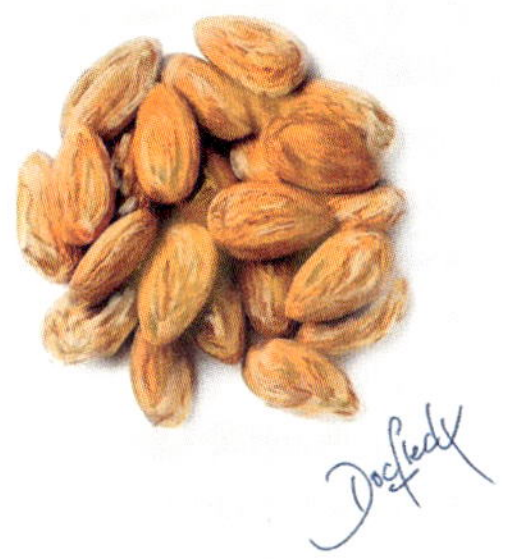

- Cashewmus
- Haselnussmus
- Macadamiamus
- Mandelmus
- Pekannussmus
- Sesammus (Tahin)
- Sonnenblumenmus
- Walnussmus
- Kokosmus extra nativ (Achtung! Nicht zum Kochen oder Erhitzen verwenden)

**Teils mit dem Mixer zum Beispiel selbst herstellbar*

## Proteine

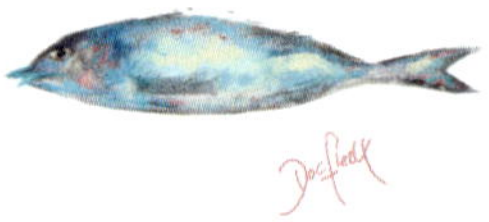

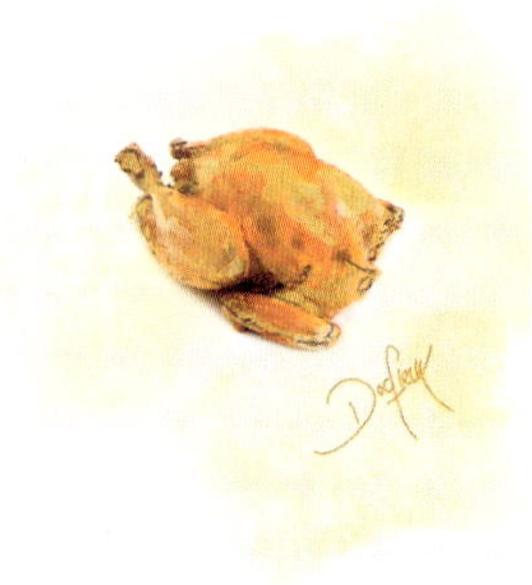

- Fleisch (Rind, Lamm aus Grasfütterung, Wild)
- Geflügel (bevorzugt BIO-Herstellung ohne Hormone und Antibiotika)
- Eier (bevorzugt Freiland-Biohaltung)
- Fisch und Meeresfrüchte (aus nachhaltigem Fang)
- Pilze («Fleisch des Waldes», z. B. Zuchtpilze wie Champignons) und Sojaprodukte (besonders empfohlen: fermentierte Sojaprodukte wie Tempeh und Miso)

*Informationen und Ratgeber zum Einkauf von nachhaltigen Fischereiprodukten finden Sie unter www.wwf.de. Findet sich ein Fisch nicht auf der Liste, wird er wegen hoher toxischer Belastung und mangelnden Qualitätskriterien in Zucht und Fangprocedere nicht empfohlen.*

**Geringe toxische Quecksilber-Belastung** (empfohlen)

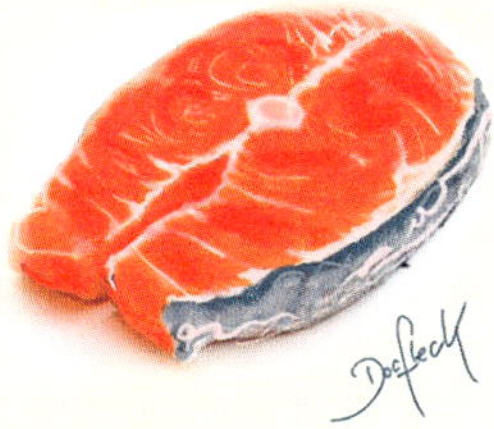

- Anchovis
- Auster
- Butterfisch
- Felchen
- Flunder
- Forelle (Süßwasser)
- Hering
- Jakobsmuschel
- Krabben (heimisch)
- Krebs
- Makrelen (Nordatlantik)
- Sardinen
- Schellfisch (Atlantik)
- Scholle
- Seehecht
- Seelachs
- Seezunge (Pazifik)
- Tilapia, Buntbarsch (nicht gezüchtet; schwer zu finden)

- Tintenfisch (Kalamare)
- Venusmuscheln
- Wels
- Wildlachs

**Moderate Quecksilber-Belastung**
(mäßiger Verzehr)

- Barsch
- Karpfen
- Kabeljau
- Hummer
- Goldmakrele
- Rochen
- Thunfisch (Echter Bonito)
- Torpedobarsch (Atlantik)
- Schnapper
- Seeteufel

**Hohe Quecksilber-Belastung** (sehr selten, eher meiden): Heilbutt (Atlantik, Pazifik), Rotbarsch, Wolfsbarsch, Thunfisch (Weißer)

**Extrem hohe Quecksilber-Belastung** (meiden): Blaubarsch, Hai, Makrele (Königsmakrele), Schwertfisch, Thunfisch (Großaugenthun, Gelbflossenthun), Zackenbarsch

## Milchprodukte*

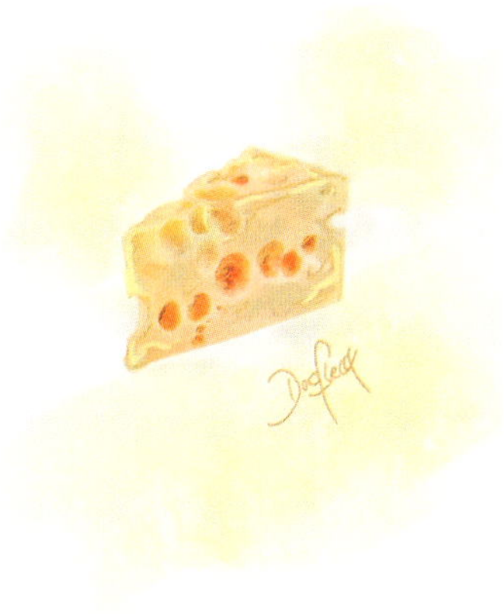

- Fermentierte Milchprodukte
- Sauerrahm, griechischer Joghurt
- Käse, z. B. Parmesan, Cheddar, Brie, Frischkäse (Doppelrahmstufe)

**Möglichst Bio-Herstellung, Weidetiere*

## Pflanzlicher Milchersatz

- Mandelmilch, Kokosmilch, Hanfmilch, Cashewdrink
- Reismilch, Hafermilch (etwas mehr Kohlenhydrate)

Wichtig: Achten Sie auf das Etikett! Meiden Sie Produkte, die Zucker oder künstliche Zuckeraustauschstoffe enthalten oder Carrageen (E 407); dieser Zusatzstoff ruft nachweislich entzündliche Veränderungen der Darmschleimhaut hervor.

Tipp: Im guten Mixer selbstgemachte Pflanzendrinks sind eine kostengünstige und feinschmeckende Alternative.

### Sonstige Lebensmittel mit gesundem Fettprofil

- Kakaobutter
- Oliven
- Edelbitterschokolade (optimal mindestens › 70 % Kakao)

### Lebensmittel, die perfekt zum FETT passen – ohne Rettungsring-Gefahr

**Nicht stärkehaltiges Gemüse**

In unbegrenzter Menge – hauen Sie ordentlich rein!

- Artischocken
- Blattsalat
- Blumenkohl
- Broccoli
- Brunnenkresse
- Champignons
- Chicorée
- Endiviensalat
- Fenchel
- Grünkohl
- Ingwer
- Knoblauch
- Kräuter
- Löwenzahn
- Mangold
- Paprika
- Radicchio
- Radieschen
- Rucola
- Schalotten
- Spargel
- Spinat

- Spitzkohl
- Stangensellerie
- Tomaten
- Weißkohl
- Zucchini
- Zwiebel

## Obst

(Eine Handvoll pro Tag, entspricht circa 100–200 g täglich)

- Beeren: frische oder tiefgekühlte Himbeeren, Brombeeren, Heidelbeeren, Johannisbeeren – Vorsicht: Erdbeeren haben etwas mehr Zucker
- Grapefruit
- Kiwi
- Limette
- Wassermelone
- Zitrone
- Grundsätzlich eignen sich bevorzugt zuckerärmere Obstsorten am besten: z.B. auch Pfirsiche, Birnen, Äpfel, Kirschen etc.

## Grundnahrungsmittel, Gewürze etc.

- Essig
- Gemüse-, Hühner- oder Knochenbrühe (Bio ohne Glutamat)
- Getrocknete oder frische Kräuter: Basilikum, Cayenne-Pfeffer, Chili, Gomasio (Sesamgewürz), Koriander, Kreuzkümmel, Kurkuma, Majoran, Minze, Oregano, Petersilie, Rosmarin, Salbei, Schwarzer Pfeffer, Thymian, Vanillepulver (gemahlen), Zimt (selbstverständlich können auch andere Ihnen liebgewonnene Kräuter und Gewürze genutzt werden)

- Hanfmehl
- Kakaopulver (ungesüßt, Bio)
- Kokosmehl
- Mandelmehl
- Meersalz

### Getränke

Trinkmenge pro Tag: ca. 30 ml pro Kilogramm Körpergewicht

- Heißes Zitronenwasser (auf nüchternen Magen zwei Gläser)
- Mineralwasser (magnesiumreiche Sorten)
- Kräuter- und Basentee
- Weißer und Grüner Tee
- Kaffee («Butterkaffee»; «Bulletproof Coffee»)

*Merke:* Trinken Sie während des Tages schluckweise mindestens circa sieben Gläser (ca. 200 ml) Wasser guter Qualität, am besten zwischen den Mahlzeiten. Um Wasser geschmacklich aufzupeppen, eignen sich: Limetten-, Zitronenscheiben, Beeren, Kiwis, Zitronenmelisse etc.

*Wichtig:* Dies ist nur eine orientierende Auswahl, selbstverständlich können Sie andere Kräuter, Gewürze, Gemüse und zuckerarme Obstsorten integrieren.

**Ähnliches gilt für die Pflanzenöle!** Die hier näher beschriebenen Öle, Samen und Nüsse liefern eine besonders empfehlenswerte Balance der Fettsäuren, das bedeutet aber nicht, dass andere Pflanzenöle per se minderwertig sind. Alle Pfanzenöle hier im Detail zu diskutieren, würde das Buch sprengen, denn Mutter Natur schenkt uns ein riesiges Potpourri an Ölen von A bis Z: Aprikosenkernöl, Arganöl, Babassuöl, Baobaböl, Calophyllumöl, Chiaöl, Distelöl, Erdnussöl, Granatapfelsamenöl, Hagebuttensamenöl, Haselnussöl, Johannisbeersamenöl, Johanniskrautöl, Jojobaöl, Kakaobutter, Kokosöl, Kürbiskernöl, Leinöl, Macadamianussöl, Maiskeimöl, Mandelöl, Mohnöl, Nachtkerzenöl, Olivenöl, Palmöl und Palmkernöl, Perillaöl, Pfirsichkernöl, Rapsöl, Sanddornöl, Schwarzkümmelöl, Sesamöl, Sheabutter, Sojaöl, Sonnenblumenöl, Traubenkernöl, Walnussöl, Weizenkeimöl, Zedernöl.

Die wechselwirkenden Einflüsse der Öle sind aktuell noch nicht erforscht. Bisher hat sich vor allem die Kombination aus Omega-3-Ölen wie Leinöl, Hanföl, Walnussöl mit antioxidativem Weizenkeimöl in der Praxis brillant bewährt.

*Faustregel:* Achten Sie – pardon, wenn ich mich wiederhole, aber es ist verdammt wichtig – bei jedem verwendeten Öl auf die Herstellerqualität und das Fettsäureprofil. Meiden Sie raffinierte Öle und reduzieren Sie Öle mit hohem Omega-6-Gehalt (Maiskeimöl, Sojaöl, Distelöl, Sonnenblumenöl).

Lassen Sie sich nicht entmutigen. Ihre Zellen haben den Ölwechsel verdient und werden sich binnen weniger Monate erneuern. D. h. also, *Sie* werden sich erneuern. Wenn Sie kein Kochkünstler sind, no problem. Fangen Sie langsam an. Sobald die ersten Erfolge spürbar werden, Sie mehr Energie haben und weniger Heißhunger Sie quält, Sie «Fett geleckt haben», werden Sie das Fett nicht mehr missen wollen.

## Beispiel für einen fetten Tag

**Essen Sie wenige Mahlzeiten pro Tag. Aber essen Sie sich satt mit mehr Fett!**

- Essen Sie erst, wenn Sie *echten, ehrlichen* Hunger haben, nie aus Langeweile oder «weil eben jeder in der Familie frühstückt».
- Essen Sie sich immer satt. Mit Fett als gesundem Hauptdarsteller werden Sie eine deutlich längere Sättigung erfahren.
- Essen Sie langsam und kauen Sie, «bis es im Mund sabbert». Au-

ßerdem werden Sie in der Kombination mit «Fett und bewusstem Kauen» schneller und nachhaltiger satt.

- Schaffen Sie sich ein für Sie passendes Zeitfenster zum Essen. Pausieren Sie möglichst lange, ca. zwölf Stunden über Nacht, und wählen Sie geringe Mahlzeitenfrequenzen am Tage, maximal drei Mahlzeiten mit ausreichend langen Pausen, wenn Sie es schaffen, ohne Snacks.
- **Frühstück wird Spätstück**
  Lassen Sie, falls es Ihr Alltag und Berufsleben zulassen, das Früh-Stück zum **«Spät-Stück»** werden und halten Sie eine lange Pause zwischen Abendessen und Spätstück ein. Optimal sind zwölf Stunden oder etwas länger, aber auch acht, neun oder zehn Stunden sind ein guter Anfang. **Was spätstücken?** Perfekt ist die Mischung aus Fett und Eiweiß (das Doc Fleck-Frühstück-Rezept finden Sie im Kapitel Rituale), Smoothies mit ungesüßtem Milchersatz und etwas Fett, z. B. Leinöl mit DHA. Zum Kaffee einen «Klecks» von z. B. 1–2 TL Kokosöl oder Weidebutter.
- **Mittagessen**
  Wenn Sie eine lange Pause zwischen Abendessen und «Spätstück» aushalten, kann das Spätstück auch mit einem frühen Mittagessen verschmelzen. Wichtig: Kann – *muss* aber nicht! Die meisten von uns kommen mit drei klassischen Mahlzeiten besser zurecht. Menschen mit Migräne, Gallensteinleiden und Refluxbeschwerden sollten nicht zu lange fasten, da hier die regelmäßige Nahrungszufuhr zählt. Achten Sie jedoch auf eine ausreichend lange Pause (mindestens drei bis fünf Stunden) nach der ersten Mahlzeit des Tages.
  **Was mittagessen?** Setzen Sie auf ballaststoffreiches, sättigendes Grünzeug. Beispielsweise drei bis vier Hände voll grüner Salat mit z. B. etwas Avocado, einer Handvoll Eiweiß (ca. 15–25 g pro Mahlzeit) aus Fisch, Fleisch oder Käse und dazu Fett – mindestens zwei bis drei Esslöffel, etwa Olivenöl (nativ extra). Gerne können Sie Ihr Mittagessen zusätzlich mit geriebenem Parmesan oder gehackten Nüssen «fetten».

- **Abendessen.** Versuchen Sie, circa drei Stunden vor dem Schlafengehen die letzte Mahlzeit zu genießen. Das empfiehlt sich nicht nur zur Entlastung des Darms über Nacht, sondern auch, um die Menge an zellschädigenden Sauerstoffradikalen einzudämmen. Experimentieren Sie und verlegen Sie das Abendessen wenn möglich zeitlich etwas nach vorne, sodass es in Ihren Alltag passt. Idealerweise sollte das Abendessen leichter und kleiner ausfallen als Mittagessen und «Spätstück». Es bewährt sich auch hier die Kombination aus Grünzeug, etwas Eiweiß und Fett aus Olivenöl, Butter oder Kokosfett. Rohkost ist schwerer verdaulich und sollte deshalb nicht abends verzehrt werden.
- **Snacks.** Genießen Sie Snacks nur bei Bedarf und unerträglichem Hunger und bleiben Sie Ihrer Zeitachse treu. Empfehlenswert sind fette Snacks wie Walnüsse, Pekannüsse, Macadamianüsse (möglichst ungesalzen), Humus und Gemüsesticks, Avocados, Chiabrei mit Kokosmilch und «Fettbomben». Beim Wort «Fettbomben» denken die meisten von uns an ungesunde Varianten aus Fastfood, Burger und Donuts. Gesunde «Fettbomben» haben überhaupt nichts mit vitaminarmen Kalorienbomben gemeinsam, sondern sind spannende Nahrungskombinationen mit hohem Fettanteil aus naturbelassenen, gesunden Fetten und wenig Kohlenhydraten.

## Ran-an-das-Fett – Neue Rituale

Hier ist nur ein erstes Anklopfen an Ihren Geschmacksnerv und die zarte Zündschnur für einen gesünderen Alltag. Als perfekten Einstieg empfiehlt sich die von mir seit Jahren verwendete, bewährte Rezeptur des Doc Fleck-Frühstücks. Mit bereits einem wertvollen *Fettritual am Tag,* das sich in wenigen Minuten zubereiten lässt, ist ein Grundstein für die Erneuerung Ihrer Zellen und damit Ihrer gesamten Gesundheit gelegt. Dieser simple Einstieg ist kein Hexenwerk, er ist für jedermann geeignet. Mein Rat: Bleiben Sie bei diesem Ritual und setzen Sie zum Beispiel das Doc Fleck-Frühstück mindestens 30 Tage um. Das Betanken Ihrer Zelle mit gesunden Fetten wird etwas Zeit brauchen, bis Sie «auf Öl!» gekommen sind.

**Doc Fleck-Frühstück**
(für eine Person)
ca. 3 große EL Magerquark (ca. 150 g)
3 EL Biokuhmilch (alternativ Reis-, Hafer- oder Mandeldrink oder Wasser)
20 ml Ölmischung aus omegageschützt hergestelltem Biolein- und -weizenkeimöl (optional mit DHA/EPA-Zusatz und Vitamin-D3-Zusatz), alternativ 2 EL hochwertiges Leinöl (gerne mit DHA/EPA-Zusatz) und 1–2 TL Weizenkeimöl
1 Spritzer Zitronensaft
(optional 1 kleiner TL Honig oder Erythrit)

Eine große Handvoll Früchte nach Belieben (gewaschen und geputzt, z. B. Banane, Mango, Himbeeren, Erdbeeren, Heidelbeeren, Äpfel, Kiwi, Papaya; ggf. auch Trockenobst wie Datteln, Feigen, Aprikosen).

Das Obst entweder in kleine Stücke schneiden, oder glatt zu einem Mus pürieren, wie es Ihnen besser schmeckt. Für die gesunde Deko gehackte Walnusskerne, Mandelsplitter, Cashewkerne, Kürbiskerne, Paranüsse etc.

Zubereitung. Quark, Milch, Zitronensaft und Öl im Mixer oder mit Pürierstab mixen. (Honig oder Erythrit nur bei Bedarf hinzufügen.)

Früchte entweder klein geschnitten oder als Mus darübergeben. Mit Nüssen, Mandeln, Kernen und Früchten als «bissfeste» Dekoration dekorieren.

Man kann auch zum Beispiel etwas Obst direkt in den Quark mit einpürieren, ich persönlich mag etwas Banane im «Untergrund». Tipp: Nach Belieben gesunde Gewürze wie Ceylon-Zimt, Kurkuma, Kardamom, Koriander, Bourbonvanille oder Bio-Rohkakao hinzufügen.

PS: Wer es mag, kann das Öl auch erst zum Schluss einfach darüberträufeln und vorsichtig unterheben. Ein omegageschützt produziertes hochwertiges Leinöl wird nie bitter, sondern angenehm nussig schmecken. Das Mixen von Öl in die Quarkmischung eignet sich vor allem für Menschen, die bisher große Angst vor Fetten haben.

**Doc Fleck-Frühstück**
**Laktosefreie, vegane Variante**
(für eine Person)
2 EL Chiasamen (optional feingemahlen)
150 ml Reis-, Mandel-, Kokos- oder Haferdrink
20 ml Ölmischung aus omegageschützt hergestelltem Biolein- und -weizenkeimöl (optional mit DHA und Vitamin-D3-Zu-

satz), alternativ 2 EL hochwertiges Leinöl (gerne mit DHA/EPA-Zusatz) und 1–2 TL Weizenkeimöl.
Früchte nach Belieben (siehe oben, z. B. Banane, Mango, Heidelbeeren, 1 Dattel, 1 Trockenfeige, ½ EL Gojibeeren)
1 Spritzer Zitronensaft
gehackte Walnusskerne, Mandelsplitter oder Cashewkerne oder andere.

Zubereitung: Die **Chiasamen** in **Reis-, Mandel-** oder **Haferdrink** mindestens 10 Minuten quellen lassen. Mit **Zitronensaft** mischen. **Früchte** gegebenenfalls schälen und klein schneiden oder, wer es lieber mag, pürieren. Den Chiabrei zuletzt mit dem Öl aufpeppen, mit Früchten servieren und mit **Nüssen** und **Früchten** dekorieren.

Tipp: mit Ceylon-Zimt, Kurkuma, Kardamom, Koriander oder Bourbonvanille würzen und nach Geschmack etwas rohes Kakaopulver unterrühren.

**Guten-Morgen-Brei (laktosefrei, glutenfrei, vegan)**
**(für 2 Personen)**
Dieses spontan von mir entwickelte Rezept ist meine liebste Alternative zum klassischen Doc Fleck-Frühstück geworden. Die Zutaten und Mischungsverhältnisse können Sie variieren, wie es Ihnen am meisten schmeckt! Auch bei mir schmeckt dieser Guten-Morgen-Brei immer etwas anders. So bleibt es spannend.

1. Chia-Basisbrei zubereiten: ca. 5 TL Chiasamen (feingemahlen) als Basisbrei mit Hafer-, Mandel-, Kokosmilch oder Wasser mindestens 10 Minuten quellen lassen (Chia kann auch gerne mit etwas Leinsamen, Sesam und Hanfsamen ergänzt werden).
2. Frucht-Zugabe: 2 Avocados (optional, wenn vorhanden)
   1–2 Bananen (je nach Größe)

2–3 Datteln (entsteint)
1–4 TL Rohkakao (ungezuckert, Bio) – je nachdem wie sehr Sie Schokolade mögen, empfehle ich die Dosis zu steigern.
Gewürze: etwas Zimt (Bio, Ceylon), Kurkuma, Kardamom nach Belieben.
Gut passen auch eine kleine Prise Ingwer, Galgant, Koriander, Piment, Anis und Cayennepfeffer dazu.
Alles zusammen im Mixer pürieren.

3. Chia-Basis zum Avocado-Fruchtmix geben und verrühren.
4. Zum Schluss 2 EL hochwertiges Leinöl (gerne mit DHA/EPA) und 1–2 TL Weizenkeimöl unterrühren.

Wer es mag, kann gesunde «Dekoration» und Ballaststoffe für die gesunden Darmbakterien unterheben: ein paar Nüsse, Mandeln, Kerne nach Belieben, 1–2 TL Flohsamenschalen gemahlen (Bioqualität).

Fetten Genuss!

Wichtig: Achten Sie auf eine ausreichende Flüssigkeitszufuhr, da die kleinen Samen ein hohes Quellvolumen im Darm besitzen. Zwei große Gläser Wasser direkt nach dem Aufstehen sind als gutes Trink-Ritual empfehlenswert!

**Bulletproof Coffee**

Für Menschen, die morgens schwierig in Gang kommen, ist dieses Rezept ein fetter Turbo. Erstmals wurde der «Bulletproof Coffee» von dem US-Amerikaner Dave Asprey beschrieben. Diese Kaffee-Variante ist vom Buttertee der tibetanischen Sherpas inspiriert, die aus buttergedoptem, fettstrotzendem Tee ihre Energie ziehen. Der «kugelsichere Kaffee», wie er übersetzt heißt, sorgt morgens für einen extremen Energieschub. Das Originalrezept besteht aus hochwertigem, frisch gebrühtem Filterkaffee, der mit Butter und MCT-Öl im Mixer cremig geschlagen wird. So gibt es keine

«Fettaugen» auf dem Getränk, obwohl ich die mittlerweile sehr spannend und unterhaltsam finde. Ich habe das Rezept etwas abgewandelt mit Kokosöl.

Zutaten für 2 Tassen:
Ca. 450 bis 500 ml heißer Kaffee (Bio-Qualität, frisch gebrüht)
1 bis 2 EL Ghee oder Weidebutter
1 bis 2 EL Kokosöl (Bio-Qualität) alternativ MCT-Öl
Optional: etwas Zimt, Kakao oder Vanillepulver (Bio-Qualität)
Zubereitung: Zutaten im Mixer oder Pürierstab cremig aufschlagen!

Achtung: Ein No-Go in diesem Kaffee sind Zucker, Honig oder Süßungsmittel, es sei denn, Sie haben den dringenden Wunsch, rasch zuzunehmen!

## Zieh, wenn du kannst!
## Ölziehen als Allzweckwaffe

Krankheiten beginnen im Mund. Daher können Sie bereits morgens präventiv einen Esslöffel Pflanzenöl in den Mund nehmen und mehrere Minuten lang durch die Zahnzwischenräume hin und her ziehen wie Mundwasser. «Ölziehen» klingt erst einmal wie ein esoterisches Mysterium. Hinter dieser alten Heiltradition steckt aber ein Potenzial, das Sie nutzen sollten! Das «Schlürfen» von Öl ist eine hierzulande unterschätzte gesundheitliche Allzweckwaffe, ein Instrument, mit dem man schädliche Bakterien aus der Mundhöhle verscheuchen kann und so Krankheiten vorbeugt. Denn: Der Mund ist das Fenster zu unserem Körper und, wie es ein Zahnarzt einmal formulierte, der «schmutzigste» Ort im ganzen Körper. Vor sich hingammelnde kohlenhydrat- und zuckerreiche Essensreste sind der perfekte Dünger für schädliche Mikroben, die das gesunde Ökosystem des Mundraums durcheinanderschleudern. Wird die lokale Abwehrkraft der Mundschleimhaut durch unsympathische Bakterien chronisch überlastet, kippt die Lage: Krankmachende Erreger übernehmen die Kommandobrücke, es kommt potenziell zu Entzündungen des Zahnfleisches, Plaque und Mundgeruch. Entzündungen im Mundraum sind nicht nur ein lokal limitierter Supergau, sondern bedrohen die Gesundheit des gesamten Organismus (Sie haben es im Kapitel zur Zahngesundheit erfahren). Nicht nur das «Loch im Zahn» gilt es bereits bei unseren Kindern zu verhindern, nicht weniger wichtig ist das Hegen und Pflegen der Mundhöhle. Die perfekte gesundheitliche Vorsorge kümmert sich auch um die Mundschleimhaut.

Hier kommt Ölziehen als eine kostengünstige, effektive Methode ins Spiel: Ursprünglich aus der indischen Heiltradition stammend, ist Ölziehen eine wirksame Methode zur Reinigung des Mundraums und um Zahn- und Mundgesundheit zu verbessern. Das Spülen der Mundhöhle mit Öl bietet einen antimikrobiellen Schutz, es «zieht» schädliche Bakterien aus dem Mund, stärkt die Mundschleimhaut, festigt das Zahnfleisch und hat heilende Effekte auf den gesamten Mundhöhlen-/Rachenraum sowie die Nasennebenhöhlen (erstaunlich gut sogar bei chronischer Nasennebenhöhlenentzündung). Zugegeben war ich anfangs skeptisch gegenüber dieser Heilmethode. Inzwischen ist die Skepsis dank zahlreicher ermutigender Erfahrungen meiner Patienten und dem tieferen Eintauchen in das Thema gewichen.[320] Ölziehen bietet zudem einige Vorteile: einfach und überall machbar, harmlos und nebenwirkungsfrei und preiswert. Los geht's!

### Zieh das (Öl) durch!

Ölziehen ist einfach, ersetzt aber niemals das Zähneputzen. Zum Ölziehen nehmen Sie etwa vor dem Zähneputzen ca. 1 Teelöffel Öl in den Mund. Dann spülen Sie damit kräftig die Mundhöhle und ziehen das Öl immer wieder auch durch die Zahnzwischenräume. Anschließend spucken Sie das Öl, das zu einer gelblich-weißen schaumigen Emulsion geworden ist, unbedingt aus. Schlucken Sie das Öl niemals, da es stark mit Schadstoffen belastet ist. Ölziehen ist absolut harmlos, aber es muss garantiert sein, dass das Öl im Mund bewegt werden kann, ohne dass es geschluckt wird. Deshalb empfehle ich Ölziehen frühestens für Kinder ab dem Schulalter.

Wenn Sie keine Karies oder Zahnfleischprobleme haben und bei guter Gesundheit sind, reicht einmal tägliches Ölziehen über ca. fünf Minuten aus. Falls es bereits Problemzonen in der Mundhöhle gibt und Sie Ölziehen therapeutisch nutzen wollen, empfiehlt sich eine längere Dauer bis 15 Minuten. Starten Sie mit wenigen «Zieh»-Minuten. Anfangs ist Ölziehen ungewohnt. Wenn es sich zu Beginn unangenehm anfühlt, spucken Sie das Öl in eine kleine Tasse oder in ein Taschentuch und geben es bitte grundsätzlich in den Hausmüll, nicht ins Waschbecken! Danach spülen Sie den Mund mit etwas Wasser aus. Ölziehen eignet sich als Morgenritual. Nutzen Sie die Zeit im Bad oder die Routine beim Kaffeekochen oder Frühstückmachen. Für ein zweites Mal eignet sich der Zeitraum nach dem Abendessen. Und welches Öl eignet sich?

In Indien gibt es eine lange Tradition des Ölziehens mit Sesamöl. Empfehlenswert sind geschmacklich auch Kokosöl und desodoriertes (geschmackloses) Sonnenblumenöl. Da Sie das Öl nach dem Spülen ausspucken, könnten Sie prinzipiell sogar raffiniertes Öl verwenden. Natürlich ist Ölziehen kein Allheilmittel, aber in der Kombination mit Ihrer neuen fettbetonten, ausgewogenen Ernährung hat es ein hohes Potenzial, Ihre Gesundheit zu bessern. Schneller als andere Veränderungen werden Sie vermutlich die Effekte auf Ihre Zahngesundheit spüren: frischerer Atem, weniger Zahnfleischbluten und ein sauberes Mundgefühl. Einfach mal ein paar Wochen durchziehen!

# Epilog

Jetzt haben Sie den hoffentlich für Sie am wenigsten ärgerlichen «FETTFLECK» Ihres Lebens kennen- und schätzen gelernt. Im Dschungel der Informationen soll Ihnen Ran-an-das-Fett eine zuverlässige Ressource an Wissen sein, Sie «dogmatisch undogmatisch» wie ein Faden durch das Labyrinth der Forschung führen, den Sie immer wieder gerne aufgreifen und der Sie praktisch anleitet, die Heilkraft des Fettes zu nutzen. Sie wissen, Sie widersetzen sich mit den Kenntnissen aus diesem Buch dem noch gängigen Status quo, der das Fett oft noch kritisch beäugt. Doch Sie kennen jetzt die aktuelle Wahrheit über den zu Unrecht ungeliebten Nährstoff, die Biographie des fetten Irrtums und haben hoffentlich das Korsett der ideologisch fettarmen Wahrnehmung gelöst.

Wie oft stolpern wir über eine Wahrheit und rennen unbeirrt weiter, als hätten wir nichts gesehen, gelesen oder gehört? Wie oft lassen wir uns täuschen, weil die «Menge eine unbeirrbare, vermeintlich wahre Meinung» vertritt. Die Geschichte des fetten Irrtums sollte uns alle für die Zukunft ermahnen. Nur weil viele Menschen einer Meinung sind, muss diese weder richtig noch wahr sein. Dass eine nie korrekt bewiesene Hypothese auf unsympathisch dogmatisch-ideologische Art und Weise im stürmischen Siegeszug die Institutionen, Leitlinien und Köpfe von Politik und Industrie eroberte, sollte uns immens abschrecken und für alle gesundheitspolitischen Entscheidungen ein moralischer Kompass sein!

Es ist leider nicht leicht, Pionierarbeit zu leisten. Hierzulande wird man als Vorkämpfer für eine ganzheitliche Medizin oft kritisiert. 2017 wurde ich vor einem großen Ärzteplenum scharf attackiert, als ich bei chronischen Krankheiten wie Rheumatoider Arthritis leidenschaftlich eine medikationsergänzende Therapie durch antientzündliche Ernährung vertrat. Nicht wenige runzelten auch überrascht und zweifelnd die Stirn, als ich Fett öffentlich rehabilitierte und als Teil meiner Heilmethode einem breiten Publikum im Fernsehen zugänglich machte. Es braucht viel Kraft und solide Daten vieler brauchbarer Studien, um nagende Zweifel wegzupusten.

Ich hoffe, dass dieses Buch viele Menschen anrührt, zum Nachdenken bringt und ins aktive Handeln führt, und dass es vor allem auch die Entscheider unserer Gesellschaften erreicht und kräftig durchkitzelt. Denn es ist höchste Zeit, fettarmen, veralteten Überzeugungen auch gesundheitspolitisch ein Ende zu setzen und zu erkennen: Vorbeugen ist die beste Medizin. Die Präventivmedizin, zu der ich eine moderne Ernährungslehre zähle, wird politisch bisher stiefmütterlich vernachlässigt. Allein durch EKG-Schreiben und Ein-neues-Labor-Blutbild-Erstellen werden Menschen aber nicht gesünder, durch einen anderen Lebensstil schon eher. Falsches Essen ohne gesundes Fett ist einer der größten Irrtümer und Krankmacher unserer Zeit, der moderne Gesellschaften in den nächsten Jahren mit schwindelerregenden sozioökonomischen Abgründen konfrontieren wird. Wir verfügen zwar über ein hohes Wissen und Datenberge wie keine Generation vor uns, aber unsere Zeit scheint mir zu leidenschaftslos. Es fehlt an Mut, neue Wege zu gehen, von denen man inzwischen dank neuester Forschung weiß, dass sie begangen werden müssten! Hier gilt es, den Hebel endlich mit Courage und Durchsetzungskraft umzulegen. Deshalb hier mein letzter Gruß an die Gesundheitsminister und Entscheider, die moderne Ernährungslehre, die sich nicht an verstaubte Ernährungspyramiden klammert, endlich ernst zu nehmen und zu fördern.

Natürlich verändern sich Wahrheiten. Das lehren uns die Wissenschaft und die Geschichte. Die Suche nach neuen Wahrheiten in der Forschung wird weitergehen. Es braucht weiter die Neugier, das Staunen, den Willen zum Diskurs, zur Veränderung und stetigen Erneuerung. Das ist die Natur des Fortschritts. Es bleibt weiter spannend. Gerne werde ich Sie auch in Zukunft unter anderem über meine Webseite www.docfleck.com, in meinen Vorträgen, Seminaren und Publikationen über die neuesten Erkenntnisse auf dem Laufenden halten.

Wir nähern uns dem Ende dieses Buches. Und Sie haben jetzt die Wahl! Sie können sich entscheiden, ob dieses Buch etwas «ganz Nettes» zum Lesen auf dem Sofa war und alles beim Alten belassen. Oder: Sie leben «Ran-an-das-Fett» und können eine neue Gesundheit von der kleinsten Ebene des Körpers, Ihren Zellen, designen. Sie haben jetzt das perfekte Rüstzeug, Ihren gesamten Organismus zu stärken, Krankheiten vorzubeugen, zu lindern – ja sogar zu heilen. Wenn Sie sich auf die Heilkraft des klug gewählten und sorgsam behandelten Fettes verlassen, werden sich unglaubliche Chancen für Ihre Gesundheit und die Ihrer Lieben eröffnen. Sicher, die Zukunft lässt sich nicht vorhersagen, aber sie lässt sich bedingt gestalten. Überlegen Sie sich einmal, was alles später möglich sein wird oder welche Krankheiten für Sie oder in Ihrem Familien- und Freundeskreis kleingeschnitzt oder gar verhindert werden könnten, wenn Sie durch dieses Buch ins Handeln kommen.

Von Herzen wünsche ich mir, dass der «Fettfleck» auch für Sie ein lebensverändernder Text wird, der Sie aus der Angst vor Fett und einer starren Ohnmacht befreit und Ihre Gesundheit und Lebensqualität revolutioniert, genauso wie meine Heilmethode und die hier beschriebenen Empfehlungen sich für Tausende Menschen als lebensverändernd bewiesen haben. Dieses Buch ist ein Destillat meiner Leidenschaft, Ihre Gesundheit, durch moderne Präventivmedizin und den gezielten Einsatz gesunder Fette, langfristig zu optimieren. Und hier mein Appell an Sie: Erzählen Sie von diesem Buch. Geben Sie die Information aus Ran-an-das-Fett weiter. Helfen Sie mit, dass jeder erfährt, wie elementar wichtig gesundes Fett für die Gesundheit aller Menschen ist. Es ist allerhöchste Zeit, den in puncto Fett überholten Überzeugungen entschieden entgegenzutreten. Jede neue Idee ist erst einmal eine Vision, die sich als bedeutsam erweisen kann. Leitlinien und politische Entscheidungen brauchen oft lange, mühsame Wege. Und langes Warten bedeutet Stillstand. Aber Sie sind bereits heute gewappnet und gespickt mit aktuellem Expertenwissen. Deshalb:

Handeln Sie! Denn nicht Wissen allein ist Macht, sondern angewandtes Wissen. Der Ball liegt jetzt bei Ihnen. Sie haben die Wahl! Wenn Sie nichts ändern, wird sich nichts ändern. Fette Wahrheit. Entscheiden Sie sich und fangen Sie mit einem kleinen «Fett-Ritual» an. Ziehen Sie diese Empfehlung für mindestens 30 Tage durch. Sie werden so manche fett-positive Überraschung erleben. Und vergessen Sie dabei nie den sinnlichen Genuss und den Spaß am Leben! Genießen Sie. Fett gibt nicht nur unserer Nahrung einen geschmacklichen Pepp, es macht glücklich, schlank und schlau. Fettauge, sei wachsam!

Ich weiß, dass der «Fettfleck» Ihr Leben verändern und Ihre Lebensqualität wiederbeleben kann. Fettes Gelingen!

# Fett-Check

Wie gut es um Ihren «Fetthaushalt» und Ihre Gesundheit bestellt ist, ob die Balance von Omega-6- und Omega-3-Fettsäuren stimmt, können Sie bereits in diesem kurzen Selbsttest grob analysieren.

**Tanken Sie genug Alpha-Linolensäure (Omega-3)?**

- ☐ Verzehren Sie täglich Omega-3-reiche Pflanzenöle wie Leinöl, Walnussöl, Hanföl oder Rapsöl?
- ☐ Verzehren Sie mindestens zweimal pro Woche fetten Seefisch oder alternativ regelmäßig Pflanzenöl mit DHA-Zusatz (z. B. omegageschützt produziertes Leinöl mit DHA/EPA)?
- ☐ Essen Sie regelmäßig Omega-3-reiche Nüsse, Mandeln, Samen und Kerne?
- ☐ Kochen Sie oft selbst?
- ☐ Konsumieren Sie Eier und tierische Produkte wie Milch, Milchprodukte oder Fleisch aus nachhaltiger Weidetierhaltung?

Zählen Sie die mit Ja beantworteten Fragen.
0–1: ungenügende Zufuhr
2–3: moderate Zufuhr
4–5: akzeptable Zufuhr (für den gesunden Menschen)

**Haben Sie einen außerordentlich hohen Bedarf an Omega-3-Fetten?**

- ☐ Leiden Sie an einer entzündlichen Krankheit (Rheuma, Arthrose, MS, Darmkrankheiten, Hautkrankheiten wie Neurodermitis, Schuppenflechte, Ekzeme)?
- ☐ Sind Sie depressiv?
- ☐ Haben Sie eine Herz-Kreislauf-Krankheit oder eine Herzrhythmusstörung?
- ☐ Besteht eine Schwangerschaft, Stillzeit oder ein Kinderwunsch?
- ☐ Leben Sie streng vegetarisch oder vegan?

Zählen Sie die mit Ja beantworteten Fragen.

0: kein erhöhter Bedarf

1: leicht erhöhter Bedarf

2–3: mittelstark erhöhter Bedarf

4–5: extrem stark erhöhter Bedarf

**Wird die Aufnahme der gesunden Omega-3-Fette behindert?**

- ☐ Verwenden Sie Fertigprodukte?

| | |
|---|---|
| Nie | **0** |
| Gelegentlich | **1** |
| Täglich | **2** |

- ☐ Konsumieren Sie industrielle Backwaren, Nussnougatcremes oder frittierte Speisen mit hohem Transfettsäuregehalt? **4**
- ☐ Konsumieren Sie Omega-6-reiche Pflanzenöle wie Distelöl, Maiskeimöl oder Sonnenblumenöl oder daraus hergestellte Margarine?

| | |
|---|---|
| Nie | **0** |
| Gelegentlich | **1** |
| Täglich | **2** |

Zählen Sie die Punktzahlen der zutreffenden Antworten zusammen.
0–1: Aufnahme nicht wesentlich behindert
2–3: Aufnahme mäßig eingeschränkt
4–8: Aufnahme stark behindert

**Tanken Sie zu viel Linolsäure (Omega-6)?**

- ☐ Essen Sie viel Getreide, zum Beispiel Brot, Brötchen, Cerealien, sonstige Backwaren?
- ☐ Verwenden Sie häufig Omega-6-reiche Pflanzenöle wie Distelöl, Maiskeimöl, Traubenkernöl oder Sonnenblumenöl?
- ☐ Verwenden Sie Pflanzenöl oder Margarine zum Backen?
- ☐ Essen Sie oft Fertigprodukte mit Zusatz von pflanzlichen Fetten?
- ☐ Essen Sie Backwaren mit «Zusatz von pflanzlichen Ölen»?
- ☐ Sind Sie Vegetarier oder Veganer und essen viel Getreide, Nudeln, Reis, Kartoffeln, Hirse, Gerste, Hafer und wenig Fett?
- ☐ Leiden Sie unter einer Krankheit, die durch eine Reduktion der Omega-6-Fettsäuren gelindert werden kann? Zum Beispiel: entzündlich-rheumatische Erkrankungen wie Rheumatoide Arthritis, Kollagenosen, Psoriasis vulgaris, entzündliche Darmerkrankungen wie Morbus Crohn, Colitis ulcerosa, Multiple Sklerose etc.?

Zählen Sie die mit Ja beantworteten Fragen.
0–1: leicht erhöhte Omega-6-Zufuhr
2–4: mittelstark erhöhte Omega-6-Zufuhr
5–7: starke gesundheitliche Gefährdung durch deutlich überhöhte Omega-6-Zufuhr

**Tanken Sie zu viel Arachidonsäure?**

- ☐ Verzehren Sie gelegentlich tierische Lebensmittel und nur in Maßen Milchprodukte? **1**
- ☐ Verzehren Sie täglich tierische Lebensmittel? **2**
- ☐ Essen Sie oft verarbeitete Fleischprodukte wie Wurst oder Innereien? **2**
- ☐ Leiden Sie unter einer entzündlichen Krankheit, die von einer Reduktion der Arachidonsäure profitiert, wie entzündlich-rheumatische Krankheiten, Psoriasis vulgaris, entzündliche Darmerkrankungen, Multiple Sklerose? **5**

Zählen Sie die Punktzahlen der mit Ja beantworteten Fragen zusammen.

0–1: Arachidonsäurezufuhr unkritisch

1–3: leicht bis mäßig erhöhte Arachidonsäurezufuhr

4–5: mittelgradig erhöhte Arachidonsäurezufuhr

6–10: kritisch erhöhte Arachidonsäurezufuhr

# Glossar

**Antioxidantien**

Substanzen, die oxidative Prozesse (Oxidationen bzw. Reaktionen mit Sauerstoff) verhindern. Wichtig als Oxidationsschutz von Fetten und Ölen und von Fettsubstanzen der Zellmembranen. Schützende Effekte gegen freie Radikale. Schutz gegen chronische Krankheiten und vorzeitige Alterung. Natürliches Antioxidans in Ölen zum Beispiel Vitamin E, das die Ölqualität bewahrt.

**Arachidonsäure**

Lebensnotwendige, langkettige mehrfach ungesättigte Fettsäure als wichtiges, festigendes Strukturelement der Zellmembranen. Außerdem Vorstufe von Gewebshormonen, die entzündungsfördernde Prozesse und Schmerzen fördern. Vorkommen: in allen tierischen Organismen.

**Cholesterin**

Fettähnliche, lebenswichtige Substanz, die sich nur in tierischen und menschlichen Organen und Geweben findet. Pflanzliche Lebensmittel sind frei von Cholesterin. Cholesterin ist eine elementare Substanz, die der Körper selbst bilden kann und die Ordnung und Struktur in den Zellmembranen schafft. Je nach Dichte der Cholsterinpartikel unterscheidet man LDL (Low Density Lipoprotein) und HDL (High Density Lipoprotein). Inzwischen ist belegt, dass Cholesterin aus der Nahrung unbedenklich ist und nicht das LDL-Cholesterin per se, sondern *nur* das oxidierte LDL (small-LDL), welches durch gefährliche Oxidation von Fettsäuren und Verzehr von Kohlenhydraten gefördert wird, die Entwicklung der Arteriosklerose fördert.

**Cis-Fettsäure**

Ursprüngliche molekulare Struktur der ungesättigten Fettsäuren. Fettsäurekette liegt in «gekrümmter» Struktur vor, dieser «Knick» ist dadurch bedingt, dass sich die Wasserstoffatome einer Doppelbindung auf der gleichen Seite des Moleküls befinden, im Gegensatz zur gestreckten Form in der Transfettsäure. Die Veränderung der Fettsäure von Cis- zur Trans-Form führt zur Änderung der Funktionalität mit komplettem Funktionsverlust der «gesunden» Fettmolekülstruktur.

**Docosahexaensäure (DHA)**
Langkettige (22-C Atome) mehrfach ungesättigte Omega-3-Fettsäure. Herausragend wichtiger Baustein der Zellmembranen in Gehirn, Augen und Keimdrüsen.

**Eicosapentaensäure (EPA)**
Langkettige (20-C Atome) mehrfach ungesättigte Omega-3-Fettsäure. Wichtige Vorstufe von lebensnotwendigen, gesundheitsförderlichen Gewebshormonen.

**Erste Pressung**
Etikettangabe des Herstellers ohne Aussage über die tatsächliche Ölqualität. Es gibt keine weiterführende Informationen über ein potenzielles Erhitzen oder weitere verarbeitende Prozesse.

**Essenzielle Fettsäuren**
Lebensnotwendige Fettsäuren, die der Körper nicht selbst produzieren kann und die deshalb von außen über die Nahrung zugeführt werden müssen. Dabei handelt es sich um die mehrfach ungesättigten Fettsäuren Omega-3 Linolensäure und Omega-6 Linolsäure.

**Extraktion**
Chemischer Prozess bei der konventionellen Ölproduktion, bei dem das Rohöl durch Lösungsmittel (z. B. Hexan) aus dem Pflanzenmaterial chemisch herausgelöst wird.

**Fett**
Chemischer Stoff, dessen Molekülstruktur aus drei Fettsäuren und Glyzerin besteht. Die Natur der Fettsäuren kann dabei unterschiedlich sein, und sie sind vom Glyzerin trennbar.

**Fettmuster**
Spezielle Zusammensetzung der Fettsäuren in einem Pflanzenöl. Dabei weist jedes Öl oder Fett eine spezielle Struktur an Fettsäuren auf, zum

Beispiel enthält Olivenöl primär Ölsäure, während Leinöl von Alpha-Linolensäure dominiert wird.

**Fettsäuren**
Bestandteil der Fette, neben Glyzerin, die sich in ihrer Molekülstruktur aus Kohlenstoffketten mit Wasserstoff- und Sauerstoffatomen charakterisieren. Bis dato sind ca. 200 verschiedene Fettsäuren in Fetten und Ölen bekannt. Die große Vielfalt unterscheidet nach der Struktur, u. a. gesättigt, einfach ungesättigt (englische Abkürzung MUFA) und mehrfach ungesättigt (englische Abkürzung PUFA), d. h. essenzielle Fettsäuren. **Freie Fettsäuren** entstehen, wenn sich die Ölqualität verschlechtert. Dabei spalten sich Fettsäuren vom «Rückgrat», dem Glyzerin, ab. Die so entstehenden Fettsäuren sind nicht mehr an Glyzerin gebunden und zirkeln als «freie» Fettmoleküle. Je nach Typ sind sie mehr oder weniger reaktionsfreudig. Anhand des Gehalts an freien Fettsäuren wird beispielsweise die Güteklasse von Olivenöl definiert.

**Freie Radikale**
Chemische Sauerstoffverbindungen, die äußerst aggressiv und reaktionsfreudig agieren. Als natürliche Stoffwechselprodukte, die teilweise auch lebenswichtige Aufgaben erfüllen, werden sie ständig im Körper hergestellt. Sind sie jedoch in der Überzahl, entfaltet sich ein ungewünscht zerstörerisches Potenzial mit Schädigung von Zellmembranen und Erbmaterial. Die nicht kompensierte Flut von freien Sauerstoffradikalen ist der geheime Krankmacher de luxe. Freie Radikale entstehen bevorzugt unter dem Einfluss von Schadstoffen, ungesunder Ernährung mit minderwertigen Fetten und einer Überdosis UV-Licht. Einen Schutz vor freien Radikalen bietet Vitamin E (Weizenkeimöl).

**Gehärtete Fette**
Pflanzenöle, die durch industrielle Verarbeitungsschritte streichfähig oder fest gemacht werden. Beim Härtungsprozess wird ein Teil der ungesättigten Fettsäuren in gesättigte und in ungesunde Transfettsäuren umgewandelt.

**Gesättigte Fette**
Chemischer Zustand der Fettsäuren ohne Doppelbindung, d. h., alle potenziellen Bindungsstellen sind «gesättigt» und besetzt. Es können keine Verbindungen mit Atomen oder anderen Molekülen eingegangen werden. Gesättigte Fette sind daher wenig kontakt- bzw. reaktionsfreudig, eher träge, im Gegensatz zu ungesättigten Fetten, die Doppelbindungen haben

und deshalb sehr kontakt- und reaktionsfreudig sind, um Atomen und Molekülen einen freien Platz anzubieten. Gesättigte Fette sind relativ stabil gegenüber den Umwelteinflüssen von Luft, Licht und Hitze. Sie sind stark vertreten in Fetten, die bei Zimmertemperatur fest sind.

**High-Density-Lipoprotein (HDL)**
Lipoproteine mit hoher Dichte sind ein Transportboot für Fette im Blutkreislauf. Sie transportieren Fette aus der Körperperipherie über den Blutkreislauf in die Leber.

**Hydrogenieren**
Dieser Vearbeitungsprozess von Fetten wird auch als Hydrieren bezeichnet. Er dient dazu, Fette streichfester zu machen. Dabei wird Wasserstoff in ungesättigte Fettsäuren eingebracht. So entstehen ungesunde, gehärtete Fettsäuren.

**Kaltpressung**
Prozess in der Ölproduktion, bei dem das Öl rein mechanisch gepresst wurde, d. h. nicht extrahiert und raffiniert wurde. Der rein mechanische Pressdruck erwärmt das Material auf bis zu 60 °C. Diese Temperatur darf während des Pressens nicht überschritten werden. Wichtig: «Kaltgepresst» sagt aber nichts Weiteres aus über die vor, während oder nach der Pressung entstandenen Temperaturen, denen das Öl ausgesetzt wurde.

**Low-Density-Lipoprotein**
Lipoprotein mit geringer Dichte, das als Transportmedium für das Fett im Blut zur Peripherie der Körperzellen dient.

MUFA
Monounsaturated fatty acid = einfach ungesättigte Fettsäure.

**Natives Öl**
Von Lateinisch nativus = natürlich, angeboren. Bezeichnung für naturbelassene, chemisch unveränderte Öle, die rein mit mechanischen Pressverfahren gewonnen, gereinigt (Filtration) und aufbereitet (Zentrifugation) werden.

**Omega-Fettsäure**
Klassifikation der Fettsäuren, bezeichnet einen besonderen mehrfach ungesättigten Fettsäuretypus, der essenziell für das Überleben ist. Wichtigste Vertreter sind Omega-3-, Omega-6- und Omega-9-Fettsäuren. Die Position der Doppelbindung wird bei diesen Fettsäuren mit dem griechi-

schen Buchstaben Omega charakterisiert und vom Methylende her gezählt. Omega-3 z. B. Linolensäure, Omega-6 z. B. Linolsäure, Omega-9 z. B. Ölsäure.

**Omega-Index**
Der Omega-Index ist ein im Labor bestimmter Test, der das prozentuale Verhältnis von Omega-3-Fettsäuren (DHA und EPA) an einer Anzahl von 26 Fettsäuren angibt. Er kann zur eindeutigen Klärung der individuell idealen Omega-3-Versorgung im Labortest bestimmt werden. Als optimal gilt ein Omega-3-Index über 8 %.[321] Solide, standardisierte Messungen im Labor bestimmen die Omega-3-Fette aus den roten Blutkörperchen (Erythroyzten). Diese Messungen liefern einen Rückblick auf die Versorgung mit Omega-3-Fettsäuren über zurückliegende Wochen. Im Gegensatz dazu sind die Omega-3-Bestimmungen aus dem Blutplasma «schmalspurig», da sie lediglich den letzten Fischkonsum vom Vortag spiegeln.

**Omega-Schutz**
Omega-3-reiche Pflanzenöle (Spitzenreiter Leinöl mit fast 60 %, Hanf- oder Walnussöl) sind hochsensible Mimosen, die extrem anfällig sind für Oxidationen, Hitze und Licht. Gesundheitlich wertvolle Qualitätsöle werden unter Ausschluss dieser natürlichen Feinde des Fettes in Vakuumverfahren gepresst. So wird vermieden, dass die empfindsamen Öle Schaden nehmen und ihre gesundheitliche Wirkung verlorengeht. Hinweise auf dem Etikett finden sich z. B. unter den Begriffen «unter Licht, Hitze, Sauerstoff gepresst» oder «omega-safe». Bei Omega-3-reichen Ölen reicht «nativ und kaltgepresst» nicht aus, um den bestmöglichen Nutzen für die Gesundheit zu erreichen. Leinöl zum Beispiel darf nie ranzig oder bitter schmecken. Ein unangenehmer Geschmack deutet auf eine minderwertige Produktion hin oder auf eine unsachgemäße Lagerung.

**Oxidation**
Chemische Reaktion, die nicht selten aggressiv abläuft, unter Einfluss von Sauerstoff.

**Oxidativer Stress**
Treten zeitgleich zu viele oxidative Reaktionen (Oxidationen) innerhalb der Zelle auf, kommt es zum «oxidativen Stress». Dieser mündet in eine Dysbalance des Zellstoffwechsels. Die Anfälligkeit für chronische Krankheiten wird durch oxidativen Stress begünstigt.

**PUFA**
Polyunsaturated fatty acid = mehrfach ungesättigte Fettsäuren. Beispiele: Alpha-Linolensäure (ALA), Linolsäure (LA), Gamma-Linolensäure (GLA), Docosahexaensäure (DHA) und Eicosapentaensäure (EPA).

**Raffination**
Aufwendiges Produktionsverfahren in der konventionellen Pflanzenölherstellung. In diesem mehrstufigen chemischen Prozess wird das aus Pflanzenmaterial gewonnene Rohöl gereinigt. Dabei werden natürliche Fettbegleitstoffe, freie Fettsäuren, Geruchs- und Geschmacksstoffe sowie Farbstoffe entfernt.

**Transfettsäure**
Industrielle Transfettsäuren: ungesättigte Fettsäuren, deren Molekülstruktur sich verändert hat, geradlinig angeordnet ist, im Gegensatz zu den «normalen» Cis-Fettsäuren. Transfettsäuren entstehen z.B. in der industriellen Herstellung und Härtung von Pflanzenölen oder auch ungewollt in der eigenen Bratpfanne bei zu starkem Erhitzen von nativen Speiseölen. Die in der Molekülstruktur geänderte Transfettsäure gilt als extrem gesundheitsschädigend. Sie hat die ursprünglich wertvollen gesundheitlichen Funktionen der ungesättigten Fettsäuren verloren. Natürliche Transfettsäuren: Vorkommen in Milch und Milchprodukten vom Wiederkäuer. Diese natürlichen Transfettsäuren gelten nach Studiendaten als gesundheitlich vollkommen unbedenklich im Gegensatz zu industriellen Transfettsäuren.

**Ungesättigte Fettsäure**
Fettsäuren mit einer oder mehreren Doppelbindungen und dadurch hohe Kontakt- und Reaktionsfreudigkeit und in viele Stoffwechselprozessen involviert. Je höher die Anzahl der Doppelbindungen, umso sensibler, «mimosenhafter» sind sie auf die natürlichen Feinde des gesunden Fettes: die Einwirkung von Licht, Hitze und Sauerstoff.

**Vitamin E**
Fettlösliches Vitamin (wie Vitamin A, D, K), das die Gruppe der sogenannten Tocopherole umfasst. Vitamin E ist ein starkes Antioxidans und ist deshalb starker Schutz der Fettsäuren vor schädigenden Umwelteinflüssen aus Licht, Hitze und Sauerstoff. Eines der Vitamin-E-reichsten Öle ist Weizenkeimöl. Es empfiehlt sich als optimale Kombination zu Omega-3-reichen Ölen wie Leinöl oder Hanföl.

**Zellmembran**
Ritterrüstung und schützende Haut, Intelligenz und «Kommunikationszentrum» jeder einzelnen Zelle des Körpers. Sie ist aus Fettsäuren, Proteinen und Cholesterinen gebaut und befindet sich ständig im Prozess der Erneuerung und intensiver Stoffwechselabläufe. Das optimale Fettsäureprofil der Ernährung entscheidet über die Qualität der einzelnen Zellmembranen des Organismus. Der gesunde Mix aus gesättigtem Fett zur Stabilität und ungesättigtem Fett für die Fließeigenschaften der Zelle ist dabei bedeutend.

# Anmerkungen

1 McCarthy, Michael, US guideline may drop cholesterol limits but keep link between dietary saturated fats and trans fats and heart disease. BMJ 350: h835, 2015.
2 Teichholz, Nina, The big fat surprise: Why butter, meat and cheese belong in a healthy diet. London: Scribe 2015.
3 Schoeller, Dale A., The energy balance equation: Looking back and looking forward are two very different views. Nutr Rev 67 (5): 249–254, 2009.
4 Teichholz, Big fat surprise.
5 Mercola, Joseph, Fat for fuel: A revolutionary diet to combat cancer, boost brain power, and increase your energy. Carlsbad, CA: Hay House 2017.
6 Teichholz, Big fat surprise.
7 Keys, A., Atherosclerosis a problem in newer public health. Journal of the Mount Sinai Hospital, New York, 20 (2): 118–139, 1953, S. 134.
8 Teichholz, Big fat surprise.
9 Ibid.
10 Nestle, Marion, Food politics: How the food industry influences nutrition and health. Berkeley, CA: University of Califorina Press, 2. Aufl. 2007.
11 Yerushalmy, J./Hilleboe, H., Fat in the diet and mortality from heart disease: A methodologic note. NY State J Med 57: 2343–2354, 1957.
12 Teichholz, Big fat surprise.
13 Dayton, Seymour et al., A controlled clinical trial of a diet high in unsaturated fat in preventing complications of atherosclerosis. Circulation 40: II-1-II-63, 1969.
14 Teichholz, Big fat surprise.
15 Leren, P., The effect of plasma-cholesterol-lowering diet in male sur-

vivors of myocardial infarction: A controlled clinical trial. Bulletin of the New York Academy of Medicine 44 (8), 1012–1020, 1968.
16 Mercola, Fat for fuel, S. 40.
17 Teichholz, Big fat surprise.
18 Ibid.
19 https://de.statista.com/statistik/daten/studie/175483/umfrage/pro-kopf-verbrauch-von-zucker-in-deutschland/. Abgerufen August 2018.
20 https://www.bernerzeitung.ch/schweiz/standard/wir-essen-taeglich-rund-dreissig-wuerfel-zucker/story/20724828. Abgerufen August 2018.
21 Menotti, A. et al., Food intake patterns and 25-year mortality from coronary heart disease: Cross-cultural correlations in the Seven Countries Study. The Seven Countries Study Research Group. Eur J Epidemiol 15(6): 507–515, 1999.
22 Gornall, Jonathan, Sugar's web of influence 2: Biasing the science. BMJ 350: h215, 2015.
23 Office of Disease Prevention and Health Promotion, 2015 Dietary Guidelines. http://health.gov/dietaryguidelines/2015/. Abgerufen August 2018.
24 Teichholz, Big fat surprise.
25 Ibid.
26 Ibid.
27 Repa, Joyce J./Mangelsdorf, David J., Nuclear receptor regulation of cholesterol and bile acid metabolism. Current Opinion in Biotechnology 10: 557–563, 1999.
28 Worm, Nicolai, Natürlich Low-Carb: Warum die kohlenhydratarme Ernährung für den modernen Menschen optimal ist und Zivilisationskrankheiten gar nicht erst entstehen lässt. München: Riva Verlag 2016.
29 McNamara, D.J. et al., Heterogeneity of cholesterol homeostasis in man: response to changes in dietary fat quality and cholesterol quantity. J Clin Invest 79: 1729–1739, 1987.
30 Bosner, Matthew S. et al., Percent cholesterol absorption in normal women and men quantified with dual stable isotopic tracers and negative ion mass spectrometry. J Lipid Res 40: 302–8, 1999.
31 McNamara, D.J., Cholesterol intake and plasma cholesterol: an update. J Am Coll Nutr 16: 530–534, 1997.
32 Bolton-Smith, C. et al., Dietary and non-dietary predictors of serum total and HDL-cholesterol in men and women: results from the Scottish Heart Health Study. Int J Epidemiol 20: 95–104, 1991.

33 Millen, B.E. et al., Diet and plasma lipids in women. I. Macronutrients and plasma total and low-density lipoprotein cholesterol in women: the Framingham nutrition studies. J Clin Epidmiol 49: 657–63, 1996.
34 Hu, F.B. et al., A prospective study of egg consumption and risk of cardiovascular disease in men and women. JAMA 281: 1387–1394, 1999.
35 Howell, W.H. et al., Plasma lipid and lipoprotein responses to dietary fat and cholesterol: a meta-analysis. Am J Clin Nutr 65: 1747–1764, 1997.
36 Godfrey, Lisa et al., Arginine-directed glycation and decreased HDL plasma concentration and functionality. Nutrition and Diabetes 4 (9): 1–9, 2014.
37 Parks, E., Changes in fat synthesis influenced by dietary macronutrient content. Proc Nutr Soc 61 (2): 281–286, 2002.
38 Krauss, R.M., Atherogenic lipoprotein phenotype and diet-gene interactions. J Nutr 131 (2): 340–343, 2001.
39 Reaven, Gerald, Insulin resistance and coronary heart disease in nondiabetic individuals. Arteriosclerosis, Thrombosis and Vascular Biology 32 (8): 1754–1759, 2012.
40 Guyenet, Stephan, Does dietary saturated fat increase blood cholesterol? An informal review of observational studies. 2011, siehe http://wholehealthsource.blogspot.com/2011/01/does-dietary-saturated-fat-increase.html. Zitiert nach Hyman, Mark, Iss Fett, werde schlank. München: RIVA Verlag.
41 Abramson, John D. et al., Should people at low risk of cardiovascular disease take a statin? BMJ 347: f6123, 2013.
42 American Heart Association, Monounsaturated fat. Siehe http://www.heart.org/HEARTORG/GettingHealthy/NutritionCenter/HealthyEating/Monounsaturated-Fats_UCM_301460_Article.jsp. Abgerufen August 2018.
43 Ballard, K.D. et al., Dietary carbohydrate restriction improves insulin sensitivity, blood pressure, microvascular function, and cellular adhesion markers in individuals taking statins. Nutr Res 33 (11): 905–912, 2015.
44 Wood, Richard J. et al., Effects of a carbohydrate-restricted diet on emerging plasma markers for cardiovascular disease. Nutr Metab 3: 19, 2006.
45 Gardner, C.D. et al., Comparison of the Atkins, Zone, Ornish, and LEARN diets for change in weight and related risk factors among overweight premenopausal women: the A TO Z Weight Loss Study: a randomized trial. JAMA 297 (9): 969–977, 2007.

46 Accurso, Anthony et al., Dietary carbohydrate restriction in type 2 diabetes mellitus and metabolic syndrome: time for a critical appraisal. Nutr Metab 5: 9, 2008.
47 Page, K.A. et al., Circulating glucose levels modulate neural control of desire for high-calorie foods in humans. J Clin Invest 121 (10): 4161–4169, 2011.
48 Nagao, K./Yanagita, T., Medium-chain fatty acids: functional lipids for the prevention and treatment of the metabolic syndrome. Pharmacol Res 61 (3): 208–212, 2010.
49 Dehghan, M. et al., Associations of fats and carbohydrate intake with cardiovascular disease and mortality in 18 countries from five continents (PURE): a prospective cohort study. Lancet 390 (10107): 2050–2062, 2017.
50 Calder, P.C., Functional roles of fatty acids and their effects on human health. J Parenter Enteral Nutr 39 (1 Suppl.): 18S–32S, 2015.
51 May, A.L. et al., Prevalence of cardiovascular disease risk factors among US adolescents, 1999–2008. Pediatrics 129 (6): 1035–1041, 2012.
52 Faghihnia, N. et al., Effects of dietary saturated fat on LDL subclasses and apolipoprotein CIII in men. Eur J Clin Nutr 66 (11): 1229–1233, 2012.
53 Chowdbury, R. et al., Association of dietary, circulating, and supplement fatty acids with coronary risk: a systematic review and meta-analysis. Ann Intern Med 160 (6): 398–406, 2014.
54 Hyman, Iss Fett, werde schlank, S. 201.
55 Cordain, L. et al., Fatty acid analysis of wild ruminant tissues: evolutionary implications for reducing diet-related chronic disease. Eur J Clin Nutr 56 (3): 181–191, 2002.
56 American Heart Association, Monosaturated fat. Siehe http://heart.org/HEARTORG/GettingHealthy/NutritionCenter/HEalthyEating/Monounsaturated-Fats_UCM_301460_Article.jsp. Abgerufen August 2018.
57 University of Maryland Medical System, Omega-3 fatty acids. Siehe http://umm.edu/health/medical/altmed/supplment/omega-3-fatty-acids. Abgerufen August 2018.
58 Pawlak, D.B. et al., Effects of dietary glycaemic index on adiposity, glucose homoeostasis, and plasma lipids in animals. Lancet 364 (9436): 778–785, 2004.
59 Adam, Olaf, Diät und Rat bei Rheuma und Osteoporose: Rezepte gegen Entzündung und Schmerz. Weil der Stadt: Hädecke 2005.

60 https://www.bfr.bund.de/cm/343/fuer_die_anreicherung_von_lebens mitteln_mit_omega_3_fettsaeuren_empfiehlt_das_bfr_die_festset zung_von_hoechstmengen.pdf. Abgerufen August 2018.
61 Triff, K. et al., Chemoprotective epigenetic mechanisms in a colorectal cancer model: modulation by n-3 PUFA in combination with fermentable fiber. Curr Pharmacol Rep 1 (1): 11–30, 2015.
62 Devi, K.P. et al., Molecular targets of omega-3 fatty acids for cancer therapy. Anticancer Agents Med Chem 15 (7): 888–895, 2015.
63 Witte, Theodore R./Hardman, W. Elaine, The effects of omega-3 polyunsaturated fatty acid consumption on mammary carcinogenesis. Lipids 50 (5): 437–446, 2015.
64 Lin, Pao-Hwa et al., Nutrition, dietary interventions and prostate cancer: the latest evidence. BMC Med 13: 3, 2015.
65 https://www.dge.de/wissenschaft/weitere-publikationen/fachinforma tionen/trans-fettsäuren. Abgerufen September 2018.
66 US Food and Drug Administration, Trans fat at-a-glance. Siehe http:// ww.fda.gov/Food/IngredientsPackingLabeling/LabelingNutrition/ucm 079609.htm. Abgerufen Juli 2018.
67 Willett, Walter, Eat, Drink and Be Healthy: The Harvard Medical School Guide to Healthy Eating, New York: Free Press 2001.
68 Kavanagh, K. et al., Trans fat diet induces abdominal obesity and changes in insulin sensitivity in monkeys. Obesity (Silver Spring) 15 (7): 1675–1684, 2007.
69 Harvard School of Public Health, «Shining the spotlight on transfats». Siehe http://hsph.harvard.edu/nutritionsource/transfats. Abgerufen August 2018.
70 Ascherio, A. et al., Trans fatty acids and coronary heart disease. N Engl J Med 340 (25): 1994–1998, 1999.
71 Walling, Elizabeth, A Real Killer: Trans Fat Causes Colon Cancer. Natural News 2009, siehe https://www.naturalnews.com/025960_trans_fat_food_cancer.html. Abgerufen September 2018.
72 Chajès, V. et al., Association between serum trans-monounsaturated fatty acids and breast cancer risk in the E3N-EPIC Study. Am J Epidemiol 167 (11): 1312–1320, 2008.
73 2015 Dietary Guidelines Advisory Committee, Scientific report of the 2015 Dietary Guidelines Advisory Committee. Siehe http://www.health.gov/dietaryguidelines/2015-scientific-report/. Abgerufen August 2018.
74 Ramsden, C.E. et al., N-6 fatty acid-specific and mixed polyunsaturate dietary interventions have different effects on CHD risk: a meta-ana-

lysis of randomised controlled trials. Br J Nutr 104 (11): 1586–1600, 2010.
75 Simopoulos, A.P., Evolutionary aspects of diet, the omega-6/omega-3 ratio and genetic variation: nutritional implications for chronic diseases. Biomed Pharmacother 60 (9): 502–507, 2006.
76 Yancy, W.S. Jr et al., A low-carbohydrate, ketogenic diet versus a low-fat diet to treat obesity and hyperlipidemia: a randomized, controlled trial. Ann Intern. Med 140 (10): 769–777, 2004.
77 Calder, P.C., The American Heart Association advisory on n-6 fatty acids: evidence based or biased evidence? Br J Nutr 104 (11): 1575–1576, 2010.
78 Hibbeln, Joseph R. et al., Increasing homicide rates and linoleic acid consumption among five Western countries, 1961–2000. Lipids 39: 1207–1213, 2004.
79 Fallon, Sally/Enig, Mary G., The great Con-ola. 2002. Siehe http://www.westonaprice.org/health-topics/the-great-con-ola/. Abgerufen August 2018.
80 Silbernagl, Stefan/Despopoulos, Agamemnon/Draghun, Andras (Hg.), Taschenatlas Physiologie. 9. Auflage, Stuttgart: Thieme 2018.
81 Weston A. Price Foundation, Know your fats introduction. 2009. Siehe http://www.westonaprice.org/Health-topics/know-your-fats-introduction/. Abgerufen September 2018.
82 Opara, E.C. et al., Effects of fatty acids on insulin release: role of chain length and degree of saturation. Am J Physiol 266: E 635–639, 1994.
83 Lane, N., Power, sex, suicide: Mitochondria and the meaning of life. New York: Oxford University Press 2006.
84 Kuklinski, Bodo/Schemionek, Anja, Mitochodrientherapie – die Alternative. 5. Auflage, Bielefeld: Aurum Verlag 2016.
85 Wer dieses Thema vertiefen möchte, dem empfehle ich mein Buch Schlank und gesund mit der Doc Fleck Methode, Hilden: BJV Verlag 2017.
86 Pomplun, D. et al., Reduced expression of mitochondrial frataxin in mice exacerbates diet-induced obesity. Proceedings of the National Academy of Sciences (USA) 104 (15): 6377–6381, 2007.
87 Cypess, A.M. et al., Identification and importance of brown adipose tissue in adult humans. N Engl J Med 360 (15): 1509–1517, 2009; Saito, M. et al., High incidence of metabolically active brown adipose tissue in healthy adult humans: effects of cold exposure and adiposity. Diabetes 58 (7): 1526–1531, 2009; Van Marken Lichtenbelt, W.D. et al.,

Cold-activated brown adipose tissue in healthy men. N Engl J Med 360 (15): 1500–1508, 2009; Virtanen, K. A. et al., Functional brown adipose tissue in healthy adults. N Engl J Med 360 (15): 1518–1525, 2009.
88 Christen, William G. et al., Dietary ω-3 fatty acid and fish intake and incident age-related macular degeneration in women. Arch Ophthalmol 129 (7): 921–929, 2011.
89 Georgiou, T./Prokopiou, E., The new era of omega-3 fatty acids supplementation: therapeutic effects on dry age-related macular degeneration. J Stem Cells 10 (3): 205–215, 2015.
90 Jelinek, G. A. et al., Association of fish consumption and Ω 3 supplementation with quality of life, disability and disease activity in an international cohort of people with multiple sclerosis. Int J Neurosci 123 (11): 792–800, 2013.
91 Nordvik, I. et al., Effect of dietary advice and n-3 supplementation in newly diagnosed MS patients. Acta Neurol Scand 102 (3): 143–149, 2000.
92 Perera, H. et al., Combined ω3 and ω6 supplementation in children with attention-deficit hyperactivity disorder (ADHD) refractory to methylphenidate treatment: a double-blind, placebo-controlled study. J Child Neurol 27 (6): 747–753, 2012.
93 Bickel, H., Demenzsyndrom und Alzheimer Krankheit: Eine Schätzung des Krankenbestandes und der jährlichen Neuerkrankungen in Deutschland. Gesundheitswesen 62 (4): 211–218, 2000.
94 Riedel-Heller, S. G. et al., Recruitment procedures and their impact on the prevalence of dementia. Neuroepidemiology 19: 130–140, 2000.
95 Möller, T., Borne, C., Reiser, M. et al., Alzheimer Krankheit und vaskuläre Demenz Bd. 5, Springer Verlag Wien, 54–61, 2009.
96 Wancata, J. et al., Number of dementia sufferers in Europe between the years 2000 and 2050. Eur Psychiatry 18 (6): 306–313, 2003.
97 De la Monte, S. M., Insulin resistance and Alzheimer's disease. BMB Reports 42 (8): 475–481, 2009.
98 Robers, R. O. et al., Relative intake of macronutrients impacts risk of mild cognitive impairment or dementia. J Alzheimer's Dis 32 (2): 329–39, 2012.
99 Henderson, Samuel T. et al., Study of the ketogenic agent AC-1202 in mild to moderate Alzheimer's disease: a randomized, double-blind, placebo-controlled, multicenter trial. Nutrition&Metabolism 6: 31, 2006.
100 Mercola, Fat for fuel.

101 Wheless, J.W., History of the ketogenic diet. Epilepsias 49 Suppl. 8: 3–5, 2008.
102 Martin, K. et al., Ketogenic diet and other dietary treatments for epilepsy. Cochrane Database of Systematic Reviews 2016, 2.
103 DeGiorgio, C.M. et al., Fish oil (n-3 fatty acids) in drug resistant epilepsy: a randomised placebo-controlled crossover study. J Neurol Neurosurg Psychiatry 86 (1): 65–70, 2015.
104 Reda, D.M. et al., Fish Oil Intake and Seizure Control in Children with Medically Resistant Epilepsy. N Am J Med Sci. 7 (7): 317–21, 2015.
105 Cromie, William J., Discovering what lives in your mouth. Harvard University Gazette, 22. August 2002.
106 Hughes, R.A., Focal infection revisited. Br J Rheumatol 33 (4): 370–77, 1994.
107 Kuklinski/Scheminonek, Mitochondrientherapie.
108 Philstrom et al., Lancet, Volume 366, Issue 9499, November 2005.
109 Sconyers, J.R. et al., Relationship of bacteremia to toothbrushing in patients with periodontitis. J Am Dent Assoc 87 (3): 616–22, 1973.
110 US Department of Health and Human Services, Oral Health in America. National Institute of Health 2000. Siehe http://www.nidcr.nih.gov/sgr/sgrohweb/home.htm. Abgerufen August 2018.
111 Fife, Bruce, Ölziehkur. Entgiftung und Heilung des Körpers durch natürliche Mundreinigung, Rottenburg: Kopp Verlag, 7. Auflage 2016, Kapitel 3.
112 Mapstone, N.P. et al., Identification of Helicobacter pylori DNA in the mouths and stomachs of patients with gastritis using PCR. J Clin Pathol 46: 540–43, 1993.
113 Thornton, John B./Cavalcante Alves, J.M., Bacterial endocarditis: A retrospective study of cases admitted to the University of Alabama Hospitals from 1969 to 1979. Oral Sur Oral Med Oral Pathol 52 (4): 379–83, 1981.
114 Yoshihara, A. et al., A longitudinal study of the relationship between periodontal disease and bone mineral density in community-dwelling older adults 7. Cline Periodontal 31 (8). 680–84. 2004.
115 Fernando, I.N./Phipps, J.S.K., Dangers of an uncomplicated tooth extraction: a case of Streptococcus sanguis meningitis. Br Den J 165: 220, 1988.
116 Zigangirova, N.A./Gintsburg, A.L., Molecular approach for development of new medicaments for chronic infections treatment. Zh Mikrobiol Epidmiol Immunobiol (4): 103–09, 2007; Kshirsagar, A.V. et

al., Periodontal disease is associated with renal insufficiency in the Atherosclerosis Risk In Communities (ARIC) study. Am J Kidney Dis 45 (4): 650–657, 2005; Bienik, K.W./Riedel, H.H., Bacterial foci in the teeth, oral cavity, and jaw – secondary effects (remote action) of bacterial colonies with respect to bacteriospermia and subfertility in males. Andrologia 25 (3): 159–62, 1993.

117 Kim, J.M. et al., Dental health, nutritional status and recent-onset dementia in a Korean community population. Int J Geriatr Psychiatry 22 (9): 850–55, 2007. Nakayama, Y. et al., Oral health conditions in patients with Parkinson's disease. J Epidemiol 14 (5): 143–150, 2004. McGrother, C.W. et al., Multiple sclerosis, dental caries and fillings: a case-control study. Br Dent J 187 (5): 261–64, 1999; Miklossy, J., Emerging roles of pathogens in Alzheimer disease. Expert Rev Mol Med 2011, 13; Sparks Stein, P. et al., Serum antibodies to periodontal pathogens are a risk factor for Alzheimer's disease. Alzheimers Dement 8 (3): 196–203, 2012.

118 Mealey, B.L./Oates, T.W., Diabetes mellitus and periodontal diseases. J Periodontol 77 (8): 1289–1303, 2006.

119 Lacopino, A.M., Periodontitis and diabetes interrelationships: role of inflammation. Ann Periodontol 6 (1): 125–137, 2001.

120 Miklossy, J., Emerging roles of pathogens in Alzheimer disease. Expert Rev Mol Med 2011, 13; Sparks Stein, P. et al., Serum antibodies to periodontal pathogens are a risk factor for Alzheimer's disease. Alzheimers Dement 8 (3): 196–203, 2012.

121 Grossi, S.G., Treatment of periodontal disease and control of diabetes: an assessment of the evidence and need for future research. Ann Periodontol 6 (1): 138–145, 2001.

122 Santos, J.L. et al., Copy number polymorphism of the salivary amylase gene: implications in human nutrition research. J Nutrigenet Nutrigenomics 5 (3): 117–131, 2012.

123 Hamzany, Y. et al., Is human saliva an indicator of the adverse health effects of using mobile phones? Antioxid Redox Signal 18 (6): 622–27, 2013.

124 Strong, J.P., Landmark perspective: Coronary atherosclerosis in soldiers. A clue to the natural history of atherosclerosis in the young. JAMA 256 (20): 2863–2866, 1986.

125 Ibid.

126 Bromfield, S./Muntner, P., High blood pressure: the leading global burden of disease risk factor and the need for worldwide prevention programs. Curr Hypertens Rep 15 (3): 134–136, 2013.

127 Lim, S.S. et al. A comparative risk assessment of burden of disease and injury attributable to 67 risk factors and risk factor clusters in 21 regions, 1990–2010: a systematic analysis for the Global Burden of Disease Study 2010. Lancet 380 (9859): 2224–2260, 2012.
128 Shaper, A.G./Jones, K.W., Serum-cholesterol, diet, and coronary heart-disease in Africans and Asians in Uganda. Int J Epidemiol 41 (5): 1221–1225, 2012.
129 Benfante, R., Studies of cardiovascular disease and cause-specific mortality trends in Japanese-American men living in Hawaii and risk factor comparisons with other Japanese populations in the Pacific region: a review. Hum Biol 64 (6): 791–805, 1992.
130 Herman, J., Saving U.S. dietary advice from conflicts of interest. Food and Drug Journal 65 (2): 285–316, 2010.
131 Hoogwerf, B.J. et al., Blood Glucose Concentrations ≤ 125 mg/dl and Coronary Heart Disease Risk. Am J Cardiol 89 (5): 596–599, 2002.
132 Gibson, A.N. et al., Stroke outcome in the ketogenic state: a systematic review of the animal data. Journal of Neurochemistry 123 (2): 52–57, 2012.
133 Roberts, W.C., High salt intake, its origins, its economic impact, and its effect on blood pressure. Am J Cardiol 88 (11): 1338–1346, 2001.
134 Dupont, J.J. et al., High dietary sodium intake impairs endothelium-dependent dilation in healthy salt-resistant humans. J Hypertens 31 (3): 530–536, 2013.
135 Cheng, P. et al., BMI affects the relationship between long chain n-3 polyunsaturated fatty acid intake and stroke risk: a meta-analysis. Sci Rep 5: 14161, 2015.
136 Harris, W.S., Omega-3 fatty acids and cardiovascular disease: a case for omega-3 index as a new risk factor. Pharmacological Research 55 (3): 217–223, 2007.
137 Ibid.
138 He, Z. et al., Efficacy and safety of omega-3 fatty acids for the prevention of atrial fibrillation: a meta-analysis. Can J Cardiol 29 (2): 196–203, 2013.
139 Landmark, K./Alm, C.S., [Fish and omega-3 fatty acids and heart failure]. Tidsskr Nor Laegeforen 132 (20): 2281–84, 2012.
140 Kojuri, J. et al., Effect of omega-3 on brain natriuretic peptide and echocardiographic findings in heart failure: Double-blind placebo-controlled randomized trial. J Cardiovasc Dis Res. 4 (1): 20–24, 2013.
141 Associations of Omega-3 Fatty Acid Supplement Use With Cardiovas-

cular Disease Risks: Meta-analysis of 10 Trials Involving 77917 Individuals, JAMA Cardiol., 2018 Mar 1; 3 (3): 225–234.
142 Austin, G.L. et al., A very low-carbohydrate diet improves gastroesophageal reflux and its symptoms. Dig Dis Sci 51 (8): 1307–1312, 2006.
143 Singh, M. et al., Weight loss can lead to resolution of gastroesophageal reflux disease symptoms: a prospective intervention trial. Obesity (Silver Spring) 21 (2): 284–90, 2012.
144 Berger, M. et al., The expanded biology of serotoni Annu Rev Med 60: 355–66, 2009.
145 Liu, Z. et al., Tight junctions, leaky intestines, and pediatric diseases. Acta Paediatr 94 (4): 386–93, 2005; Schulzke, J.D. et al., Epithelial tight junction structure in the jejunum of children with acute and treated celiac sprue. Pediatr Res 43: 435–441, 1998; Maes, M. et al., Increased IgA responses to the LPS of commensal bacteria is associated with inflammation and activation of cell-mediated immunity in chronic fatigue syndrome. J Affect Disord 136 (3): 909–17, 2012; Caradonna, L. et al., Enteric bacteria, lipopolysaccharides and related cytokines in inflammatory bowel disease: biological and clinical significance. J Endotoxin Res 6 (3): 205–14, 2000; Maes, M. et al., The gut-brain barrier in major depression: intestinal mucosal dysfunction with an increased translocation of LPS from gram negative enterobacteria (leaky gut) plays a role in the inflammatory pathophysiology of depression. Neuro Endocrinol Lett 29 (1): 117–24, 2008; Sapone, A. et al., Zonulin upregulation is associated with increased gut permeability in subjects with type 1 diabetes and their relatives. Diabetes 55 (5): 1443–49, 2006; Amery, W.K./Forget, P.P., The role of the gut in migraine: the oral 51-Cr EDTA test in recurrent abdominal pain. Cephalgia 9 (3): 227–29, 1989; Yacyshyn, D. et al., Multiple sclerosis patients have peripheral blood CD45RO+ B cells and increased intestinal permeability. Dig Dis Sci 41 (12): 2493–98, 1996; Smith, M. et al., Abnormal bowel permeability in ankylosing spondylitis and rheumatoid arthritis. J Rheumatol 12 (2): 299–305, 1985; Orr, J.S. et al., Large artery stiffening with weight gain in humans: role of visceral fat accumulation Hypertension 51 (6): 1519–24, 2008; Buchanan, M.M. et al., Toll-like receptor 4 in CNS pathologies. J Neurochem 114 (1): 13–27, 2010.
146 Wenn Sie dieses Thema ausführlich vertiefen wollen, empfiehlt sich als Literatur mein Buch SCHLANK! und gesund mit der Doc Fleck Methode, Hilden: BJV Verlag 2017.

147 Keshavarzian, A. et al., Evidence that chronic alcohol exposure promotes intestinal oxidative stress, intestinal hyperpermeability and endotoxemia prior to development of alcoholic steatohepatitis in rats. J Hepatol 50 (3): 538–47, 2009.
148 Draper, A.J./Hammock, B.D., Identification of CYP2C9 as a human liver microsomal linoleic acid epoxygenase. Arch Biochem Biophys 376 (1): 199–205, 2000.
149 Dethlefsen, L. et al., The pervasive effects of an antibiotic on the human gut microbiota, as revealed by deep 16S rRNA sequencing. PLoS Biol 6 (11): e280, 2008.
150 Farhadi, A. et al., Susceptibility to gut leakiness: a possible mechanism for endotoxaemia in non-alcoholic steatohepatitis. Liver Int 28 (7): 1026–33, 2008. Campanella, C./Jamali, F., Influence of prolonged exposure of a short half life non-steroidal anti-inflammatory drugs on gastrointestinal safety. Inflammopharmacology 17 (4): 205–10, 2009.
151 Watanabe, T. et al., Non-steroidal anti-inflammatory drug-induced small intestinal damage is Toll-like receptor 4 dependent. Gut 57 (2): 181–87, 2008.
152 Whitehead, M.W. et al., Mechanisms of aluminum absorption in rats. Am J Clin Nutr 65 (5): 1446–52, 1997.
153 Zhang, Y. et al., Effects of iron overload on the bone marrow microenvironment in mice. PLoS ONE 10 (3): e0120219, 2015.
154 John, S. et al., Dietary n-3 polyunsaturated fatty acids and the aetiology of ulcerative colitis: a UK prospective cohort study. Eur J Gastroenterol Hepatol 22 (5): 602–606, 2010.
155 Romano, C. et al., Usefulness of omega-3 fatty acid supplementation in addition to mesalazine in maintaining remission in pediatric Crohn's disease: a double-blind, randomized, placebo-controlled study. World J Gastroenterol 11 (45): 7118–121, 2005.
156 Centers for Disease Control and Prevention. Siehe http://www.cdc.gov/diabetes/data/statistics/2014StatisticsReport.Html. Updated October 24, 2014. Abgerufen am 7. September 2018.
157 Diabetes Facts and Figures; International Diabetes Foundation. Siehe http://www.idf.org/about-diabetes/facts-figures. Abgerufen am 7. Juli 2018.
158 Dabelea, D. et al., Prevalence of type 1 and type 2 diabetes among children and adolescents from 2001 to 2009. JAMA 311 (17): 1778–1786, 2014.
159 Dean, H./Flett, B., Natural history of type 2 diabetes diagnosed in

childhood: Long term follow-up in young adult years. Diabetes 51 (s1): A24-A25, 2002.

160 Cali, A.M./Caprio, S., Prediabetes and type 2 diabetes in youth: an emerging epidemic disease? Curr Pin Endocrinol Diabetes Obes 15 (2): 123–127, 2008.

161 Le Stunff, C. et al., The insulin gene VNTR is associated with fasting insulin levels and development of juvenile obesity. Nature Genetics 26 (4): 444–446, 2000; Sigal, R.J. et al., Acute postchallenge hyperinsulinemia predicts weight gain: a prospective study. Diabetes 46 (6): 1025–1029, 1997.

162 Hansen, J.B. et al., Inhibition of insulin secretion as a new drug target in the treatment of metabolic disorders. Current Medicinal Chemistry 11 (12): 1595–1615, 2004; Mitri, J./Hamdy, O., Diabetes medications and body weight. Expert Opinion on Drug Safety 8 (5): 573–584, 2009.

163 Tabák, A.G. et al., Prediabetes: a high-risk state for diabetes development. Lancet 379 (9833): 2279–90, 2012.

164 Suez, J. et al., Artificial sweeteners induce glucose intolerance by altering the gut microbiota. Nature 514 (7521): 181–86, 2014.

165 Feinman, A.D. et al., Dietary carbohydrate restriction as the first approach in diabetes management: critical review and evidence base. Nutrition 31 (1): 1–13, 2015.

166 Udupa, A. et al., A comparative study of effects of omega-3 Fatty acids, alpha lipoic Acid and vitamin e in type 2 diabetes mellitus. Ann Med Health Sci Res 3 (3): 442–446, 2013.

167 Samimi, M. et al., Effects of omega-3 fatty acid supplementation on insulin metabolism and lipid profiles in gestational diabetes: Randomized, double-blind, placebo-controlled trial. Clin Nutr. pii: S0261–5614(14)00169–1. Epub 17. Juni 2014.

168 Moosheer, S.M. et al., A protein-enriched low glycemic index diet with omega-3 polyunsaturated fatty acid supplementation exerts beneficial effects on metabolic control in type 2 diabetes. Prim Care Diabetes 8 (4): 308–14, 2014.

169 Zhang, M. et al., Fish and marine omega-3 polyunsatured Fatty Acid consumption and incidence of type 2 diabetes: a systematic review and meta-analysis. Int J Endocrinol. Epub 8. September 2013.

170 Norris, J.M. et al., Omega-3 polyunsaturated fatty acid intake and islet autoimmunity in children at increased risk for type 1 diabetes. JAMA 298 (12): 1420–1428, 2007.

171 Virtanen, J.K. et al., Serum omega-3 polyunsaturated fatty acids and risk of incident type 2 diabetes in men: The Kuopio Ischemic Heart Disease Risk Factor Study. Diabetes Care 37 (1): 189–196, 2014.

172 Ebbeling, C.B. et al., Effects of dietary composition on energy expenditure during weight-loss maintenance. JAMA 307 (24): 2627–2634, 2012.

173 Centers for Disease Control and Prevention, National Diabetes Statistics Report, 2014. Siehe http://www.cdc.gov/diabetes/pubs/statsreport14/national-diabetes-report-web.pdf. Abgerufen 21. Juni 2018.

174 Worm, Nicolai, Flexi Carb, München: Riva Verlag 2016.

175 Seit einigen Jahren verwende ich zur soliden Diagnosesicherung zusätzlich das Instrument des Fatty-Liver-Index (FLI), ein Messwert der sich mit Hilfe einfacher Laborwerte aus dem Leberwert GGT in U/l, dem Triglyceridspiegel in mg/dl, dem Body-Mass-Index (BMI) sowie dem Bauchumfang berechnet. Im Internet zum Beispiel über die Webseite www.fegato.it können Sie unter FLI-Calculator den Index errechnen. Ein FLI > 60 macht das Vorliegen einer Fettleber sehr wahrscheinlich (zu 78 %).

Falls Sie sich umfassender mit dem Thema beschäftigen wollen, kann ich Ihnen an dieser Stelle das Buch Schlank und gesund mit der Doc Fleck Methode, Hilden: BJV Verlag 2017 empfehlen, in dem ich diese Thematik sehr ausführlich beschreibe.

176 Hootman, J.M. et al., Updated Projected Prevalence of Self-Reported Doctor-Diagnosed Arthritis and Arthritis-Attributable Activity Limitation Among US Adults, 2015–2040. Arthritis&Rheumatology 68 (7): 1582–1587, 2016.

177 Ruskin, D.N. et al., Reduced pain and inflammation in juvenile and adult rats fed a ketogenic diet. PLoS ONE 4 (12): e8349, 2009.

178 Di Giuseppe, D. et al., Fish consumption and risk of rheumatoid arthritis: a dose-response meta-analysis. Arthritis Res Ther 16 (5): 446, 2014.

179 Lee, Y.H. et al., Omega-3 polyunsaturated fatty acids and the treatment of rheumatoid arthritis: a meta-analysis. Arch Med Res 43 (5): 356–62, 2012.

180 Kia, Sanam/Choy, Ernet, Update on treatment guideline in Fibromyalgia syndrome with focus on pharmacology. Biomedicines 5 (2): 20, 2017.

181 Deutsche Schmerzgesellschaft, Definition, Pathophysiologie, Diagnostik und Therapie des Fibromyalgiesyndroms, S. 16. S3-Leitlinie,

2. Aktualisierung von 2017. Online (PDF), zuletzt abgerufen am 20. Mai 2018.

182 Deutsche Schmerzgesellschaft: Definition, Pathophysiologie, Diagnostik und Therapie des Fibromyalgiesyndroms., S. 14f. S3-Leitlinie, 2. Aktualisierung von 2017. Online (PDF), zuletzt abgerufen am 20. Mai 2018.

183 Watkins, L.R. et al., Glia: Novel counter-regulators or opioid analgesia. Trends Neurosci 28 (12): 661–69, 2005; Craig, A.D., How do you feel? Interoception: the sense of the physiological condition of the body. Nat Rev Neurosci 3 (8): 655–66, 2002.

184 Berrendero, F. et al., Nicotine-induced antinociception, rewarding effects, and physical dependence are decreased in mice lacking the preproenkephalin gene. J Neurosci 25 (5): 1103–12, 2005.

185 Mercola, Fat for fuel.

186 Ernst, A./Shelley-Tremblay, J., Non-ketogenic, low carbohydrate diet predicts lower affective distress, higher energy levels and decreased Fibromyalgia symptoms in middle-aged females with Fibromyalgia Syndrome as compared to the Western pattern diet. Journal of Musculoskeletal Pain 21 (4): 365–370, 2013.

187 Balbás, G.M. et al., Study on the use of omega-3 fatty acids as a therapeutic supplement in treatment of psoriasis. Clin Cosmet Investig Dermatol 4: 73–77, 2011.

188 Eriksen, B.B./Kare, D.L., Open trial of supplements of omega 3 and 6 fatty acids, vitamins and minerals in atopic dermatitis. J Dermatolog Treat 17 (2): 82–85, 2006.

189 Scott, D.W. et al., Effect of an omega-3/omega-6 fatty acid-containing commercial lamb and rice diet on pruritus in atopic dogs: results of a single-blinded study. Can J Vet Res 61 (2): 145–153, 1997.

190 Gieler, Uwe et al., Psychosomatische Aspekte bei Hauterkrankungen: Akne vulgaris. In: Psychosomatische Dermatologie; AWMF-Leitlinien-Register Nr. 013/024. Siehe https://www.awmf.org/uploads/tx_szleitlinien/013–024l_S1_Psychosomatische_Dermatologie_2018–05.pdf. Abgerufen August 2018.

191 Oschman, J.L. et al., The effects of grounding (earthing) on inflammation, the immune response, wound healing, and prevention and treatment of chronic inflammatory and autoimmune diseases. J Inflamm Res 8: 83–96, 2015.

192 Cordain, L. et al., Acne vulgaris: a disease of Western civilization. Arch Dermatol 138 (12): 1584–90, 2003.

193 Smith, R.N. et al., A low-glycemic-load diet improves symptoms in acne vulgaris patients: a randomized controlled trial. Am J Clin Nutr 86 (1): 107–15, 2007.
194 Kwon, H.H. et al., Clinical and histological effect of a low glycaemic load diet in treatment of acne vulgaris in Korean patients: a randomized, controlled trial. Acta Derm Venereol 92 (3): 241–46, 2012.
195 Mahmood, S.N./Bowe, W.P., Diet and acne update: carbohydrates emerge as the main culprit. J Drugs Dermatol 13 (4): 428–435, 2014.
196 Howlader, N et al., SEER Cancer Statistics Review, 1975–2013. National Cancer Institute Bethesda, MD April 2016. http://seer.cancer.gov/Csr/1975_2013/. Abgerufen am August 2017.
197 Mercola, Fat for fule, S. 17.
198 McKenzie, Sheena, «Yoshinori Ohsumi wins Nobel Prize for Medical Research on Cells», CNN website, 3. Oktober 2016, siehe http://www.cnn.com/2016/10/03/health/nobel-prize-2016-physiology-medicine-yoshinori-ohsumi/. Abgerufen September 2018.
199 Maurer, G.D. et al., Differential utilization of ketone bodies by neurons and glioma cell lines: a rationale for ketogenic diet as experimental glioma therapy. BMC Cancer 11: 315, 2011.
200 Fukui, M. et al., EPA, an omega-3 fatty acid, induces apoptosis in human pancreatic cancer cells: role of ROS accumulation, caspase-8 activation, and autophagy induction. J Cell Biochem 114 (1): 192–203, 2013.
201 Chajès, V. et al., ω-3 and ω-6 Polyunsaturated fatty acid intakes and the risk of breast cancer in Mexican women: impact of obesity status. Cancer Epidemiol Biomarkers Prev 21 (2): 319–326, 2012; Kim, J. et al., Fatty fish and fish omega-3 fatty acid intakes decrease the breast cancer risk: a case-control study. BMC Cancer 9: 216, 2009; Simonsen, N. et al., Adipose tissue omega-3 and omega-6 fatty acid content and breast cancer in the EURAMIC study. European Community Multicenter Study on Antioxidants, Myocardial Infarction, and Breast Cancer. Am J Epidemiol 147 (4): 342–352, 1998.
202 Arem, H. et al., Omega-3 and omega-6 fatty acid intakes and endometrial cancer risk in a population-based case-control study. Eur J Nutr 52 (3): 1251–60, 2013.
203 Noel, S.E. et al., Consumption of omega-3 fatty acids and the risk of skin cancers: a systematic review and meta-analysis. Int J Cancer 135 (1): 149–156, 2014.

204 Chavarro, J.E. et al., A prospective study of polyunsaturated fatty acid levels in blood and prostate cancer risk. Cancer Epidemiol Biomarkers Prev 16 (7): 1364–1370, 2007.
205 Murphy, R.A. et al., Supplementation with fish oil increases first-line chemotherapy efficacy in patients with advanced nonsmall cell lung cancer. Cancer 117 (16): 3774–80, 2011.
206 Smeds, A.I. et al., Quantification of a broad spectrum of lignans in cereals, oilseeds, and nuts. J Agric Food Chem 55 (4): 1337–46, 2007.
207 Rosolowich, V. et al., Mastalgia. J Obstet Gynaecol Can 170: 49–57. 2006.
208 Phipps, W.R. et al., Effect of flax seed ingestion on the menstrual cycle. J Clin Endocrinol Metab 77 (5): 1215–1219, 1993.
209 Kelsey, J.L. et al., Reproductive factors and breast cancer. Epidemiol Rev 15 (1): 36–47, 1993.
210 MacFarland, B.H. et al., Utilization patterns among long-term enrollees in a prepaid group practice health maintenance organization. Medical Care 23: 1121–1233, 1985.
211 Quirk, S.E. et al., The association between diet quality, dietary patterns and depression in adults: a systematic review. BMC Psychiatry. 13: 175, 2013.
212 Grosso, G. et al., Omega-3 fatty acids and depression: Scientific evidence and biological mechanisms. Oxid Med Cell Longev 2014: 313570, 2014. Epub.
213 Gertsik, L. et al., Omega-3 fatty acid augmentation of citalopram treatment for patients with major depressive disorder. J Clin Psychopharmacol. 32 (1): 61–64, 2012.
214 Marriott, B.P. et al., Design and methods for the Better Resiliency Among Veterans and non-Veterans with Omega-3's (BRAVO) study: A double blind, placebo-controlled trial of omega-3 fatty acid supplementation among adult individuals at risk of suicide. Contemp Clin Trials 47: 325–333, 2016.
215 Mortensen, E.L. et al., The association between duration of breastfeeding and adult intelligence. JAMA 287 (18): 2365–2371, 2002.
216 Hibbeln, J.R., Seafood consumption, the DHA content of mothers' milk and prevalence rates of postpartum depression: a cross-national, ecological analysis. Journal of Affective Disorders 69 (1): 15–29, 2002.
217 Farzaneh-Far, R. et al., Association of marine omega-3 fatty acid levels with telomeric aging in patients with coronary heart disease. JAMA 303 (3): 250–257, 2010.
218 Lembke, P. et al., Influence of omega-3 (N3) index on performance

and wellbeing in young adults after heavy eccentric exercise. Sports Sci Med 13 (1): 151–6, 2014.
219 Stebbins, C.L. et al., Effects of dietary omega-3 polyunsaturated fatty acids on the skeletal-muscle blood-flow response to exercise in rats. Int J Sport Nutr Exerc Metab 20 (6): 475–86, 2010.
220 Tartibian, B. et al., Omega-3 fatty acids supplementation attenuates inflammatory markers after eccentric exercise in untrained men. Clin J Sport Med 21 (2): 131–7, 2011.
221 Jouris, K.B. et al., The effect of omega-3 fatty acid supplementation on the inflammatory response to eccentric strength exercise. Sports Sci Med 10 (3): 432–8, 2011.
222 Billman, G.E./Harris, W.S., Effect of dietary omega-3 fatty acids on the heart rate and the heart rate variability responses to myocardial ischemia or submaximal exercise. Am J Physiol Heart Circ Physiol 300 (6): H2288–99, 2011.
223 Stebbins, C.L. et al., Effects of dietary omega-3 polyunsaturated fatty acids on the skeletal-muscle blood-flow response to exercise in rats. Int J Sport Nutr Exerc Metab 20 (6): 475–86, 2010.
224 Mickleborough, T.D. et al., Effect of fish oil-derived omega-3 polyunsaturated fatty acid supplementation on exercise-induced bronchoconstriction and immune function in athletes. Phys Sportsmed 36 (1): 11–7, 2008.
225 Mulder, K.A. et al., Omega-3 fatty acid deficiency in infants before birth identified using a randomized trial of maternal DHA supplementation in pregnancy. PLoS One (1): e83764, 2014.
226 Präeklampsie (Schwangerschaftsintoxikation) ist eine schwere Erkrankung am Ende der Schwangerschaft, die mit den Leitsymptomen erhöhter Bluthochdruck, Eiweißausscheidung im Urin (Proteinurie) und periphere Ödeme (Wassereinlagerungen) einhergeht. In seltenen Fällen kann sie bis zu 14 Tage nach der Geburt manifest werden.
227 Markhus, M.W. et al., Low omega-3 index in pregnancy is a possible biological risk factor for postpartum depression. PLoS One 8 (7): e67617, 2013.
228 Su, K.P. et al., Omega-3 fatty acids for major depressive disorder during pregnancy: results from a randomized, double-blind, placebo-controlled trial. J Clin Psychiatry 69 (4): 644–51, 2008.
229 Furuhjelm, C. et al., Allergic disease in infants up to 2 years of age in relation to plasma omega-3 fatty acids and maternal fish oil supple-

mentation in pregnancy and lactation. Pediatr Allergy Immunol 22 (5): 505–14, 2011; Gunaratne, A.W. et al., Maternal prenatal and/or postnatal n-3 long chain polyunsaturated fatty acids (LCPUFA) supplementation for preventing allergies in early childhood. Cochrane Database Syst Rev. (7): CD010085, 2015.
230 Bisgaard, H. et al., Fish oil-derived fatty acids in pregnancy and wheeze and asthma in offspring. N Engl J Med 375 (26): 2530–9, 2016.
231 http://www.aerzteblatt.de/archiv/136490/Ernaehrung-in-der-Schwangerschaft-Fuer-das-Leben-des-Kindes-praegend. Abgerufen September 2018.
232 Strunz, Ulrich/Jopp, Andreas, Fit mit Fett. Die Omega-3-Revolution, «So kaufen Sie Olivenöl», S. 34
233 Boon et al., Super, red palm and palm oleins improve the blood pressure, heart size, aortic media thickness and lipid profile in spontanesously hypertensive rats. PLoS One, 8(2), e55908, 2013; Odia et al. Palm oil and the heart: a review. World J Cardiol. 7(3): 144–49. 2015.
234 Fattore et al., Palm oil and blood lipid-related markers of cardiovascular disease: a systematic review and meta-analysis of dietary intervention trials. Am J Clin Nutr. 99(6). 1331–1350. 2014.
235 Sugimura et al., Heterocyclic amines: mutagens/carcinogens produced cooking of meat and fish. Cancer Sci. 95, 290–99. 2004.
236 Philips, Polycyclic aromatic hydrocarbons in the diet. Mutat Res. 15. Juli 1999; 443 (1–2). 1999.
237 Uribarri et al., Advanced glycation end products in foods and a practica guide to their reduction in the diet. J Am Diet Assoc. 100(6): 911–16. 2010.
238 K Warner et al., «Flavor and oxidative stability of soybean, sunflower and low erucicacid rapeseed oils». Journal of the American Oil Chemists' Society 66.4: 558–564. 1989. WE Neff., et al. «Effect of triacylglycerol composition and structures on oxidative stability of selected soybean germplasm». Journal of the American Oil Chemists' Society 69.2: 111–118. 1992.; WE Neff., et al. «Photooxidation of soybean oils as affected by triacylglycerol composition and structure». Journal of the American Oil Chemists' Society 70.2: 163–168. 1993.
239 TD Parker et al., «Fatty acid composition and oxidative stability of cold-pressed edible seed oils». Journal of Food Science 68.4: 1240–1243. 2003.
240 Guill et al., Evaluation of Chemical and Physical Changes in Different Commercial Oils during Heating; Acta Scientific Nutrional Health, 2 (6): 02–11, 2018.

241 Schmid, Rainer. Ölwechsel für Ihren Körper. Gesund, vital und schön mit naturbelassenen Ölen, 7. Aufl. Inning: Verlag Ernährung & Gesundheit 2010.
242 Der Fettstoffwechsel von Menschen unterscheidet sich von dem von Ratten. Es gibt aktuell keinen bekannten Zusammenhang von Verzehr von Rapsöl und Herzschäden. Die Obergrenze der für Erucasäure tolerierbaren Tagesdosis wurde anhand von Tierversuchen geschätzt und liegt aktuell bei 500 mg pro Tag für Erwachsene. Auch bei einem häufigen Konsum von Rapsöl, der auch vorteilhaft sein kann, wird diese Dosis nicht erreicht.
243 Schmid, Ölwechsel.
244 Strunz/Jopp, Fit mit Fett 70, 71, 72.
245 Ibid., 73.
246 Haber/Rüsing, DHA-reiche Mikroalgenöle: Alternativen für die Zufuhr von langkettigen Omega-3-Fettsäuren. Ernährung&Medizin 2005.
247 Dreher, M.L./Davenport, A.J., Hass avocado composition and potential health effects. Critical Reviews in Food Science and Nutrition 53 (7): 738–750, 2013.
248 Unlu, N.Z. et al., Carotenoid absorption from salad and salsa by humans is enhanced by the addition of avocado or avocado oil. Journal of Nutrition 135 (3): 431–36, 2005.
249 Wien, M. et al., A randomized 3x3 crossover study to evaluate the effect of Hass avocado intake on post-ingestive satiety, glucose and insulin levels, and subsequent energy intake in overweight adults. Nutrition Journal 12:155, 2013.
250 de Souza, R.J. et al., Intake of saturated and trans unsaturated fatty acids and risk of all cause mortality, cardiovascular disease, and type 2 diabetes: systematic review and meta-analysis of observational studies. BMJ 351: h3978, 2015.
251 Intake of saturated and trans unsaturated fatty acids and risk of all cause mortality, cardiovascular disease, and type 2 diabetes: systematic review and meta-analysis of observational studies. BMJ. 2015 Aug 11; 351:h3978. doi: 10.1136/bmj.h3978.
252 Rimm, E.B. et al., Vegetable, fruit, and cereal fiber intake and risk of coronary heart disease among men. JAMA 275 (6): 447–51, 1996.
253 Wennberg, M. et al., Evaluation of relative intake of fatty acids according to the Northern Sweden FFQ with fatty acid levels in erythrocyte membranes as biomarkers. Public Health Nutr 12 (9): 1477–1484, 2009; Wolk, A. et al., Evaluation of a biological marker of dairy fat intake.

Am J Clin Nutr 68: 291–295, 1998. Khaw, K.T. et al., Plasma Phospholipid Fatty Acid Concentration and Incident Coronary Heart Disease in Men and Women: The EPIC-Norfolk prospective Study. PLoS Med 9 (7): e1001255, 2012.

254 Howard, B.V. et al., Low-fat dietary pattern and risk of cardiovascular disease: the Women's Health Initiative Randomized Controlled Dietary Modification Trial. JAMA 295 (6): 655–666, 2006.

255 Robinson, J., Super natural milk. http://eatwild.com/articles/superhealthy.html. Abgerufen im August 2018.

256 Watson, S.J. et al., The relation of the colour and vitamin A content of butter. Biochem J 28(3):1076–1085, 1934.

257 Gunnars, K., Why grass-fed butter is good for you. http://authoritynutrition.com/grass-fed-butter-superfood-for-the-heart/. November 2013.

258 Gerard, John, The Herball or Generall Historie of Plantes/gathered by John Gerard of London, Master in Chirurgerie, London: John Norton 1597. Siehe http://www.botanicus.org/title/b12080317. Abgerufen Mai 2018.

259 Roeder, E. et al., Linolensäurehaltige Öle. Deutsche Apothekerzeitung 141 (5): 56, 2001.

260 Zitiert in Braunschweig, Ruth von, Pflanzenöle – Qualität, Anwendung und Wirkung, 5. Aufl. Wiggensbach: Stadelmann Verlag 2016, S. 71.

261 Nach Linus Pauling (zweimaliger Nobelpreisträger, 1954 für Chemie, 1963 Friedensnobelpreis).

262 Enig. Coconut Oil. An Antibacterial, Antiviral Ingredient for Food. AVOC Lauric Symposium 1997. Zitiert in Braunschweig, Pflanzenöle – Qualität, Anwendung und Wirkung. 5. Auflage 2016; Stadelmann Verlag, S. 78.

263 Grimm, Hans-Ulrich, Leinöl macht glücklich – Das blaue Ernährungswunder, München: Knaur MensSana 2012.

264 St-Onge, M.P. et al., Medium-chain triglycerides. Obes Rev 11 (3): 395–402, 2003.

265 Mercola, Fat for fuel.

266 Vitaglione, P. et al., Healthy virgin olive oil: a matter of bitterness. Critical Reviews in Food Science and Nutrition 55: 1808–1818, 2015.

267 Notarnicola, M. et al., Effects of olive oil polyphenols on fatty acid synthase gene expression and activity in human colorectal cancer cells. Genes&Nutrition 6 (1): 63–69, 2011.

268 Khanfar, M.A. et al., Olive Oil-derived Oleocanthal as Potent Inhibitor of Mammalian Target of Rapamycin: Biological Evaluation and Molecular Modeling Studies. Phytother Res. 29 (11): 1776–82, 2015.
269 Rigacci, S. et al., Oleuropein aglycone induces autophagy via the AMPK/mTOR signalling pathway: a mechanistic insight, Oncotarget 6: 35344–35357, 2015.
270 Rhamani, A.H. et al., Therapeutics role of olive fruits/oil in the prevention of diseases via modulation of anti-oxidant, anti-tumour and genetic activity. Intern J of Clinical and Experimental Medicine 7 (4): 799–808, 2014.
271 Garcia-Martinez, O. et al., Phenolic compounds in Extra Virgin Olive Oil stimulate human osteoblastic cell proliferation. PLoS One 11 (3): e0150045, 2016.
272 «Milde ist meistens ein Zeichen von Ranzigkeit», Süddeutsche Zeitung Magazin, 31. Mai 2018. Siehe https://www.sueddeutsche.de/stil/olivenoel-milde-ist-meistens-ein-zeichen-von-ranzigkeit-1.3994817?reduced=true. Abgerufen Juli 2018.
273 Luetjohann, S., Das Schwarzkümmelheilbuch. Die bewährtesten Heilanwendungen, Gesundheitstipps und Rezepte, Oberstdorf: Windpferdverlag 2012.
274 Bao, Y. et al., Association of nut consumption with total and cause-specific mortality. N Engl J Med 369 (21): 2001–2011, 2013; Luu, H.N. et al., Prospective evaluation of the association of nut/peanut consumption with total and cause-specific mortality. JAMA Intern Med 175 (5): 755–766, 2015; Fernández-Montero, A. et al., Nut consumption and 5-y all-cause mortality in a Mediterranean cohort: the SUN project. Nutrition 30 (9): 1022–1027, 2014.
275 Fraser, G.E./Shavlik, D.J., Ten years of life: Is it a matter of choice? Arch Intern Med 161 (13): 1645–1652, 2001.
276 Lim, S.S. et al., A comparative risk assessment of burden of disease and injury attributable to 67 risk factors and risk factor clusters in 21 regions, 1990–2010: a systematic analysis for the Global Burden of Disease Study 2010. Lancet 380 (9859): 2224–2260, 2012.
277 Hu, F.B. et al., Frequent nut consumption and risk of coronary heart disease in women: prospective cohort study. BMJ 317: 1341–1345, 1998. Prineas, R.J. et al., Walnuts and serum lipids. N Engl J Med 329: 359, 1993.
278 De La Cruz et al., Lipid peroxidation and glutathione system: influence of olive oil administration. Biochem Biophysis Acta 1485: 36–44, 2000.

279 Sabate, J. et al., Effects of walnuts on serum lipid levels and blood pressure in normal men. N Engl J Med 328: 603–607, 1993; Abbey, M. et al., Partial replacement of saturated fatty acids with almonds and walnuts lowers total plasma cholesterol and LDL. Am J Clin Nutr 59: 995–999, 1994; Iwamoto, M. et al., Walnuts lower serum cholesterol in Japanese men and women. J Nutr 130 (9): 171–176, 2000; Almario, R.U. et al., Effects of walnut consumption on plasma fatty acids and lipoproteins in combined hyperlipidemia. Am J Clin Nutr 74 (1): 72–79, 2001.

280 Ros, E. et al., Fatty acid composition of nuts. Implications for cardiovascular health. Br J Nutr 96 (2): 29–35, 2006.

281 US. Department of Agriculture, Database for the Oxygen Radical Absorbance Capacity (ORAC) of Selected Foods. http://www.orac-info-portal.de/download/ORAC_R2.pdf. Abgerufen Juli 2018.

282 Ramón et al., Primary Prevention of Cardiovasculare Disease with a Mediterranean Diet – for the PREDIMED Study. N Engl J Med: 368:1279–1290. 2013.

283 Braunschweig, Pflanzenöle.

284 Morgan, W.A./Clayshulte, B.J., Pecans lower low-density lipoprotein cholesterol in people with normal lipid levels. J of American Dietetic Association 100 (3): 312–318, 2000.

285 Aldemir, M. et al., Pistachio diet improves erectile function parameters and serum lipid profiles in patients with erectile dysfunction. Int J Impot Res 23 (1): 32–38, 2011.

286 Chiurlia, E. et al., Subclinical coronary artery atherosclerosis in patients with erectile dysfunction. J Am Coll Cardiol 46 (8): 1503–1506, 2005.

287 Montorsi, F. et al., Is erectile dysfunction the «tip of the iceberg» of a systemic vascular disorder? Eur Urol 44(3): 352–354, 2003.

288 Montorsi, F. et al., Erectile dysfunction prevalence, time of onset and association with risk factors in 300 consecutive patients with acute chest pain and angiographically documented coronary artery disease. Eur Urol 44 (3): 360–364, 2003. Zitiert aus Greger, M., How Not To Die. Entdecken Sie Nahrungsmittel, die Ihr Leben verlängern – und bewiesenermaßen Krankheiten vorbeugen und heilen, Kandern: Unimedica im Narayana Verlag 2016.

289 Das *Bencao gangmu* (‹Das Buch heilender Kräuter›) aus dem 16. Jahrhundert ist das bekannteste historische Buch über chinesische Kräuter und Arzneidrogen. Geschrieben wurde es von dem Gelehrten

Li Shizhen (1518–1593) auf der Basis alter Arzneibücher. Das Werk wurde von der UNESCO in die Liste des Weltdokumentenerbes aufgenommen. Siehe https://de.wikipedia.org/wiki/Bencao_Gangmu. Abgerufen August 2018.

290 Lin, X. et al., Effect of mammalian lignans on the growth of prostate cancer cell lines. Anticancer Res 21 (6A): 3995–3999, 2011.

291 Morton, M.S. et al., Lignans and isoflavonoids in plasma and prostatic fluid in men: samples from Portugal, Hong Kong, and the United Kingdom. Prostate 32 (2): 122–128, 1997.

292 Rodriguez-Leyva, D. et al., Potent antihypertensive action of dietary flaxseed in hypertensive patients. Hypertension 62 (6): 1081–1089, 2013.

293 Ninomiya, T. et al., Blood pressure lowering and major cardiovascular events in people with and without chronic kidney disease: meta-analysis of randomised controlled trials. BMJ 347: f5680, 2013.

294 Singh, K.K. et al., Flaxseed: a potential source of food, feed and fiber. Crit Rev Food Sci Nutr 51 (3): 210–222, 2011.

295 Edel, A.L. et al., Dietary flaxseed independently lowers circulating cholesterol and lowers it beyond the effects of cholesterol-lowering medications alone in patients with peripheral artery disease. J Nutr 145 (4): 749–757, 2015.

296 Hyvärinen, H.K. et al., Effect of processing and storage on the stability of flaxseed lignan added to bakery products. Agric Food Chem 54 (1): 48–53, 2006; Greger, Michael, How not to die, Kandern: Narayana Verlag 2016.

297 Cunnane, S.C., Nutritional attributes of traditional flaxseed in healthy young adults. Am J Clin Nutr 61 (1): 62–68, 1995.

298 Yadav et al. Nutrition Res Reviews 2013; 12(1)28.

299 Wien, M., Almond consumption and cardiovascular risk factors in adults with prediabetes. J Am Coll Nutr 29 (3): 189–97, 2010.

300 Jalali-Khanabadi, B.A. et al., Effects of almond dietary supplementation on coronary heart disease lipid risk factors and serum lipid oxidation parameters in men with mild hyperlipidemia. J Altern. Complement Med 16 (12): 1279–83, 2010.

301 Ibid.

302 Ponnampalam, E.N. et al., Effect of feeding systems on omega-3 fatty acids, conjugated linoleic acid and trans fatty acids in Australian beef cuts: potential impact on human health. Asia Pac J Clin Nutr 15 (1): 21–9, 2006.

303 Rohrmann, S. et al., Meat consumption and mortality – results from the European Prospective Investigation into Cancer and Nutrition. BMC Med 11: 63, 2013.
304 Key, T.J. et al., Mortality in British vegetarians: review and preliminary results from EPIC-Oxford. Am J Clin Nutr 78 (3): 533–538, 2003.
305 Michaëlson, K. et al., Milk intake and risk of mortality and fractures in women and men: cohort studies. BMJ 349: g6015, 2014.
306 Witte, The effects of omega-3.
307 Aune, D. et al., Dairy products, calcium, and prostate cancer risk: a systematic review and meta-analysis of cohort studies. Am J Clin Nutr 101 (1): 87–117, 2015.
308 Witte, The effects of omega-3.
309 The George Mateljan Foundation, Sardines. Siehe http://whfoods.com/genpage. Abgerufen September 2018.
310 Mercola, Fat for fuel, Kapitel 5.
311 Belin, R.J. et al., Fish intake and the risk of incident heart failure: the Women's Health Initiative. Circulation Heart Failure 4 (4): 404–413, 2011.
312 Fontana, L. et al., Extending healthy life span–from yeast to humans. Science 328: 321–326, 2010.
313 Bell, G.A. et al., Intake of long-chain ω-3 fatty acids from diet and supplements in relation to mortality. American J of Epidemiology 179 (6): 710–720, 2014.
314 http://vitalstudy.org/. Abgerufen September 2018.
315 Senftleber, N.K. et al., Marine Oil Supplements for Arthritis Pain: A Systematic Review and Meta-Analysis of Randomized Trials. Nutrients 9 (1), pii: E42, 2017.
316 Ulven, S.M./Holven, K.B., Comparison of bioavailability of krill oil versus fish oil and health effect. Vascular Health and Risk Managements 11: 511–524, 2015.
317 Fleck, Anne, Die 70 einfachsten Gesund-Rezepte, 5. Auflage Hilden: BJV Verlag 2018.
318 Fleck, SCHLANK! und gesund.
319 Siehe die Rezepte in: SCHLANK! und gesund.
320 Fife, Ölziehkur.
321 Harris, WS. Et von Schacky, C. The Omega-3-Index: a new risk factor for death from coronary heart disease? Prev Med. 39 (1): 212–20. 2004.

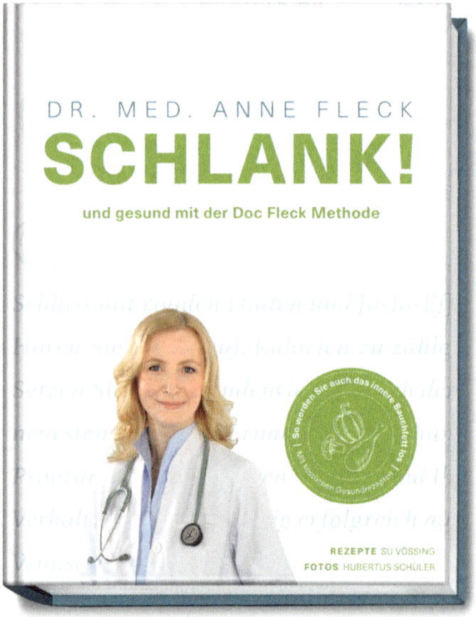
DR. MED. ANNE FLECK
SCHLANK!
und gesund mit der Doc Fleck Methode
So werden Sie auch das innere Bauchfett los
REZEPTE SU VÖSSING
FOTOS HUBERTUS SCHÜLER

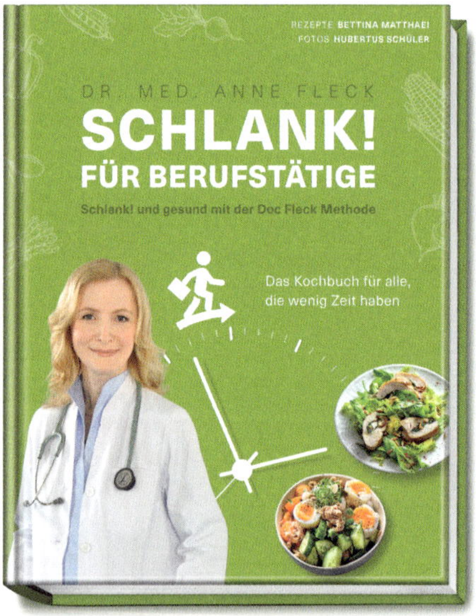
REZEPTE BETTINA MATTHAEI
FOTOS HUBERTUS SCHÜLER
DR. MED. ANNE FLECK
SCHLANK!
FÜR BERUFSTÄTIGE
Schlank! und gesund mit der Doc Fleck Methode
Das Kochbuch für alle,
die wenig Zeit haben

# Weiterführende Literatur


Braunschweig, Ruth von, Pflanzenöle – Qualität, Anwendung und Wirkung. 5. Aufl. Wiggensbach: Stadelmann Verlag 2016.

Erasmus, Udo, Fats that heal, fats that kill, Burnaby: Alive Books 1993.

Fleck, Anne, SCHLANK für Berufstätige, Hilden: BJV Verlag 2018.

Fleck, Anne, SCHLANK! und gesund mit der Doc Fleck Methode, Hilden: BJV Verlag 2017.

Hyman, Mark, Iss fett, werde schlank, München: RIVA Verlag 2016.

Grimm, Hans-Ulrich, Leinöl macht glücklich – Das blaue Ernährungswunder, München: Knaur MensSana 2012.

Kuklinski, Bodo, Mitochondrien. Symptome, Diagnose und Therapie. 3. Aufl. Bielefeld: Aurum Verlag 2018.

Mercola, Joseph, Fat for fuel. A revolutionary diet to combat cancer, boost brain power, and increase your energy. Carlsbad, CA: Hay House 2017.

Teichholz, Nina, The big fat surprise: Why butter, meat and cheese belong in a healthy diet. London: Scribe 2015.

Strunz, Ulrich/Jopp, Andreas, Fit mit Fett. Die Omega-3-Revolution, München: Heyne Verlag 2015.

Worm, Nicolai, Natürlich Low-Carb: Warum die kohlenhydratarme Ernährung für den modernen Menschen optimal ist und Zivilisationskrankheiten gar nicht erst entstehen lässt. München: Riva Verlag 2016.

# Danksagung

Dieses Buch wäre ohne den Anstoß, die Ermutigung und Hilfe anderer Menschen niemals möglich gewesen.

Mein Dank gilt den vielen mutigen Wissenschaftlern, die sich über Jahrzehnte der Fettarm-Hysterie entgegenstellten und wegweisende Forschung zur Rehabilitation des Fettes auf die Beine stellten.

Ein herzlicher Dank auch an alle Patienten, die mich in den vergangenen Jahren von der Heilkraft gesunder Fette überzeugten und mich ermutigten, mein Wissen in diesem Buch weiterzugeben. Durch die wunderbaren Erfolgsgeschichten ganzheitlicher Heilung habe ich die Wahrheit über Fette im wahrsten Sinne des Wortes erleben dürfen.

Ein ganz großes Dankeschön an alle Mitarbeiter des Rowohlt Verlags, insbesondere Barbara Laugwitz und Ricarda Saul, die den Mut aufbrachten, nicht nur wunderbare Geburtshelfer dieses «Fettflecks» zu werden, sondern mich dazu ermutigten, erstmals ein Buch selbst zu illustrieren. Mein herzlicher Dank geht an Ricarda Saul für ihre einfühlsame und wunderbare Arbeit als Lektorin.

Ein grand Merci an meine Familie und meine Freunde für ihre nie versiegende Geduld und Hilfe, das Mutmachen und das Verständnis für die unzähligen Stunden, die ich meiner Arbeit und diesem Buch gewidmet habe. Ein dickes Danke auch an Steffi, der ich ihren untrüglichen Blick und die ehrliche Manöverkritik für den «Fettfleck» verdanke. Ihr alle, auch die hier nicht Genannten, gehört in mein Herz und in einen großen, fetten Goldrahmen!

# Register

G

**T**



**U**



**V**

**W**



**Z**